腹部战创伤微创手术学

主编 陈凛 卫勃

科学出版社

北京

内 容 简 介

本书根据现代战争条件下腹部创伤的特点，针对性地阐述了野战条件下腹部创伤的救治原则与基本技术，详细介绍了常规腹腔镜、免气腹腔镜、机器人微创技术以及远程医疗技术在腹部战创伤转运前快速急救及后方救治中的应用，为战时和平时普通外科及腹部外科医师提供理论支持和技术指导。

本书适于普通外科医师、创伤外科医师、急诊科医师、基层军医、军事医疗后勤人员、医学生等学习参阅。

图书在版编目 (CIP) 数据

腹部战创伤微创手术学 / 陈凛，卫勃主编 .—北京：科学出版社，2018.6
ISBN 978-7-03-058101-3

Ⅰ . ①腹… Ⅱ . ①陈… ②卫… Ⅲ . ①腹腔－创伤外科学－显微外科学 Ⅳ . ① R656

中国版本图书馆 CIP 数据核字 (2018) 第 134126 号

责任编辑：程晓红 / 责任校对：赵桂芬
责任印制：赵 博 / 封面设计：吴朝洪

科 学 出 版 社 出版
北京东黄城根北街 16 号
邮政编码：100717
http://www.sciencep.com

河北鹏润印刷有限公司 印刷
科学出版社发行 各地新华书店经销

*

2018 年 7 月第 一 版 开本：787×1092 1/16
2018 年 7 月第一次印刷 印张：14 3/4
字数：340 000
定价：89.00 元
（如有印装质量问题，我社负责调换）

编著者名单

主　编　陈　凛　卫　勃

副主编　崔建新　郗洪庆　高云鹤　张珂诚
　　　　卢灿荣　唐　云

编　者　（以姓氏汉语拼音为序）

边识博　　陈　力　　陈　凛　　陈文亮
陈志达　　程海东　　丛　霆　　崔建新
范大光　　高云鹤　　管洪龙　　郭　欣
胡　翀　　康红军　　蓝　炘　　李佶阳
李明森　　梁文全　　刘飞德　　刘国晓
刘瑞廷　　刘　怡　　卢灿荣　　鲁意迅
马连港　　乔　治　　史宏志　　宋燕京
宋　舟　　唐　云　　王鹏鹏　　王　颐
卫　勃　　郗洪庆　　许寅喆　　张昌盛
张珂诚　　张　楠　　赵华洲　　赵旭东
赵　妍　　朱明华

前　言

在新军事变革的大背景下，战创伤的外科治疗已经发展成一门重要的亚专业。各种新武器与传统常规武器的交替使用，使得战伤的种类和特点、战伤的救治模式也随之发生了诸多改变。由于腹部面积较大，涉及脏器较多，伤情复杂，因而受伤概率较高，常因发生出血性休克、感染等导致死亡。这些问题一直以来都是战创伤研究的重点和热点。微创理念及技术的快速发展，使得前线官兵获得高效高质的微创医疗服务成为可能。同时，围绕腹部战创伤的基础临床研究也取得一系列丰硕成果，尤其是微创技术在腹部战创伤中的应用，为腹部战创伤的救治带来了新的契机与动力。以腔镜技术为代表的微创技术在创伤救治中的应用不断受到重视和发展。腔镜技术以其快速、精准、微创的独特优势，成为当前腹部战创伤医学的前沿领域和发展趋势之一。腹部战创伤微创技术的发展与应用开拓了创伤外科治疗的新领域，改进了手术流程，显著提高了伤员救治成功率和术后生活质量。随着微创技术和创伤救治理念的更新，腹部创伤微创救治技术必将为广大伤病员带来新的获益。

近年来，我国腹部创伤微创救治技术发展迅猛，为了促进我国腹部创伤微创救治技术在更多的领域达到国际先进水平，扩大交流、总结学习先进经验就成为加速完成此目标的重要途径。解放军总医院普通外科作为全军医学研究所，国家重点（培育）学科，承担了军队十二五计划"野战条件下微创关键技术诊疗体系"等重点课题，在腹部战创伤微创技术的应用和研究方面，取得了一定的成果和经验。因此，在新型战争条件下，我们认为编写此书对促进国内、军内创伤微创技术的发展十分必要。

本书由解放军总医院普通外科牵头，组织解放军总医院各科室骨干力量精心编写，全面详细地介绍了战创伤腹部外科微创救治的相关理论、技术及需要注意的问题。每章节都纳入了诸多国内外知名专家的理论和经验，各取所长，因此此书是外科医师的一本高级参考书，尤适于普通外科医师、创伤外科医师、军事医疗后勤人员、医学生等参阅。

本书的内容虽经过多次讨论、交叉审稿，但限于编者水平和微创诊疗技术发展日新月异，书中的缺点、错误在所难免，欢迎使用本书的广大同仁不吝赐教。

中华医学会外科分会常委

中国研究型医院学会消化道肿瘤专业委员会主任委员

中国医师协会外科医师分会上消化道外科医师委员会主任委员

解放军总医院普通外科主任

陈　凛

2018年3月

目　录

第1章

现代战争条件下腹部战创伤总论

在新军事变革的大背景下，现代战争主要表现为高技术条件下的局部战争与冲突。各种新武器与传统常规武器的联合与交替使用，使得战伤种类和特点、战伤的救治模式也随之发生了诸多改变。由于腹部面积较大，涉及脏器较多，伤情复杂，因而受伤概率较高，常因发生出血性休克、感染等导致死亡，一直以来都是战创伤研究的重点和热点。一方面，随着战创伤救治阶梯的减少，按照救治患者最佳时机而采取的越级后送组织形式已替代了逐级后送组织形式，另一方面，优质医疗资源进一步前伸配置，前伸外科手术队积极进行现场救治，提前预置或部署师以前的战伤救治。交通运输工具的改进，例如车辆、直升机甚至飞机等部署运用使得救治效能大幅提高。远程医学的诞生与发展，也让前线官兵享受后方医院同等质量的医疗服务成为可能。同时，围绕腹部战创伤的基础临床研究也取得一系列丰硕成果，尤其是微创技术在腹部战创伤中的应用，为腹部战创伤的救治带来了新的契机与动力。

第一节　现代战争条件下的野战外科

一、野战外科及腹部战创伤的含义

野战外科是专门研究战伤救治的军事医学学科，是军事斗争卫勤保障的重要基础支撑。由于现代战争中高新武器的应用，出现了许多新的伤类和伤型，因此需要加强对高新武器的致伤特点和规律的研究，同时进行救治新技术的开发和新设备的研发，以保障这些新伤情、伤类救治技术的实施。

腹部战创伤指的是平时或战时各种物理、化学和生物的外源性致伤因素作用于机体，导致腹壁和（或）腹腔内部组织、器官完整性被破坏，伴或不伴一系列功能障碍的疾病。

二、野战外科中腹部战创伤的发展趋势

（一）野战外科中的腹部战创伤的分级救治与后送

我军的野战外科学是在历次革命战争和对外自卫反击战中的战伤救治实践中逐渐形成的，并伴随武器、战争形态和战术的变化以及医学的进步而发展的。经过数十年

的发展，我军逐渐完善形成了野战外科的学科体系，提出了战场急救、紧急救治、早期治疗、专科治疗、康复治疗五个阶梯救治环节。但在未来信息化作战条件下，战斗减员率将呈现总体下降趋势，而伤员的分布更趋于总体分散、局部集中。未来高新武器的应用则要求战创伤救治的理念和策略亦应随之与时俱进。同美军相比，我军的现场救治水平和转运效能还有一定的差距（表1-1），但随着我军野战外科和卫勤保障能力的增强，这一差距已逐渐缩小。

表1-1　中国人民解放军与美军的阶梯救治比较

军队	救治环节				
	1	2	3	4	5
中国人民解放军					
卫勤保障	连抢救组、营救护队等	团救护所，空运医疗队，卫生列车医疗队等	师救护所、卫生营、野战医疗所、医院舱	野战医院、医院舱、基地及后方医院	疗养院
治疗内容	急救，基础生命支持	深筋膜切开，简单清创、脱出脏器处理	损伤控制性手术，较彻底清创，输血、供氧	各种专科治疗和确定性手术，大、中型功能恢复性手术	康复治疗
美军					
卫勤保障	营救护所、休克创伤救治队	前伸外科手术队、空军基地外科手术队，海军前伸复苏外科手术队	野战外科医院，战区医院，医院舱	区域医疗中心	本土国家医疗中心
治疗内容	急救，高级生命支持	损伤控制性手术、基础检验、影像学检查、输血、供氧	普通外科、骨科等亚专科手术，CT检查，高级检查	亚专科手术	全面的康复、救治

　　第二次世界大战以来的历次战争战伤救治情况总结提示，影响战场伤员存活率的决定因素在于技术的合理组织和运用，而不是技术本身的问题。战伤救治的最佳时机与运送能力之间的矛盾突出，而解决问题的关键则在于救治时效的把握。美军提出战场救治的"白金10分钟，黄金1小时"，即强调在战（现）场救治中，应尽早实现优良救治。救治过程中应同时运用多种运输途径（主要是空运）建立伤员后送"空中走廊"，加快伤员后送的速度。美军提出的"3 Right"空运后送理念，即建立全球、战区、作战集团三级伤病员后送调度中心，提出战区内直升机15min以内到达急救现场，重症伤员24h内空运回本土的要求，反映美军对救治时效性的严格把握，对我军的野战外科救治时效的提高有一定的借鉴意义。

（二）损伤控制外科在腹部战创伤中的应用

　　在战（现）场的紧急救治中，近年来"损伤控制外科"（damage control surgery，DCS）概念及其应用逐步深入。危重腹部损伤患者，整体功能受到严重损伤，损伤范围大而复杂，由于战场、现场条件有限，常规的处理方法常常不能获得满意的效果，因此从20世纪90年代以来，"损伤控制外科"的理念被提出并形成共识。

简而言之，DCS的含义是迅速控制伤员复杂、危重的伤情，利于抗休克、复苏，努力避免过多操作和较长手术时间，以致损伤加重，也就是"既要控制原发损伤，又要控制后续的医源性损伤"。通俗地理解DCS，即"先救命，后治伤"，先积极设法维持伤病员主要生命器官的功能，恢复已经受损的生理状态，挽救生命，然后再治疗创伤或疾病。腹部战创伤发生后，不但受损的组织器官可能破裂、出血，空腔脏器的内容物泄出导致腹腔污染，使整个机体的生理功能失衡而出现紊乱。严重的创伤后还会出现低体温、酸血症与凝血障碍，并且三者可形成恶性循环，称之为"致命三联征"（lethal traid），是导致治疗失败的一个重要因素。DCS可简单地分为4个阶段，初始简化手术、液体复苏和确定性手术为前三阶段，即现场快速临时的措施（手术），例如利用腹腔填塞、血管缝扎等手段控制出血与感染，随后快速关闭腹腔，同时通过液体复苏纠正"致命三联征"，为下一阶段的治疗奠定基础，在患者转运至后方医院且病情稳定后再计划下次手术，以对损伤脏器进行确定性修复。

第一阶段的处理，即初始处理，主要是控制原发伤，即快速止血，应用结扎、血管钳进行简单缝合，或做暂时性血管转流（用硅胶管或塑料管桥接），不做复杂的血管重建手术。在腹部实质脏器损伤时亦可使用一些简捷的方法，如生物酶、凝血酶、气囊导管等，避免行分离、切除以及脏器切除术（脾、肾切除术除外）。损伤面积较大，或结扎、缝合不能止血的情况可用纱布垫填塞，腹腔填塞时应塞紧，对腹腔内组织施以适当的压力，但是也不宜过多，避免产生腹腔间隙综合征。若有空腔脏器损伤时，如肠管破裂可行结扎，或肠外置造口、肠钳夹闭等，不宜行确定性的消化道重建术。腹腔关闭困难可使用补片、网片或暂时性腹腔关闭装置进行暂时保护。不论什么部位损伤，其主要原则是以快速的方法控制出血、控制污染，手术时间不宜超过1h。同时也应当进行复苏、保温、抗酸等措施。

第二阶段的处理，是在伤员转运过程及二次手术前，对患者进行进一步治疗，使伤员的生命体征和生理状态得以稳定和正常，同时检测第一阶段的处理是否有效和有无遗漏。

第三阶段的处理，可在伤员转运至后方医院后进行，重点对损伤组织和器官进行确定性处理，进行修理或重建。例如更换再次填塞的纱布、对肠管进行切除吻合，对出血损伤的血管进行修复或吻合等。但是如果损伤器官较多，均需要处理时，应按损伤的程度与器官的特点顺序处理，如肠系膜上动脉破裂，经桥接后，应在患者稳定后第一时间进行修补或吻合，及时恢复肠袢的血供，防止肠袢缺血时间过长而失去活力。如果一次确定性手术的范围过大、时间过长，也可考虑分多次进行，必须始终考虑伤员的耐受性和对机体的应激性。同时对伤员的整体情况做出判断，补充某些必要的检查。

第四阶段的处理，即是手术后的恢复期，在这期间需要密切注意伤员的整体情况和手术后的并发症等，及时对症处理。

（三）新型医疗器械和设备的发展与应用

近年来，随着社会的进步及医学的发展，医疗器械和设备也在不断更新换代。在腹部战创伤的救治领域也出现了许多新的器械和设备。

1. 诊断过程中　便携式超声仪、移动式床旁CT（portable bedside CT）等的应用，极大地增强了火线或者营、连救护队的诊治能力，也满足了严重腹部创伤患者的检查需求。

2. 伤员转运过程中　腹腔暂时性关闭装置、新型止血药物和敷料等为伤员的平稳转送创造了条件。

3. 施行复杂修补手术时　远程医学系统的发展也为改善战场医疗手术条件，提高伤员救治效能带来了新的动力。

简言之，随着战争类型和特点的变化，野战外科的救治和后送、腹部战创伤的救治理念和方法也随之发生了重要变革。合理的患者分拣，对严重腹部战创伤患者施行损伤控制手术，稳定生命体征，处理危及生命的紧急情况后及时后送，待稳定后施行确定性手术是目前较为公认的救治原则。同时，新型医疗器械和设备的应用也为腹部战创伤的救治效能提供了新的依靠和动力。

第二节　腹部战创伤流行病学

一、概述

创伤流行病学（injury epidemiology）是20世纪50年代发展起来的一门新的创伤分支学科，是应用流行病学的原理和方法，从人群的角度研究创伤的发生、分布和影响因素，通过对高危因素的分析，提出合理的预防措施。目前交通伤流行病学是研究的热点。战创伤的流行病学数据目前还较少，但平时交通伤等流行病学可为战创伤流行病学提供一定的依据和参考。腹部战创伤是创伤疾病谱的重要组成部分，其发生率为战时损伤类型的10%左右。而平时创伤多见于交通事故、工伤、坠落、斗殴、灾难事故等。战时腹部创伤多见于刀刺伤、枪弹伤、爆炸伤等，常为全身多发伤或腹部多器官损伤。通常，腹部创伤可按腹部是否有伤口分为开放性损伤和闭合性损伤两种类型，其中开放性损伤又按腹膜是否完整分为穿透伤和非穿透伤。刀刃、枪弹及弹片等利器常引起开放性损伤，坠落、碰撞、冲击、挤压等常引起闭合性损伤。我国近年来对腹部创伤的统计资料较多，但大多限于单中心或地区，缺乏系统的、全面的调查资料和流行病学数据。由华西医科大学进行的"中国人严重创伤结局研究"（Chinese major trauma outcome study，C-MTOS），其分析的病例资料最多，最具有代表性。因此，我们以C-MTOS的创伤病例库数据为主，其他研究的结论作为参考，对我国当前腹部创伤的流行病学特点加以初步分析。

二、人群分布规律

1. 性别　性别是腹部创伤的一个危险因素。有研究提示，平时男性占腹部外伤中的绝大部分，约为75%。

2. 年龄　C-MTOS研究结果显示，腹部创伤的年龄构成：3～15岁组占11.03%，16～30岁组占38.82%，31～45岁组占24.18%，46～60岁组占13.49%。说明我国创伤的主要人群以青壮年为主。

三、现代战争条件下腹部战创伤的基本特点

现代战争的武器种类繁多，新型武器的研发应用层出不穷，杀伤力强，短时间战斗也可产生大批伤员。现代战争已从全面的、常规的战争，逐步演变成大量使用高新技术武器装备的中、小规模地区性武装冲突。虽然战争的规模逐渐减少，但是战争范围扩大而不确定，呈现多层次、全方位的立体形态，伤员可不断地在前方、后方大批产生。由于高新技术武器的杀伤性能大大增加，使得现代战争变得更加激烈和残酷。胸、腹部由于面积较大，发生损伤的概率较大，约占全身各部位损伤的10%。腹部战创伤的伤情往往较为复杂，开放性损伤中常见的损伤部位依次是肝、小肠、胃、结肠、大血管等；闭合性损伤中依次是脾、肾、小肠、肝、肠系膜等。同时，腹部战创伤往往会伴随全身其他部位和系统损伤，如四肢伤、颅脑伤、骨折等。

第三节　腹部战创伤的致伤原因与机制

一、腹部战创伤的致伤原因

腹部战创伤的致伤原因调查中，C-MTOS的研究结果表明交通事故伤是我国腹部创伤的主要致伤因素，其他主要的致伤因素还有击打伤、切割伤、高处坠落伤和挤压伤等。

我国腹部战创伤的致伤因素尚缺乏相应的流行病学数据，但是借鉴美军在阿富汗战争和伊拉克战争中的情况，枪弹伤和爆炸伤仍是最主要的两种致伤原因。另外，由于武器使用的多样性和杀伤力的增强，使得现代战创伤出现了一些新的特点和伤型，主要有以下几方面。

1. 枪弹伤　一般多处受伤，局部损伤往往较为严重，致残率高，腹部枪弹伤往往伴有严重感染。

2. 冲击伤　高爆武器、油气弹、鱼雷、水雷、深水炸弹等武器使得冲击伤的发生率增加，一般伤情严重，以闭合性腹部损伤多见。

3. 机械伤和多发伤　强冲击波导致建筑物倒塌、破坏所导致的机械伤和多发伤。

4. 烧伤　油气弹、燃烧性武器、反坦克武器，以及建筑物、树林等被炸弹击中后引起大火致烧伤增多。

5. 复合伤　不同致伤因素同时或相继作用的情况逐渐增多，常见的复合伤情有烧-冲复合伤，烧-弹片复合伤等。

6. 新型武器伤　激光、微波、次声、放射伤等损伤。

二、腹部战创伤致伤的主要机制

1. 闭合性腹部创伤　发生时腹部皮肤保持完整而腹内脏器损伤，常由于钝性暴力所致，其原因常为撞击、冲击、挤压、坠落、拳打脚踢等暴力因素所致，战时可能由爆炸、冲击波等引起，平时可由汽车撞伤、挤压、暴力击打等引起。由于作用到腹壁

的撞击力超过了组织器官的承受上限，导致腹内脏器或组织破裂、软组织挫伤或撕脱伤以及内脏破裂的发生。不同的损伤器官和程度取决于外部致伤力传播的范围和大小。直接暴力（如钝器或冲击波）作用于前腹壁，将内脏挤压或直接作用于内脏，均可造成其挫伤、破裂穿孔、系膜撕裂或内疝；如果暴力作用于季肋部，所致肋骨骨折可能刺伤上腹部脏器；如果暴力作用于下腹部或骨盆部，常伴有骨盆骨折，并可能伴随骨盆内脏器损伤。

2.开放性腹部创伤 由于腹壁和腹膜完整性受到损坏，腹腔内组织和器官直接与外界相通。战时腹部创伤主要由枪弹、炮弹的弹片造成，平时致伤物多为刀具、玻璃等，从而使腹壁破损，并伴随组织挫伤、出血、污染、瘘，因而增加了腹腔感染的机会。穿透伤由于伤及腹膜，故90%～95%的穿透伤伴有腹内脏器损伤，创伤的程度取决于致伤物自身的能量和对组织的牵张力和粉碎力的大小。枪弹伤的特点是常有多个脏器或同一脏器多处损伤存在，常由于腹膜破裂，腹部内脏（如小肠、大网膜）从伤口脱出，从而加重伤员的感染或导致休克。

第四节　腹部战创伤微创技术与应用

一、微创技术在腹部战创伤救治中的意义与优势

随着影像学、重症医学和微创技术的发展，以腹腔镜为代表的腹部微创技术已逐渐在腹部创伤的诊疗中占据了重要位置。自1987年法国Mouret成功开展首例腹腔镜胆囊切除术以来，经过30余年的研究和临床应用，腔镜技术也逐步应用到腹部创伤的诊治中。相较于传统诊疗技术，腹腔镜对腹部创伤的诊治有如下优势。

1.腔镜探查对于本身具有开放性损伤的伤员，可以利用伤道进行探查诊断，避免了常规开放探查带来的二次损伤，诊断符合率也与传统开腹探查无差异。

2.腔镜技术可以在探查诊断的同时做到治疗，也适用于损伤控制性手术。

3.通过小切口或伤口完成手术，对周围的组织器官影响小，可降低并发症的发生率。

4.由于腔镜具有视野放大作用，可以实现精准的止血、修补、切除和吻合，最大限度地保留和修复伤者重要脏器的生理功能。

5.腔镜手术造成的创伤小，对伤员的快速康复具有重要意义。

6.对于腹腔内有异物留存者，可以在取出异物的同时清理创道。

以腔镜技术为代表的腹部微创技术以其快速、精准的优势已经成为腹部创伤诊疗的重要部分，是未来腹部创伤救治的发展趋势。

二、腹部战创伤中微创外科技术的应用现况

腹部创伤往往还伴随着全身多发伤，必须对伤情做出准确判断，从患者的整体情况出发，以挽救生命为主，因此严格掌握微创技术在腹部战创伤中的适应证、禁忌证是合理应用腔镜技术的关键所在。

腔镜技术可应用于腹部战创伤的诊断、治疗等多个方面。腹部战创伤的诊断中主要应用的微创技术：①诊断性腹腔灌洗（diagnostic peritoneal lavage，DPL），对于闭合

性腹部战创伤常用，诊断阳性率高，是战（现）场腹部闭合性损伤常用的筛查与诊断方法；②创伤腹部超声重点评估（focused abdominal sonography for trauma，FAST），由于战场环境的限制以及FAST的轻便、敏感、安全、无创等特点，必要时可反复行FAST，该方法已基本替代DPL，成为战（现）场腹部创伤诊断的首选检查。

微创手术技术方面，腔镜手术腹部战创伤应用的适应证：①单纯的闭合性腹部创伤，血流动力学较稳定，无重度休克表现；②伤口较小、生命体征稳定的开放性腹部创伤伤员；③腹部创伤程度难以判断，是否开腹探查难以决断的伤员。禁忌证：①血流动力学不稳定，中、重度休克伤员；②严重颅脑损伤，呼吸道梗阻；③已明确的严重腹部创伤；④腹壁缺损较大的开放性腹部创伤；⑤腹胀明显、凝血机制明显异常、心肺功能严重不全者。

腔镜手术中转开腹手术的指征：①术中血流动力学不稳定，经过输血、补液等治疗仍不能好转者；②腔镜下损伤诊断及处理困难，如腹膜后巨大血肿，胰腺、十二指肠等重度损伤者。

腔镜技术在腹部战创伤中的应用价值已被医疗工作者广泛接受，但是实际应用比例还有待提高。美国Ahrned等通过对国家创伤中心数据库腹腔镜手术应用的分析发现，腹部穿刺伤患者中33%没有穿透腹膜腔，29%只是膈肌或腹膜损伤而没有内脏损伤，而35%存在内脏损伤，这其中77%的生命体征平稳的腹部刺伤者可避免开腹手术。国内报道，腔镜手术在符合其适应证的腹部创伤患者的应用比例一般不超过20%，但相信随着微创技术的发展和创伤微创诊治理念的深入，该比例今后会有所提高。

部分腔镜下难以完成的手术还可行手助腔镜手术（hand-assisted laparoscopic surgery，HALS），尤其在脾损伤需要行腹腔镜脾切除术的患者中HALS应用较多。HALS治疗脾损伤的优势：①可直接用手控制脾蒂或压迫脾，迅速控制出血；②处理脾门或脾上极时在手的接触引导下可减少对其他组织器官的影响。

免气腹腔镜手术器械和技术的发展也同样令人瞩目，在野战条件下可能缺少气腹机或伤员腹壁缺损较大的情况下，免气腹悬吊腹壁装置和手术技术可以保障手术的顺利实施。同时，免气腹腔镜技术还可以消除高二氧化碳压力引起的高碳酸血症和颅内压增高等并发症，对合并严重心肺功能不全或创伤后肺顺应性下降、不能耐受气腹者，免气腹腔镜技术可能会给患者带来更多的获益。

野战外科的发展对战场救治提出了新的要求，腹部战创伤作为战创伤中的主要部分，其救治技术也在不断提升。以腔镜技术为代表的微创技术在创伤救治中的应用不断受到重视。腔镜技术以其快速、精准、微创的独特优势，成为当前腹部战创伤医学的发展趋势。腹部战创伤微创技术的发展与应用开拓了创伤外科治疗的新领域，改进了手术流程，显著提高了伤员救治率和术后生活质量。随着微创技术和创伤救治理念的更新，腹部创伤微创救治技术必将为广大伤病员带来新的获益。

参 考 文 献

姜保国，王正国. 2015. 严重创伤救治规范［M］. 北京：北京大学医学出版社.

姜洪池，刘连新. 2010. 腹部创伤学［M］. 北京：人民卫生出版社.

姜军，王明浩. 2014. 胸腹部创伤腔镜手术现状和展望［J］. 创伤外科杂志，16（4）：289-292.

李勇，罗长坤. 2009. 我军野战外科学的历史演进 [J]. 解放军医院管理杂志，16（9）：839-841.

李勇，张连阳. 2007. 腔镜技术在胸、腹部创伤诊治中的应用 [J]. 中国微创外科杂志，7（5）：486-487.

王淋，李菊，朱剑武，等. 2015. 现代战争对我军野战外科的新要求及未来发展思考 [J]. 东南国防医药，17（4）：441-444.

杨越涛，马柏强，王理富，等. 2011. 腹腔镜技术在腹部创伤中的应用 [J]. 浙江创伤外科，16（2）：195-196.

尤建权，钱海鑫，戴佳文，等. 2014. 损伤控制外科在严重腹部创伤中的应用 [J]. 中华急诊医学杂志，23（4）：443-445.

Ball CG, Karmali S, Rajani RR. 2009. Laparoscopy in trauma: An evolution in progress [J]. Injury-international Journal of the Care of the Injured，40（1）：7-10.

Kawahara NT, Alster C, Fujimura I, et al. 2009. Standard examination system for laparoscopy in penetrating abdominal trauma [J]. Journal of Trauma，67（3）：589-595.

Sitnikov V, Yakubu A, Sarkisyan V, et al. 2009. The role of video-assisted laparoscopy in management of patients with small bowel injuries in abdominal trauma [J]. Surgical Endoscopy，23（1）：125-129.

第2章

腹部战创伤外科基础研究进展

第一节　腹部战创伤的病理生理

人体受到外力打击造成腹部组织损害和功能障碍称为腹部创伤。腹部创伤后应激反应是以创伤作为应激原引起外周和中枢神经系统、内分泌器官及体液系统的共同联动而发生的一系列生理、病理反应，这些反应相互紧密联系、相互影响和制约。适度的应激有利于动用机体的生理储备以保障重要器官功能、增强机体抵抗力、保持内环境稳定及促进损伤愈合。应激反应过低或过度则会削弱机体的生理储备及代偿反应，甚至引发器官功能损伤。

一、神经-体液反应

机体受到严重腹部创伤后，创伤刺激传入中枢。传入神经和体液因子是最为重要的两种引起应激反应的途径。创伤刺激引起交感-肾上腺髓质及下丘脑-垂体-肾上腺轴兴奋性增强，导致各种应激激素释放，激素通过血液循环到达全身，在组织细胞内引起一系列特异酶系统的激活和生化反应，产生各种生理效应。

交感-肾上腺髓质系统通过外周神经节释放的去甲肾上腺素和肾上腺髓质释放的肾上腺素与去甲肾上腺素作用于中枢和外周系统。外周血中儿茶酚胺又作用于α肾上腺素和β肾上腺素能受体。肝糖原分解、糖异生和脂肪分解是创伤刺激兴奋交感-肾上腺髓质系统后引起的主要代谢变化。

创伤刺激下丘脑-垂体-肾上腺轴释放的激素产生了三方面的作用：①增加底物动员，为分解代谢提供能量；②启动水、钠潴留机制，有助于保持体液平衡；③调控引起局部和全身炎性反应的细胞因子。

下丘脑有调节作用的激素含量增加，作用于垂体前叶，引起促肾上腺皮质激素（ACTH）、生长激素（GH）、促甲状腺激素（TSH）、促黄体生成素（LH）和泌乳素释放入血。创伤后ACTH合成分泌迅速增加，泌乳素和抗利尿激素（ADH）分泌也增加，但其余垂体激素分泌大多受抑制。

ACTH分泌增加可加强肾上腺皮质功能，皮质醇的分泌可高达正常值的5～8倍，从而加强心肌收缩，增加心搏次数和升高血压，同时促使糖异生和脂肪分解。在某些重症创伤患者，糖皮质激素水平极度低下，可能与肾上腺髓质灌注不足有关。醛固酮分泌增加，其保钠排钾作用有助于保证血容量。但促性腺激素水平降低，临床表现为女性闭经、男性性欲减退。由于外伤刺激、血容量减少等因素使抗利尿激素释放增加，从而减少尿量增加体液容量。创伤后生长激素分泌增加，除了本身调节生长发育的作用，还参与代谢反应的调节。创伤后早期患者的游离甲状腺素降低，随病情好转其分泌恢复正常。

二、机体代谢变化

1.糖代谢 腹部创伤时机体的血糖水平增高50%～100%，其增高水平与创伤的严重程度成正比。创伤后，机体摄取和利用葡萄糖进行氧化供能的能力下降，肝糖原和肌糖原分解转化的葡萄糖大量释放入血。此外，在交感肾上腺轴和下丘脑-垂体-肾上腺轴刺激作用下，糖异生作用加强，包括肝糖原，以及来自肌肉和其他组织蛋白质分解所释出的乳酸盐、甘油、氨基酸等物质。葡萄糖利用下降和产量增加，胰岛素抵抗可能是创伤后高血糖的重要原因，但其机制目前仍未完全明确。

2.脂肪代谢 腹部创伤患者组织代谢所需要的能量主要来自脂肪氧化，脂肪供能超过葡萄糖供能。因体内脂肪消耗增加，体重日渐下降，血浆内游离脂肪酸大量增加，可出现脂血症。创伤患者供能底物的改变可通过计算呼吸商（RQ）来加以判别。呼吸商是机体同一时间内二氧化碳产生量与耗氧量的比值。糖类的呼吸商为1.0，脂肪的呼吸商为0.7。健康人的呼吸商约为0.83。重症创伤患者的呼吸商约为0.7，提示重症创伤患者主要是脂肪氧化供能。70%的脂肪酸在肝内进行再酯化，若过多的糖类转化为脂肪酸的循环过程持续存在，则可能由于脂肪沉积导致肝衰竭。腹部创伤急性期稳定后，就应积极建立肠内营养。创伤后期体内脂肪消耗明显减少，脂肪量逐渐增至伤前水平。

3.蛋白质代谢 与糖类和脂肪不同，蛋白质并非储备能量的来源。腹部创伤后，体内蛋白质分解加速，而合成速度不变或仅轻度升高，导致机体组织结构和功能组成部分的丢失，引起体重减轻。创伤后机体的氮代谢变化增强，尿氮排泄量增加，一般认为除禁食、卧床、感染等因素外，还和创伤后肾上腺皮质激素的过度分泌有关。蛋白质分解主要来源于肌肉蛋白，心脏、肝、肾及其他内脏器官的蛋白质影响较小。肌肉蛋白分解释放的氨基酸主要是丙氨酸和谷氨酰胺。丙氨酸是葡萄糖的前体，因此也是重要的供能来源。谷氨酰胺作为谷胱甘肽的前体，是免疫细胞和肠细胞维持正常功能的主要物质。蛋白质代谢的净效应是肌肉的丢失，使伤口愈合减慢和恢复期延长。

4.水与电解质的代谢 腹部创伤早期由于交感兴奋、呼吸增快、发热、出汗、摄入不足等造成水分大量丢失，抗利尿激素和醛固酮分泌增加，促进水、钠潴留。为维持血容量进行的大量补液，创伤后机体组织代谢增强，糖、脂肪和蛋白质氧化过程中产生的内生水及钠离子重新分布等因素，导致血钠稀释，形成低钠血症。创伤时的组织细胞破坏、酸中毒、血肿吸收及钾离子由细胞内向外转移，使血钾增高。如果伴随肾功能不全，尿量减少或无尿、尿钾排出障碍，则会出现高钾血症。

5.维生素的代谢 已知腹部创伤后抗坏血酸、硫胺酸和烟酸自尿排出减少，脂溶性维生素A、维生素D、维生素K在创伤后需要量增加。伤口愈合需要维生素A，肝产生凝血酶原需要维生素K的参与，创伤的代谢、修复和愈合也需要维生素B和维生素C，维生素C在肾上腺皮质类固醇的合成中也有作用。因此，应给予创伤患者足够的维生素。

三、创伤后脏器功能改变

1.循环系统的改变　腹部创伤后常伴有失血、失液，可导致血容量不足，发生休克。创伤后早期主要为低容量性休克，也可伴有直接的心脏损伤（包括心肌挫伤、瓣膜损伤和心脏压塞）、颅脑损伤和高位脊髓损伤所致的中枢性及周围性循环功能障碍。后期则主要为心脏损伤所致的泵功能衰竭、心律失常、感染性休克等。为保证重要生命器官的血供，维持血流动力学的稳定，心血管、内分泌和神经系统之间相互调节，代偿性适应有效循环量的不足，以维持内环境平衡。机体可通过外周血管收缩及心搏加速，通过神经-体液调节减少水分的排出、细胞外液经毛细血管进入血液循环等变化保证循环的稳定。这些生理性调节也会带来一些不良影响，微循环障碍不能快速纠正，则组织缺氧不能改善，外周血管强烈收缩，肾缺血加重、肺循环血流减少、机体代谢性酸中毒进一步加重。心血管反应过于激烈，心肌纤维出现病理形态改变，心肌细胞功能损伤或凋亡、坏死，最终影响心脏功能。此类紊乱如未及时纠正，则可发生代偿失调，影响患者预后。

2.呼吸系统的改变　腹部创伤后肺功能不全的主要原因在于各种损伤因素，通过多种途径引起肺泡上皮和血管内皮细胞损害，导致肺毛细血管通透性增加，肺水增多；肺泡表面活性物质减少，肺顺应性降低，发生肺不张，导致急性肺损伤，严重者可引起急性呼吸窘迫综合征（ARDS）。ARDS发生率高，死亡率高达50%以上，且常作为多器官功能障碍（MODS）的先导，需高度重视，应给予早期预防及治疗。治疗上应尽力维持血流动力学的稳定性，保证组织和器官灌注，及时采用正确的机械通气方式以改善通气和换气功能，尽快纠正低氧血症。并在保证循环稳定的同时，适当控制补液量，以减轻肺水负荷。

3.胃肠道的改变　在腹部创伤应激状态下，交感-肾上腺髓质系统强烈兴奋，全身血流重新分布。胃、肠血管收缩，血流量减少，胃肠黏膜缺血导致黏膜上皮细胞损伤，胃肠黏膜屏障遭到严重破坏。临床上表现为胃肠道蠕动和吸收功能受到抑制，可出现应激性溃疡等。应激性溃疡是创伤患者消化系统最主要的并发症，胃肠黏膜缺血、低氧是导致胃肠功能障碍的主要病理基础。胃肠道还是MODS的始动器官，创伤时胃肠黏膜的损伤、肠道细菌和内毒素移位是促发MODS的重要因素。应激性溃疡一旦并发大出血或穿孔，病死率很高。早期循环维持、抑酸治疗、黏膜保护及肠内营养支持有助于对胃肠功能的保护。

4.肝功能的改变　严重创伤可直接对肝细胞、胆管和血管造成损伤，也可以因为创伤使机体处于严重应激状态，机体的内环境受到严重破坏，大量炎性介质释放，导致全身炎性反应综合征（SIRS），肝细胞在此过程中受到损伤。同时，创伤中所引起的全身及肝局部灌注不良所导致的缺血与再灌注损伤也是导致肝细胞损伤的重要因素。创伤中、后期并发的感染不仅可以引起肝细胞的直接损伤，也可因为感染性休克、

ARDS等系统或器官功能的改变，导致肝细胞的损伤。此外，创伤救治中所使用的药物、输血及肝原有的基础疾病恶化等均可影响肝功能。

5.泌尿系统的改变　急性肾功能不全是创伤常见的严重并发症之一。创伤后由于血容量减低，体内抗利尿激素和醛固酮过度分泌，尿量明显减少，交感神经系统兴奋使血儿茶酚胺升高，肾素和血管紧张素水平增高，肾小球前动脉收缩，肾血流量减少，肾小球滤过率降低。肾小管及集合管的管腔被坏死细胞等堵塞，肾小管坏死后，小管壁出现缺损区，小管管腔与肾间质直接相通，致使原尿反流扩散至肾间质，引起肾间质水肿，进一步影响肾循环功能，加重肾缺血，导致急性肾衰竭。严重创伤，组织破坏引起的以高钾血症、肌红蛋白血症及肾功能损伤为特点的"挤压综合征"是使创伤患者早期病死率增加的临床综合征，应早期诊断、早期干预，保证肾灌注及最低限度的肾小球滤过率是保护肾功能的主要措施，持续肾替代治疗在早期干预中也有较大的价值。

6.血液系统的改变　腹部创伤患者外周血中白细胞计数增多，核左移，早期血小板计数可减少，4～5d后因骨髓出现相应变化大量释放血小板，数量可达伤前的1.5倍。严重者常伴有凝血功能障碍，凝血因子和凝血酶原减少，同时由于输液进一步稀释正常凝血因子，大量失血后血小板和凝血因子补充也不足，创伤和休克造成组织破坏和细胞缺氧，使原来位于细胞内膜的具有强烈促凝活性的物质暴露和释放，均会造成凝血功能减退。创伤后弥散性血管内凝血（DIC）引起的出血的特征是凝血途径的激活，加速了凝血因子和血小板的消耗、生理性抗凝途径的抑制和纤溶系统的损害，随着纤溶系统的激活，凝血过度激活导致了纤维蛋白的生成和沉积，在不同的脏器引起微血管血栓，易造成MODS。

7.中枢神经系统的改变　腹部创伤后脑血管灌注量减少或氧供不足可引起定向力障碍、幻觉、烦躁或昏迷。中枢神经系统是应激反应的调控中心，与应激密切有关的部位包括边缘系统的皮质、杏仁体、海马、下丘脑、脑桥的蓝斑等。创伤后约10%的患者可产生创伤后应激障碍（PTSD），它是一种少见的有明确心理-社会应激源病因的精神状态。以三组症状为特征，即对创伤的反复性体验、对创伤性提示物的持久性回避和长期的觉醒度增高。PTSD的发生可能与交感肾上腺髓质系统和下丘脑-垂体-肾上腺轴的兴奋激活、中枢神经系统结构及功能的变化和突触传递的长时程增强有关。

8.免疫系统的改变

（1）非特异性改变：中性粒细胞的黏附作用明显升高，但趋化作用明显抑制，其吞噬功能变化不明显。单核巨噬细胞的吞噬杀菌功能受到其数量、形态和功能变化的影响。网状内皮系统吞噬细菌能力降低的原因很大程度上是调理素的缺乏及活性下降。

（2）特异性改变：创伤后血清免疫球蛋白和补体水平的降低增加了严重创伤后患者感染的可能，创伤后期细胞免疫亦受到抑制。创伤后免疫功能抑制的发生机制尚不清楚，多种学说均不能全面阐明免疫系统受抑的过程。

第二节　腹部战创伤与微生物学

腹部器官多为空腔脏器，消化系统内常寄居着多种微生物。腹部战创伤后容易造成空腔脏器的破裂，寄生菌外溢，造成腹腔感染。闭合性腹部冲击伤、撞击伤和挤压伤等，由于发病隐匿，早期不表现出感染症状，且影像学表现不明显，容易被忽视，临床诊断困难，一旦发现，病情往往较为危重，延误治疗，病死率高。

明确腹部战创伤后感染的常见微生物种类，尽快做出正确的诊断和实施合适的治疗，对于临床医师显得十分重要。本部分主要就腹部战创伤后的常见微生物做一总结。

一、大肠埃希菌

大肠埃希菌（*E.coli*）是埃希菌属（*Escherichia*）的典型代表，在婴儿出生后数小时即进入肠道，并终身伴随，是人体肠道正常菌群的重要构成成。在正常人体内，大肠埃希菌具有分解代谢产物，抑制痢疾杆菌等致病菌的生长，合成维生素B、维生素K等供人体吸收利用以及作为天然抗原驱动免疫应答的作用。在环境卫生、食品卫生的检测指标为饮水每升<3个大肠菌群数、瓶装汽水100ml<5个大肠菌群数。大肠埃希菌的生物学性状主要包括革兰阴性小杆菌，有鞭毛、菌毛、多数菌株有多糖微荚膜；发酵多种糖类，产酸并产气，大部分菌株迅速发酵乳糖，但引起肠内感染的菌株（致病性大肠埃希菌）不发酵或缓慢发酵乳糖；在肠道鉴别培养基上呈现有色菌落；脲酶试验阴性、硫化氢试验阴性。大肠埃希菌肠道外感染以化脓感染最为常见，如泌尿系统感染、伤口感染、腹膜炎、阑尾炎、胆囊炎，在婴儿、老年人中也可表现为败血症、脑膜炎等。大肠埃希菌对头孢哌酮和亚胺培南的敏感率较高。

二、金黄色葡萄球菌

金黄色葡萄球菌（*staphylococcus aureus*）是人类的一种重要病原菌，隶属于葡萄球菌属（*staphylococcus*），有"嗜肉菌"的别称，是革兰阳性菌的代表，细胞壁含90%的肽聚糖和10%的磷壁酸。其肽聚糖的网状结构比革兰阴性菌致密，染色时结晶紫附着后不被乙醇脱色，故而呈现紫色，可引起许多严重感染。金黄色葡萄球菌是化脓感染中最常见的致病菌之一，可引起局部化脓感染，也可引起肺炎、假膜性肠炎、心包炎等，甚至败血症、脓毒症等全身感染。金黄色葡萄球菌的致病力主要取决于其产生的毒素和侵袭性酶，主要包括葡萄球菌溶素、杀白细胞素、血浆凝固酶、脱氧核糖核酸酶、肠毒素、剥脱毒素和毒性休克综合征毒素-1（TSST-1）等。

三、肺炎克雷伯杆菌

肺炎克雷伯杆菌旧称弗利兰德杆菌或肺炎杆菌，因此克雷伯杆菌肺炎（Klebsiella pneumonia）也可称弗利兰德杆菌肺炎（Friedlander pneumonia）。肺炎克雷伯杆菌为革兰阴性杆菌，常寄殖于人体上呼吸道和肠道，是重要的条件致病菌和创伤后感染常见的病原体之一。对于腹部战创伤后的患者，肺炎克雷伯杆菌主要引起肺炎克雷伯杆菌肺炎，影响患者的全身状况。早期即可表现为显著的中毒症状、呼吸衰竭和低血压，体温超过39℃，发生肺脓肿、空洞、脓胸和胸膜粘连的概率也相应增加。

四、破伤风杆菌

破伤风杆菌属革兰阳性产芽胞性厌氧菌，广泛地散布于泥土中，粪中亦含有该菌。

单纯破伤风杆菌芽胞侵入伤口并不足以引起本病，必须要有其他细菌或有异物（如木头、玻璃等的碎片）同时存在。破伤风杆菌仅滋长在厌氧伤口内，并不散播到别处，但该菌产生的外毒素可致神经系统中毒。当毒素作用于脑干和脊髓后，由于主动肌和拮抗肌两者均收缩，因而产生特异性的肌肉痉挛。本病以进行性发展的肌肉强直为特征，伴有发作性加重，如不及时治疗，病死率在10%～40%。

腹部战创伤的患者在判断病原体种类时，可以根据伤口脓液颜色初步诊断细菌感染。

1.黄色脓液呈金黄色或柠檬黄色，脓液无臭味，但有腥味，致病菌为金黄色葡萄球菌。临床首选抗生素为青霉素及新青霉素Ⅰ～Ⅳ（用于耐菌株），次选氯霉素、红霉素、卡拉霉素、庆大霉素等。局部治疗时，尽量做到早期切开达到充分的引流。

2.黄绿色脓液黏滞、稠厚，多数易形成假膜及脓苔，常附着在伤口的表面上，带有臭味，多见于烧伤创面感染。致病菌为大肠埃希菌。临床首选抗生素为喹诺酮类、卡拉霉素等，次选氯霉素、链霉素、新霉素等。局部治疗是尽量清除坏死组织及痂皮，保持创面干燥，可用15%～20%黄连溶液或虎杖溶液湿敷，亦可用1%磺胺嘧啶银换药。

3.淡绿色脓液稍稀薄，呈淡绿色带有特殊的甜臭味，致病菌为铜绿假单胞菌。首选抗生素为青霉素、头孢菌素类、喹诺酮类。次选庆大霉素加羧苄西林。局部用黄连、黄柏、黄芩、地榆各等份共研细末加麻油调搽创面或用磺胺嘧啶银等溶液浸纱布条换药。

4.暗红色脓液呈暗红色，伤口内有气泡冒出，有大量坏死组织，带有腐败或恶臭味，致病菌为厌氧菌，临床首选抗生素为甲硝唑，次选林可霉素、庆大霉素等。局部伤口采取彻底清创、清除异物和坏死组织，敞开引流。用过氧化氢（双氧水）冲洗，用甲硝唑溶液换药。

5.淡红色血水样脓液稀薄，表现为淡红色，如血水样，带有腥臭味，致病菌为溶血性链球菌。临床首选抗生素为青霉素、磺胺二甲基嘧啶，次选红霉素、四环素等。局部治疗宜早期切开减压、引流换药等。

外科感染多为混合性感染。某一伤口中并非单一的菌种和孤立的色味变化，其中以一种致病力最强、繁殖最快的致病菌为主，根据上述方法可辨别。因此，在临床用药中采取"主力攻坚"和"围歼剿灭"的战略方针。所以要选用抗菌力强、抗菌谱广的药物联合应用。

第三节　腹部战创伤与实验动物学

腹部战创伤严重威胁着我军将士的生命，腹部战创伤救治的科研工作得到党和国家的高度重视，有效的救治可以减少死亡人数和增加我军战斗力。

人类疾病的动物模型是在生物医学科学研究中所建立的具有人类疾病表现的动物实验对象和材料。使用动物模型是现代生物医学研究中的一个极为重要的实验方法和手段，有助于更方便、更有效地认识腹部战创伤的发生、发展规律和研究防治措施。

长久以来人们发现，以人本身作为实验对象来推动医学的发展是困难的，临床所积累的经验不仅在时间和空间上存在着局限性，许多实验在道义上和方法学上还受到种种限制。而动物模型的吸引力就在于它克服了这些不足点，其在生物医学研究中所起到的独特作用，正受到越来越多的科技工作者的重视。动物模型的优越性主要表现在以下几方面。

一、避免了在人身上进行实验所带来的风险

临床上对外伤、中毒、肿痛等进行病因研究是有一定困难的，甚至是不可能的，如急性和慢性呼吸系统疾病的研究就很难重复环境污染的作用。辐射对机体的损伤也不可能在人身上反复实验。而动物可以作为人类的替难者，在人为设计的实验条件下反复观察和研究。因此，应用动物模型，除了能克服在人类研究中经常会遇到的理论和社会限制外，还允许采用某些不能应用于人类的方法和途径，甚至因研究需要可以损伤动物组织、器官或处死动物。

二、临床上平时不易见到的疾病可用动物随时复制出来

临床上平时很难收集到放射性、毒气中毒、烈性传染病等患者，而实验室可以根据研究目的要求随时采用实验性诱发的方法在动物身上复制出来。

三、可以克服人类某些疾病潜伏期长、病程长和发病率低的缺点

一般遗传性、免疫性、代谢性和内分泌等疾病在临床上发病率很低，例如急性白血病的发病率较低，研究人员可以有意识地提高其在动物种群中的发生频率，从而推进研究。同样的途径已成功地应用于其他疾病的研究，如血友病、周期性中性粒细胞减少和自身免疫介导性疾病等。临床上某些疾病潜伏期很长，很难进行研究，如肿瘤、慢性气管炎、肺源性心脏病、高血压等疾病，这些疾病发生发展很缓慢，有的可能要几年、十几年，甚至几十年。有些致病因素需要隔代或者几代才能显示出来，人类的寿命期相对来说是很长的，但一个科学家很难有幸进行三代以上的观察，而许多动物由于生命的周期很短，在实验室观察数十代是很容易的，如果使用微生物，甚至可以观察数百代。

四、可以严格控制实验条件以增强实验材料的可比性

一般说来，临床上很多疾病是十分复杂的，各种因素均起作用，患有心脏病的患者，可能同时又患有肺病或肾病等其他疾病，即使疾病完全相同的患者，因患者的年龄、性别、体质、遗传等各不相同，对疾病的发生发展均有影响。采用动物来复制疾病模型，可以选择相同品种、品系、性别、年龄、体重、活动性、健康状态，甚至遗传和微生物等方面严加控制的各种等级的标准实验动物，用单一的病因作用复制成各种疾病。温度、湿度、光照、噪声、饲料等实验条件也可以严格控制。另外，由于营养学、肿瘤学和环境卫生学等方面的限制，同一时期内很难在人身上取得一定数量的定性疾病材料。动物模型不仅在群体的数量上容易得到满足，而且可以通过投服一定剂量的药物或移植一定数量的肿瘤等方式，限定可变性，取得条件一致的模型材料。

五、可以简化实验操作和样品收集

动物模型作为人类疾病的"缩影"，便于研究者按实验目的需要随时采取各种样品，甚至及时处死动物收集样本，这在临床是难以办到的。实验动物向小型化的发展趋势更有利于实验者的日常管理和实验操作。

六、有助于更全面地认识疾病的本质

临床研究未免带有一定的局限性。已知很多疾病除人以外也能引起多种动物感染，其表现可能各有特点。通过对人畜共患病的比较研究，可以充分认识同一病原体（或病因）对不同机体带来的各种损害。因此从某种意义上说，可以使研究工作提升到立体水平来揭示某种疾病的本质，从而更有利于解释在人体上所发生的一切病理变化。动物疾病模型的另一个富有成效的用途，在于能够细致地观察环境或遗传因素对疾病发生发展的影响，对于全面地认识疾病本质有重要意义，这在临床上是办不到的。

因此利用动物疾病模型来研究人类疾病，可以对平时一些不易见到，而且不便于在患者身上进行实验的各种人类疾病进行研究。同时还可克服人类疾病发生发展缓慢、潜伏期长、发病原因多样、经常伴有各种其他疾病等因素的干扰，可以用单一的病因，在短时间内复制出典型的动物疾病模型，对于研究人类各种疾病的发生、发展规律和防治疾病疗效的机制等是极为重要的手段和工具。

一般动物模型的选择，应该注意几点基本原则：①能正确复制所要研究的损伤或病变；②可以多次或用多种方式进行实验；③实验可被他人重复；④在实验中可获取多个活检标本；⑤容易操作并与动物实验设备相适应；⑥有可供实验观察的足够时间。

Howes等用猪制备了多处钝伤模型（肝撕裂伤和软组织挤压伤），以研究伤后注射重组Ⅶa因子是否可以减少出血。Matsutani等研究证实，小鼠在经历创伤（开腹手术）及失血性休克（hemorrhagic shock，HS）而制成的创伤性HS后，是否出现肝损伤主要取决于年龄。Guan等研究了大鼠HS合并多发创伤（开腹手术）后器官的凋亡情况。这一模型与临床实际非常接近，因此更适用于创伤患者的研究。然而，如果多发创伤的伤情过于严重，动物会立即死亡。因此，这一模型适于研究多发创伤后的早期病理改变，但实验结果可能难以重复。

战伤合并海水浸泡是指海战中伤员受海水浸泡的一类特殊战伤，该类伤员的救治是我军医务人员面临的重要课题。海战伤主要包括舰艇部队及登陆作战部队人员的战伤。由于海上及登陆作战地域狭窄、人员集中且环境特殊、海战中弃舰或抢滩登陆，使伤员受海水浸泡的可能性极大，打捞及后送困难，因此，海战伤员的发生率远高于其他类型作战。外军在海战伤救治方面强调快速搜救落水伤员，迅速分类、转运，建立登陆滩头救护所，尽快实施早期救护。在救治技术方面则针对海战及登陆作战不同伤类制定了急救复苏方案、快速复温方案，以及预防感染的措施、免疫调理技术等，研制了一批适合大批量海水浸泡伤员救治的器材和装备。美军研制的包括单兵监测器、野战医疗协调器等在内的创伤救治信息系统，使大批量伤员的救治更加快速准确。陆松敏等使用小鼠模拟了濒海战场腹部枪弹伤情景，发现海水浸泡可以严重影响创伤合并失血性休克大鼠的血流动力学状态，海水温度在其血流动力学变化中起着重要作用。

李欣等实验病理结果显示，海水浸泡组与对照组比较，海水浸泡组肠黏膜损伤明显，黏膜厚度和绒毛高度均显著减少，腹部开放伤后，海水浸泡可导致实验犬的肠道屏障功能受损。林孝文等使用20只巴马小型猪模拟了濒海战场腹部枪弹伤情景，观察海上组与地面组的体温、心率、呼吸、血压指标变化和死亡率，统计两组腹腔脏器损伤情况，取肝、肺、肠标本，光镜下观察病理变化，结果发现海水组各脏器病理示炎症、水肿程度均较地面组严重。腹部枪弹伤合并海水浸泡猪模型高度模拟了濒海战场腹部枪弹伤情景，充分融入海水浸泡与枪弹致伤因素，适用于濒海实地腹部战创伤救治的相关研究。与既往类似实验大多数选用小型动物，如鼠、兔为实验对象相比，本研究以与人更接近的大型动物猪为实验对象，可更接近地反映创伤的生理病理变化。

在选取动物模型进行研究时，研究者通常愿意选择同性别、同年龄、同种属的健康动物以减少实验误差。然而在临床实际条件下，创伤患者的种族、年龄、性别及既往病史等实际条件各不相同；同时许多外部因素，如软组织损伤程度、是否饮酒或吸毒以及环境低温等也需考虑。因此，要想设计出一种既与临床实际非常接近，又能将实验结果直接应用于人类的创伤的实验动物模型是非常困难的。虽然人类和动物之间的差异显著，但医学的进步离不开动物实验研究。了解不同模型的特点和不足，对于根据研究目的合理选择实验动物模型及分析实验结果很有裨益。动物模型是否为最适合模拟人的研究仍需要我们进一步的探索及研究。

现代战争是高技术条件下的局部战争，大量高技术武器应用于战场，杀伤和破坏能力较大，腹部战创伤的伤情会更加严重和复杂。由于腹部空腔器官多，发病较为隐匿，进一步增加了腹部战创伤的诊断难度。因此，针对性地加强腹部战创伤救治的基础研究，明确其致伤机制，分析其病理生理特征，建立有效的创伤动物模型，制定科学的救治规范，掌握符合战争伤情的救治技术是新时代后勤保障的当务之急。

参 考 文 献

李欣，吴姗姗，孙涛，等. 2010. 腹部开放伤后海水浸泡对实验犬肠屏障功能的影响［J］. 中华航海医学与高气压医学杂志，17（5）：261-265.

林孝文，祁亚峰，张再重，等. 2016. 腹部枪弹伤合并海水浸泡猪模型的建立［J］. 中华航海医学与高气压医学杂志，23（4）：273-277.

陆松敏，卢青军，刘建仓，等. 2004. 不同温度海水浸泡对创伤合并失血性休克大鼠血流动力学的影响［J］. 解放军医学杂志，29（12）：1020-1022.

朱世华，龚国川. 2000. 国外海军医学前沿学科研究进展［J］. 海军医学杂志，21（1）：92-95.

Guan J, Jin DD, Jin LJ, et al. 2002. Apoptosis in organs of rats in early stage after polytrauma combined with shock［J］. J Trauma，52（1）：104-111.

Howes DW, Stratford A, Stirling M, et al. 2007. Administration of recombinant factor VIIa decreases blood loss after blunt trauma in noncoagulopathic pigs［J］. J Trauma，62（2）：311-315.

Matsutani T, Kang SC, Miyashita M, et al. 2007. Liver cytokine production and ICAM-1 expression following bone fracture, tissue trauma, and hemorrhage in middle-aged mice［J］. Am J Physiol Gastrointest Liver Physiol，292（1）：268-274.

第3章

休克与液体复苏

休克是由于各种严重致病因素（如严重战创伤、失血、感染、心功能障碍及过敏）所致的机体有效循环血量减少、组织灌注不足、细胞代谢紊乱、器官功能受损的一种综合征。氧供给不足和需求增加是休克的本质，产生炎性介质是休克的一个特征，恢复组织灌注及细胞氧供、建立氧的供需平衡和保持细胞正常功能是治疗休克的关键。现代观点将休克视为一个序贯事件，是一个从组织灌注不足向多器官功能障碍或多器官衰竭发展的连续过程。

根据原因的不同，一般将休克分为失血性休克、创伤性休克、烧伤性休克、感染性休克、过敏性休克、心源性休克和神经源性休克七类。

野战条件下的休克常发生在环境较为恶劣的地域，如山岳、丛林、高寒、高热、高原和海上等，机体通常处于寒冷、高热、缺氧、疲劳、紧张、饥饿、脱水等高度应激状态。致伤因素可以是单一伤或复合伤（火器伤、爆炸伤、烧伤、冲击伤等）。野战条件下的休克常为创伤失血性休克，且为非控制性出血性休克。

休克的救治应根据休克不同阶段的病理生理特点采取相应的措施，而积极的液体复苏是抗休克治疗中最基本而又重要的手段。及时而规范的液体复苏可以有效降低休克患者的死亡率和并发症发生率。既往研究表明，失血性休克是战创伤休克救治的焦点问题，约50%的战创伤死亡是由急性失血所致，而其中20%可以通过有效的液体复苏而逆转。

第一节　休 克 概 述

一、休克分类

根据致病原因的不同，一般将休克分为失血性休克、创伤性休克、烧伤性休克、感染性休克、过敏性休克、心源性休克和神经源性休克七类。

1.失血性休克　因大量失血所致，可见于战伤、创伤出血等。休克的发生与否取决于机体血容量丢失的速度和程度，一般15min内失血少于全身血液量的10%时，机体能够通过代偿保持血压和组织血液灌流量稳定，可不发生休克，但若迅速失血超过总血液量的20%左右，即可引起休克。体液大量丢失，有效循环血量锐减，也可导致休克,如剧烈呕吐、腹泻、肠梗阻、大量出汗等。

2.创伤性休克　创伤性休克是由于机体遭受暴力作用后,发生了重要脏器损伤、严重出血等情况,使患者有效循环血量锐减,微循环灌注不足,以及创伤后的剧烈疼痛、恐惧等多种因素综合形成的机体代偿失调的综合征。因此,创伤性休克较之单纯的失血性休克的病因、病理要更加复杂。

3.烧伤性休克　通常发生在烧伤后最初数小时或十余小时,属于低血容量性休克,是由于受伤局部有大量血浆自毛细血管渗出至创面和组织间隙,造成有效循环血量减少。

4.感染性休克　外科临床最常见、发病机制最复杂、病情变化最凶险、死亡率较高的的一类休克,由严重感染引起。最常见的致病原因为革兰阴性菌感染,占感染性休克病因的70%～80%。细菌内毒素在此型休克中具有重要作用,故又称内毒素性休克。

5.过敏性休克　由某些药物、血清制剂过敏所致。属Ⅰ型变态反应。其发病机制与IgE及抗原在肥大细胞表面结合,引起组胺和缓激肽等血管活性物质入血,造成血管床容积扩张,毛细血管通透性增加有关。

6.心源性休克　当心脏不能搏出足够的心排血量来维持组织灌注时,则发生心源性休克。内源性心肌功能障碍包括心肌梗死、心肌病、瓣膜病、心律失常以及药物毒性或外伤对心肌的抑制。外源性心功能障碍是由于心脏受压或阻塞所致,如张力性气胸、心脏压塞或过度的正压通气等可造成对心脏的外部压迫,妨碍舒张期的充盈和心排血量减少。肺动脉栓塞导致血管阻力增加,可使右心突然衰竭,进而限制了收缩期血液的搏出。

7.神经源性休克　可发生在脊髓损伤、头部严重损伤或脊髓麻醉后,是交感神经衰竭不能维持正常的血管紧张度的结果。小动脉和静脉血管扩张,因而周围血管阻力下降和静脉血容量增加,为神经源性休克的特点。

二、野战条件下休克常见的临床类型

野战条件下休克主要表现为4种临床类型。

1.战伤后低血容量性休克　为战伤休克最常见类型,其中以失血性休克最多。发病原因为大量失血和失液。大量失血常见于内脏破裂、大血管损伤、骨盆骨折等;大量失液常见于大面积烧伤血浆渗出及严重的软组织损伤液体丢失等。

2.战伤后感染性休克　一般出现在战伤后中晚期,与战伤后机体防御功能降低及细菌入侵和释放的内毒素或外毒素有关。

3.战伤后神经源性休克　①剧烈疼痛、过度恐惧引发休克;②头部战伤或战伤后脑栓塞直接累及血管运动中枢而造成休克;③脊髓战伤后,肌肉瘫痪促使静脉容积扩大和血流缓慢,回心血量减少导致休克。

4.战伤后心源性休克　指战伤造成心脏收缩、舒张受限,心排血量骤减而发生休克。主要见于胸部战创伤时,发生血、气胸或反常呼吸致胸腔压力增高、心脏压塞或心肌挫伤。

野战条件下休克最常见的类型是失血性休克和感染性休克,神经源性休克和心源性休克较为少见。

三、野战条件下失血性休克的病理生理特点

（一）微循环的改变

1.微循环的时相变化　休克时微循环一般经历代偿期、失代偿期、弥散性血管内凝血期三个阶段。

（1）代偿期：又称微循环缺血期，此期的主要表现是微血管收缩，即微动脉、微静脉和毛细血管前括约肌收缩，血管自律运动增强，血液进入真毛细血管网减少，而是通过直接通路或动、静脉短路回流。这一现象在皮肤、肌肉、肾等脏器尤为显著，这对保障重要生命脏器的血液灌流有重要意义。此期的发生与战伤、失血等引起交感神经-肾上腺髓质兴奋和大量儿茶酚胺释放有关。同时，休克时体内产生的血管紧张素、内皮素、血栓素等也有强烈的缩血管作用。

（2）失代偿期：又称微循环淤滞期，此期主要表现为微血管扩张，微动、静脉间分支开放导致毛细血管扩张，微循环血流淤滞，血流速度缓慢，红细胞可呈缗线状排列，白细胞在毛细血管内黏附贴壁。若在血压继续下降而缺氧、酸中毒继续存在的情况下，毛细血管可进一步扩张，可导致有效血容量更低，休克可逐渐向难逆性休克方向发展。

（3）弥散性血管内凝血期：当失代偿持续时间过长，休克进入难治期或不可逆期，此期由于血流缓慢及各种促凝因素存在易导致弥散性血管内凝血，进一步加重组织缺血、缺氧性损害，以至组织细胞的死亡。此期除弥散性血管内凝血外，还常表现为小血管和微血管反应性显著下降和毛细血管出现无复流现象，机体对血管活性物质反应低下，甚至无反应。

2.微血管通透性变化　休克时血管通透性增高，多发生于微静脉和毛细血管，可致血浆大分子或红细胞渗出。休克时血管通透性升高与多种因素有关，如组胺、5-羟色胺、缓激肽及一些细胞因子等。

（二）心血管功能改变

1.血流动力学指标的改变　血流动力学指标主要包括平均动脉压（MAP）、左心室内压（LVSP）、肺动脉压（PAP）和中心静脉压（CVP）。休克早期由于交感神经-肾上腺髓质系统强烈兴奋，血中儿茶酚胺浓度显著增高，出现心率加快，心肌收缩力增强。因此在休克早期，由于机体的这种代偿反应，MAP、LVSP可并不降低，甚至略有升高。PAP和CVP的变化也并不明显。休克后期，由于各种毒性因素作用，心肌收缩功能可明显受损，从而使心排血量明显减少，MAP及LVSP则会明显降低，而PAP及CVP因心脏射血功能降低而有所升高。

2.心脏泵功能指标的改变　心脏泵功能指标包括心排血量（CO）、心指数（CI）、每搏输出量（SV）、左心室做功指数（LSVWI）及右心室做功指数（RSVWI）等。休克早期，因机体代偿反应，这些指标无明显变化。但在休克后期则可明显下降。

3.心肌收缩性能指标的改变　心肌收缩性能指标包括左心室内压最大上升或下降速率（±dp/dtmax）、心肌收缩速度（Vce）、实测心肌最大收缩速度（Vpm）和零负荷下心肌纤维最大缩短速度（Vmax），这些指标基本上不受或较少受心脏负荷状态的影

响，而主要取决于心肌的收缩性能。因此，在休克状态下这些指标的变化可以较好地反映心肌受损的程度。心脏功能受损时这些指标明显下降。

4. **外周阻力的变化** 外周阻力主要取决于全身血管的舒缩状态。休克时，由于交感神经–肾上腺髓质强烈兴奋，血中儿茶酚胺、血管紧张素、内皮素水平升高，外周血管，尤其是皮肤和内脏的血管在早期强烈收缩，因而表现为外周阻力升高。这种情况多见于失血性休克、烧伤性休克、心源性休克及大部分感染性休克的早期。

5. **休克后的血管低反应性** 休克等临床重症失代偿期存在血管低反应性，即血管对血管活性物质反应性下降，甚至消失，它严重影响休克的治疗。研究显示，制约严重创伤、休克治疗的内源因素，除机体的物质代谢、能量代谢障碍及全身炎性反应所致的器官功能障碍外，血管的低反应性在其中起了非常重要的作用。临床许多重症晚期患者对血管活性药物治疗反应减弱或不反应，都可能与血管的低反应性有关。

（三）代谢反应

1. **糖代谢异常** 体内糖储备主要来源于肝糖原和肌糖原。肝糖原分解产生游离葡萄糖，是休克早期高血糖的主要原因之一。肌糖原分解只产生少量游离葡萄糖，其余部分以葡萄糖–磷酸形式留在细胞内。葡萄糖–磷酸进入糖酵解旁路时，不断形成磷酸化中间产物，这些成分不能跨越细胞膜。肌糖原分解的最初渗透性产物是丙酮酸盐和乳酸。休克早期，胰腺由于受缺血、缺氧及血中高儿茶酚胺水平的影响，胰岛素分泌受抑；加之血乳酸、氨基酸及胰高血糖素增加，促进糖原分解，使血糖升高。

2. **蛋白质代谢变化** 战创伤休克时蛋白质的代谢特点是负氮平衡，主要表现为蛋白质的量进行性减少，氮丧失增加，伤后5～10d达高峰。战创伤后体内氨基酸动态平衡受到破坏，使血浆和组织内游离氨基酸模式发生变化。这种氨基酸模式变化是蛋白质分解代谢的标志。研究发现，战创伤早期血浆内多数氨基酸浓度明显下降，以生糖氨基酸下降为主。在战创伤代谢亢进期，多数学者发现血浆内各种氨基酸模式变化可分为三种类型：部分氨基酸显著升高、部分显著下降及部分变化不大。战创伤后血浆和组织细胞内苯丙氨酸浓度显著增加，酪氨酸和苯丙氨酸比值下降，此比值与战创伤严重程度密切相关，战创伤愈重，此比值下降愈显著，其比值大小可作为战创伤、炎症和感染性疾病分解代谢程度的标志。

3. **脂肪代谢变化** 休克后能量代谢显著增加。有学者发现多处骨折伤员的能量消耗比正常人增加25%，大面积烧伤时可增加40%。由于机体储存的糖原有限，伤后很快即被耗尽，要依靠消耗蛋白来供给热量不仅不经济，而且供热量低（1g蛋白质仅产生16.7J热量），氧化也不完全。据估计，尿中排氮1g，身体只获得约83.7J热量，不到蛋白质完全氧化后获得能量的80%。因此，严重战创伤后需要大量能量，只有利用身体储存的脂肪来供应，脂肪氧化后供热量高，1g脂肪氧化可供热量37.7J。战创伤后由于脂肪大量动员，血中游离脂肪酸及三酰甘油浓度明显升高，而胆固醇浓度降低，胆固醇浓度降低与战创伤严重程度成正比。

4. **水、电解质、酸碱平衡失调** 休克时由于细胞损伤及酸中毒导致大量钾离子从细胞内转移至细胞外液中，当肾功能不全时，排钾减少，从而导致高钾血症。后者可抑制心脏窦房结，引起窦性心动过缓，甚至窦性停搏。

四、野战条件下失血性休克的临床表现

（一）一般情况及神志变化

休克早期主要表现为烦躁不安、口渴、头晕、畏寒、皮肤苍白、出冷汗、呼吸浅而快等，收缩压可降至80mmHg（1mmHg=0.133kPa）。随着失血增多休克加重，收缩压降至50mmHg以下时，精神状态由兴奋、烦躁不安转为淡漠、抑郁、反应迟钝、意识模糊，以至昏迷。

在检诊伤员时，要注意烦躁不安、处于兴奋状态的伤员，以便及早发现休克伤员而及早治疗。对淡漠、反应迟钝的重度休克伤员更应及早发现，并监测其血压、脉搏和呼吸，以便及早进行抗休克治疗。

（二）皮肤

皮肤颜色和肢体末梢温度的变化可反映外周微循环的灌流状态，为诊断休克的主要依据之一，应仔细观察和检查。常用的观察部位为面颊、口唇、甲床等。若这些部位由红润转为苍白则为休克的重要体征，反映了外周血管收缩，末梢血流量明显减少；如口唇和（或）甲床呈现发绀，则说明微循环淤滞，休克正在继续恶化。

在前额或胸骨柄部位的皮肤上用手指按压2～3s，移开手指，观察皮肤由苍白逐渐恢复红润所需的时间，正常5s内即完全恢复红润，如恢复时间明显延长说明休克较严重且正在恶化中。

如果休克伤员皮肤苍白的同时还伴有出冷汗，则表明交感神经由极度兴奋趋向衰竭，病情相当危重。若皮肤由苍白转为红润，不再出冷汗，四肢厥冷范围缩小，表浅静脉由萎陷转为充盈说明外周低灌注状态已在好转之中，伤情亦在减轻中。

（三）脉搏和动脉血压

随着休克的发展，脉搏有不同的变化。休克早期动脉压未出现下降前脉搏已加快，进而发展为快而细弱。主要是血容量严重不足，中、小动脉收缩，外周阻力增高，儿茶酚胺分泌增多的结果。休克更为严重时，心排血量进一步下降，中、小动脉严重痉挛，甚至在桡动脉处摸不到脉搏。因此，应检查颈动脉或股动脉。

血压是判断休克的一个主要指标，休克早期血压仍处于正常范围，但脉搏已明显增快。随之出现收缩压下降，脉压变小，主要是血容量明显下降，小动脉收缩，外周阻力增高的缘故。因此，当发现伤员收缩压正常，但脉压变小，心率增快时，即应考虑早期休克，有可能迅速恶化，应给予积极防治。而脉搏出现细而慢则是心泵功能衰竭的表现为心脏停搏的前奏，应及时急救处理。

休克指数（shock index，为脉搏/收缩压的比值）有助于判断休克的严重程度。正常时为0.5，1.0～1.5时为休克，1.5～2.0为严重休克，2.0以上为重度休克。

（四）尿量

尿量的变化可直接反映肾的血液灌流情况。因此，对休克伤员应及时留置导尿管，记录每小时尿量，并测定其比重，pH及有无蛋白及管型等。每小时尿量达30～40ml时表明肾有较充分的血液灌流，同时也有利于判断其他脏器的灌流和循环血量的变化。如动脉收缩压已正常而尿量仍少而尿比重下降，应警惕急性肾衰竭的发生，并应控制输液量。

五、野战条件下失血性休克的诊断与监测

(一)诊断

其依据一般包括战伤病史、休克的临床表现、血流动力学参数和实验室检查。根据临床表现和实验室检查,战伤后失血休克一般分为三度:轻度休克、中度休克及重度休克。

1.轻度休克 失血量占全身血量的15%～30%,伤员的意识仍可清醒,定向能力尚好,但有时可出现激动或意识模糊。瞳孔大小、对光反射仍正常。脉搏较正常快,约100次/分,脉搏强度仍正常或稍低。平卧位时仍可见颈动脉充盈。以手指压迫前额或胸骨部位的皮肤引起的苍白在5s以上才恢复。血压仍可保持在正常范围内或稍低,脉压可较正常值稍低(30～40mmHg)。尿量6～8ml/10min(36～50ml/h)。低于15%的失血量通常机体可以代偿,不表现出明显的休克症状。

2.中度休克 失血量占全身血量的30%～40%。伤员常烦躁不安,有口渴,呼吸急促,有时说话较含糊,回答问题反应慢。瞳孔大小及对光反射仍正常,脉搏已明显增快,每分钟约120次或更快,但脉搏强度较弱。颈动脉充盈不明显或仅见充盈形迹。肢体末端厥冷。收缩压70～90mmHg。尿量仅4～6ml/10min(24～30ml/h)。

3.重度休克 伤员失血量达全身血量的40%～50%。伤员意识常已模糊,丧失定向能力,无法正确对话,也可处于昏迷状态。瞳孔大小仍可正常,但也可扩大,对光反射迟钝。脉搏快而弱(>120次/分),不易数清。颈静脉不充盈,前额及胸骨皮肤压迫后始终苍白,肢端厥冷范围向近端扩大,出冷汗。收缩压70mmHg以下或测不到,脉压进一步缩小。尿量则更少(<3ml/10min或<18ml/h)甚至无尿。

失血量超过全身血量的50%,认为是极重度休克,此时伤员脉搏难以触及,无尿,昏迷,重度发绀,伤员常可迅速死亡,应迅速采取措施,积极实施抢救。

(二)监测

严重的战伤伤员休克发生率较高,而休克常常是导致多器官功能不全或衰竭的主要原因。因此,对存在或可能存在休克的伤员必须进行有计划、有目的的监测,以便及时判定伤情,做出诊断和治疗,使其转危为安。需要进行监测的主要指标有神志、心血管功能、肾功能,以及出、凝血系统功能等。

1.神志 对无颅脑伤的休克伤员也应定时观察和检查神志,包括神志是否清醒,反应是否灵敏、迟钝或无反应。通过对话可观察其理解和思维能力的变化。如果神志呈现进行性恶化说明休克严重程度不断加重,即应及时给予全面检查和复苏。

2.平均动脉压 一般情况下应定时测定休克伤员的动脉压。因为血压的变化可直接反映休克的恶化或好转。有条件时可采取定时充气测定动脉血压并自动显示所记录的血压。

3.中心静脉压(CVP) 严重战伤休克伤员应及时进行中心静脉压的监测以了解伤员的血流动力学状态。一般以选择上腔静脉为好,可从头静脉切开插管至上腔静脉,也可采用锁骨下静脉或颈静脉穿刺插管至上腔静脉。必要时也可经股静脉、髂静脉插管到下腔静脉的横膈水平进行监测。

中心静脉压以右心房水平为准或以第4肋间腋中线为其体表的标志测得的压力,中

心静脉压正常值为 5～12cmH$_2$O。制约中心静脉压的因素：①血容量；②静脉血管张力；③右心室排血能力；④胸腔、心包内的压力；⑤静脉回心血量等。中心静脉压低于 5cmH$_2$O 时常显示右心充盈欠佳或血容量不足，高于 15cmH$_2$O 时常提示右心功能不全或右心负荷过重。

4. 肺动脉楔压（PAWP） 近 20 年来，PAWP 监测已广泛用于心肺复苏、休克、严重战创伤、肺水肿、心血管病患者，目的在于指导扩容、强心、利尿。但由于操作技术和仪器设备要求较高，一般要在有条件的医院内应用。

5. 心排血量（CO） 心排血量为每搏量与心率的乘积。正常值为 4.8L/min。影响心排血量的因素除每搏量及心率外，还有前负荷、后负荷及心肌收缩性等因素。上述参数有助于判断心功能与前、后负荷的关系。有助于对心力衰竭和低排综合征的诊断和治疗，有助于判断伤员的预后等。

6. 心脏指数（CI） 在测出心排血量的基础上，可根据伤者体重及身高求出体表面积（BSA），从下述公式即可求出其心脏指数。

$$CI=CO/BSA$$

正常情况下心脏指数为 2.5～4L/（m^2·min）。

7. 血气分析 严重战创伤休克由于大量失血导致严重休克，使伤员处于缺氧状态，如直接伤及胸部导致胸廓完整性破坏，直接肺挫伤或胸腔积气或积血，更进一步导致呼吸功能紊乱。因此，动脉血气和酸碱平衡的监测对判断呼吸功能及酸碱失衡非常重要，成为危重伤员必不可少的监测项目。

（1）动脉血的氧分压（PaO$_2$）：正常人 PaO$_2$ 为 80～102mmHg。一般大于 80mmHg 为正常，75～80mmHg 为轻度低氧血症，60～74mmHg 为中度低氧血症，＜60mmHg 为重度低氧血症。在战创伤休克早期，PaO$_2$ 可仍维持在正常范围，随着休克程度的加重，PaO$_2$ 即明显下降，当 PaO$_2$＜20mmHg 时，脑组织即丧失从血液中摄取氧的能力。

（2）动脉血二氧化碳分压（PaCO$_2$）：正常情况下 PaCO$_2$ 为 36～44mmHg，静脉血二氧化碳分压（PvCO$_2$）正常值较动脉血为高，为 45～50mmHg。在严重休克情况下 PaCO$_2$ 可以下降。

（3）动脉血的酸碱度（pH）：正常情况下，动脉血 pH 为 7.37～7.43，但在休克情况下 pH 可逐渐下降。

8. 肾功能的监测 休克状态下，由于肾血液灌流不足常导致肾功能损害。目前常用的临床肾功能监测指标为尿量，尿比重及尿液的显微镜下检查。

（1）尿量：严重战创伤休克时应常规留置导尿管以监测每小时尿量。正常情况下每小时尿量约 50ml。在休克情况下由于肾灌流不足尿量明显下降，可低至 20ml/h，甚至无尿。随着休克的复苏，观察每小时尿量变化非常必要，可成为输液治疗的质和量的重要参考依据。如在充分液体复苏情况下仍无尿或尿量甚少，提示可能存在严重的肾功能不全或肾衰竭。真正完全无尿的情况极为少见。一旦出现无尿应首先排除外伤性尿路梗阻或损伤，常需通过尿道造影才能明确诊断。

（2）尿比重检查：浓缩尿液是肾的重要功能之一，因此在休克情况下尿比重 ≥ 1.020 呈高渗尿时提示肾血液灌流不足，但肾功能尚好，尚未进入肾衰竭阶段。如果尿比重 ≤ 1.010 呈等渗尿或低渗尿时，则表明肾功能已发展为肾性肾衰竭。

（3）尿液镜检：进行常规的尿液显微镜下检查可提供重要信息。若发现有血尿则以尿路损伤的可能性大，当然也应除外肾小球疾病。如镜检时发现管型则有助于明确肾小管坏死、肾衰竭的诊断。

9.出、凝血机制的监测 严重战创伤休克情况下，由于大量失血，必须及时输液、输血。由于大量输液而导致血液稀释，也可因此而导致凝血因子的稀释。在灾难条件下输注新鲜血液的可能性较小，而输注库存血时，由于库存血液中血小板及多种凝血因子，特别是V因子和Ⅷ因子均已严重消耗，因此大量输注库存血后必然会导致体内凝血因子被稀释。其结果常导致出血不止，凝血困难，因而严重影响伤员的预后，给救治带来很大困难。

常用的出凝血监测指标有出血时间（BT）、部分凝血活酶时间（KPTT）及凝血酶原时间（PT）、血小板计数、纤维蛋白原和纤维蛋白降解产物（FDP）等。出血时间（BT）正常值为1～3min，4min为最高值，>4min30s即为异常。部分凝血活酶时间（KPTT），正常值男性为（37±3.3）s，女性为（37.5±2.82）s，测定值若大于正常值7～10s以上即为异常，反映凝血因子Ⅰ、Ⅱ、Ⅴ、Ⅷ、Ⅸ、Ⅹ、Ⅺ、Ⅻ减少10%～20%。凝血酶原时间（PT），正常值为（12±0.5）s，延长3s以上即为异常，常见于凝血酶原、凝血因子Ⅴ、Ⅷ、Ⅹ的缺乏。纤维蛋白原减少可使PT延长。血小板计数正常值为（100～250）×10⁹/L，战创伤休克大量输血、输液情况下，血小板计数明显减少（<100×10⁹/L）。监测血小板计数并及时补充血小板极为重要。纤维蛋白原正常值为5.9～11.8μmol/L，若测定值低于4.4μmol/L应警惕弥散性血管内凝血（DIC）的出现。纤维蛋白降解产物（FDP）正常值为0～12mg/L，DIC时FDP值常大于40mg/L。

总之，野战条件下休克以失血性休克和感染性休克等类型较为常见，但不同类型的休克又具有相对不同的特点。要根据休克的病理生理特点、临床表现和监测结果，对伤员休克状态做出准确的判断。

第二节 水与电解质平衡紊乱

体内水和电解质的动态平衡是通过神经、体液的调节实现的。临床上常见的水与电解质代谢紊乱有高渗性脱水、低渗性脱水、等渗性脱水、水肿、水中毒、低钾血症和高钾血症等。当休克发生时，机体有效循环量急剧减少、微循环血管痉挛收缩、微循环的灌注不足、组织器官缺血缺氧、无氧代谢增加、乳酸堆积、血压下降，从而出现代谢性酸中毒、高钾血症；休克早期可出现高血糖、高血钾，休克晚期可出现低血糖、低血钾、低血钠，重要器官功能受损、不同程度的多脏器功能障碍或衰竭。较为常见且重要的是高钾血症和代谢性酸中毒，下面将着重介绍。

一、高钾血症

1.临床表现 高钾血症的临床表现无特异性。可有神志模糊、感觉异常和肢体软弱无力等。严重高钾血症者有微循环障碍的临床表现，如皮肤苍白、发冷、发绀、低血压等。常有心动过缓或心律失常。最危险的是高血钾可致心搏骤停。高钾血症，特别是血钾浓度超过7 mmol/L，都会有心电图的异常变化，早期改变为T波高而尖，Q-T间期延长，随后出现QRS波群增宽，P-R间期缩短。

2.病因与病理　血钾浓度超过5.5mmol/L，即为高钾血症。常见的原因：①进入体内（或血液内）的钾量太多，如口服或静脉输入氯化钾，使用含钾药物及大量输入保存期较久的库血等。②肾排钾功能减退，如急性及慢性肾衰竭；应用保钾利尿药，如螺内酯（安体舒通）、氨苯蝶啶等；盐皮质激素不足等。③细胞内钾的移出，如溶血、组织损伤（如挤压综合征）以及酸中毒等。

3.诊断

（1）病史：有引起高钾血症原因的患者，当出现无法用原发病解释的临床表现时，应考虑有高钾血症的可能。

（2）体格检查：患者出现神志模糊、感觉异常、皮肤苍白、发冷、低血压、心律失常、心搏骤停等。

（3）辅助检查：①血钾超过5.5mmol/L即可确诊。②心电图检查可作为辅助性诊断的手段。

4.处理　高钾血症有导致患者心搏骤停的危险，因此一经诊断，应给予积极治疗。

（1）停药：立即停用一切含钾的药物或溶液。

（2）降低血钾浓度：①促使K$^+$转入细胞内，输注碳酸氢钠溶液。先静脉注射5%碳酸氢钠溶液60～100 ml，再继续静脉滴注碳酸氢钠溶液100～200ml。这种高渗性碱性溶液输入后可使血容量增加，不仅可使血清K$^+$得到稀释，降低血钾浓度，又能使K$^+$移入细胞内或由尿排出。同时，还有助于酸中毒的治疗。注入的Na$^+$可使肾远曲小管的Na$^+$、K$^+$交换增加，使K$^+$从尿中排出。输注葡萄糖溶液及胰岛素。用25%葡萄糖溶液100～200ml，每5g葡萄糖加入胰岛素1U，静脉滴注。可使K$^+$转入细胞内，从而暂时降低血钾浓度。必要时，可以每3～4小时重复用药。对于肾功能不全、不能输液过多者，可用10%葡萄糖酸钙100ml、11.2%乳酸钠溶液50ml、25%葡萄糖溶液400ml，加入胰岛素20U，24h缓慢静脉滴注。②阳离子交换树脂的应用，可口服，每次15g，每日4次。可从消化道带走钾离子排出。为防止便秘、粪块堵塞，可同时口服山梨醇或甘露醇以导泻。③透析疗法，有腹膜透析和血液透析两种。用于上述治疗仍无法降低血钾浓度时。

（3）对抗心律失常：钙与钾有对抗作用，静脉注射10%葡萄糖酸钙溶液20ml能缓解K$^+$对心肌的毒性作用，以对抗心律失常。此法可重复使用。也可将10%葡萄糖酸钙溶液30～40ml加入静脉补液内静脉滴注。

二、代谢性酸中毒

1.临床表现　轻度代谢性酸中毒可无明显症状。重症患者可有疲乏、眩晕、嗜睡，还有感觉迟钝或烦躁。最明显的表现是呼吸变得又深又快，呼吸肌收缩明显，呼吸频率有时可高达40～50次/分，呼出气带有酮味，患者面颊潮红，心率加快，血压常偏低。可出现腱反射减弱或消失、神志不清或昏迷。患者常伴有缺水的症状。代谢性酸中毒可降低心肌收缩力和周围血管对儿茶酚胺的敏感性，患者容易发生心律失常、急性肾功能不全和休克，一旦产生则很难纠正。

2.病因与病理

（1）代谢性酸中毒的发生：是临床最常见的酸碱失调，如果体内酸性物质的积聚或产生过多，或 HCO_3^- 丢失过多，即可引起代谢性酸中毒。代谢性酸中毒的主要病因有以下几点。

①碱性物质丢失过多：见于腹泻、肠瘘、胆瘘和胰瘘等，经粪便、消化液大量丢失 HCO_3^-。应用碳酸酐酶抑制药（如乙酰唑胺）可使肾小管排 H^+ 及重吸收 HCO_3^- 减少，导致酸中毒。

②酸性物质过多：失血性及感染性休克致急性循环衰竭、组织缺血缺氧，可使丙酮酸及乳酸大量产生，发生乳酸性酸中毒，这在外科很常见。糖尿病或长期不能进食，体内脂肪分解过多，可形成大量酮体，引起酮体酸中毒。抽搐、心搏骤停等也同样能引起体内有机酸的过多形成。为某些治疗的需要，应用氯化铵、盐酸精氨酸或盐酸过多，以致血中 Cl^- 增多，HCO_3^- 减少，也可引起酸中毒。

③肾功能不全：由于肾小管功能障碍，内生性 H^+ 不能排出体外或 HCO_3^- 吸收减少，均可导致酸中毒。其中，远曲小管性酸中毒系泌 H^+ 功能障碍所致，近曲小管性酸中毒则是 HCO_3^- 再吸收功能障碍所致。

（2）代谢性酸中毒的代偿：上述任何原因所致的酸中毒均直接或间接地使 HCO_3^- 减少，血浆中 H_2CO_3 相对过多，机体则很快会出现呼吸代偿反应。H^+ 浓度的增高刺激呼吸中枢，使呼吸加深加快，加速 CO_2 的呼出，使 $PaCO_2$ 降低，HCO_3^-/H_2CO_3 的比值重新接近20∶1而保持血 pH 在正常范围。此为代偿性代谢性酸中毒。与此同时，肾小管上皮细胞中的碳酸酐酶和谷氨酰胺酶活性开始增高，增加 H^+ 和 NH_3 的生成，H^+ 与 NH_3 形成 NH_4^+ 后排出，使 H^+ 的排出增加。另外，$NaHCO_3$ 的再吸收亦增加，但是，这些代偿还是相当有限的。

3.诊断

（1）病史：有严重腹泻、肠瘘或休克、长期进食不足、肾功能不全等病史。

（2）体格检查：有嗜睡、心率快、血压低、呼吸深快等体征。

（3）辅助检查

①血气分析：可以明确诊断，并可了解代偿情况和酸中毒的严重程度。血液 pH 和 HCO_3^- 明显下降。代偿期的血 pH 可在正常范围，但 HCO_3^-、碱剩余（BE）和 $PaCO_2$ 均有一定程度的降低。

②二氧化碳结合力测定：正常值为25mmol/L，二氧化碳结合力的下降也可确定酸中毒的诊断和大致判定酸中毒的程度。

4.处理　病因治疗应放在首位。在消除病因的前提下，辅以补充液体，则较轻的代谢性酸中毒（血浆 HCO_3^- 为16～18mmol/L）常可自行纠正，不必应用碱性药物。低血容量性休克伴有的代谢性酸中毒，经补充血容量以纠正休克之后，也可随之被纠正。对这类患者不宜过早使用碱性药物，否则反而可能造成代谢性碱中毒。血浆 HCO_3^- 低于15mmol/L 的酸中毒患者，应在输液的同时用酌量碱性药物做治疗。常用的碱性药物是碳酸氢钠溶液。5% 碳酸氢钠每100ml 含有 Na^+ 和 HCO_3^- 各60mmol。临床上根据酸中毒严重程度，首次补给 5%$NaHCO_3$ 溶液的剂量可为100～250ml。在用后2～4h复查动脉血的血气分析及血浆电解质浓度，根据测定结果再决定是否需继续输注及输注量，边治疗边观察，逐步纠正酸中毒，这是治疗的原则。5% $NaHCO_3$ 溶液为高渗性，过快输入可致高钠血症，使血渗透压升高，应注意避免。在酸中毒时，离子化的 Ca^{2+} 增多，故即使患者有低钙血症，也可以不出现手足抽搐。但在酸中毒被纠正之后，离子化的 Ca^{2+} 减少，便会发生手足抽搐。应及时静脉注射葡萄糖酸钙以控制症状。过快地纠正酸中毒还能引起大量 K^+ 转移至细胞内，引起低钾血症，也要注意防治。

总之，水、电解质平衡的维持在休克患者的救治中具有重要地位和作用，及时纠正休克状态下的水、电解质紊乱，对于改善休克患者的预后具有积极且重要意义。

第三节　液体复苏策略

休克患者的液体复苏经历了由充分液体复苏到限制性液体复苏的不同发展阶段。近年来，国内外在休克液体复苏方面的研究也取得了较大的进步。

传统观念认为，尽早、积极、充分的液体复苏，能快速恢复有效循环血容量，使血压恢复到正常水平，从而保证组织和器官的血流灌注，阻止休克的进一步发展。然而快速、大量的静脉补液，可能引起稀释性凝血功能障碍、肺水肿、酸中毒、腹腔间隔室综合征等并发症，严重扰乱机体对失血的代偿机制、加速机体内环境的恶化。科学合理的液体复苏能尽快恢复有效的组织灌注，改善组织细胞的氧供，在确切止血前为保护患者血流动力起到较好的过渡作用，避免心搏骤停等恶性事件的发生。于是限制性液体复苏的概念应运而生。

限制性液体复苏，亦称低血压性液体复苏或延迟液体复苏，通过控制液体输注的速度和液体量，使机体血压维持在一个较低水平的范围内，直至彻底止血，其目的是寻求一个复苏平衡点，既可以适当恢复组织血流灌注，又不扰乱机体的代偿机制和内环境，也是创伤休克损伤控制理论的重要组成部分。

一、液体复苏的历史沿革

越南战争期间，Shires 等基于"第三间隙"学说完善了快速开放液体复苏理论，按照 3 : 1 的等渗液补充血液丢失量，20 世纪 80 年代通过动物实验认识到生理盐水引起的高氯性酸中毒，之后改用 2L 乳酸林格液进行标准化液体复苏。该方法通过迅速静脉扩容达到维持正常收缩压的主要目的。当时尽管没有确凿的临床试验数据支持，但是经验性的静脉快速液体复苏已经成为急症创伤患者的首选。值得注意的是，当时的支持数据源于创伤动物实验模型只模拟了可控制出血的创伤患者。

在越南战争之后，开放液体复苏引发的肺水肿、急性呼吸窘迫综合征（ARDS）等并发症逐渐暴露，研究者开始尝试和探索限制性液体复苏和高渗性液体的使用。Capone 等开展系列动物实验及临床试验，发现限制性液体复苏较开放性液体复苏的并发症较少，生存率较高。越来越多的证据表明，开放液体复苏策略与战创伤患者心脏和肺部并发症，肠胃蠕动障碍、凝血障碍、免疫和炎性介质功能障碍密切相关。若进一步向前追溯，可以发现第一次世界大战期间，已有早期提高收缩压对战创伤患者有害的记载。

液体复苏的发展也经过了几个阶段：①停下来抢救（stay and treat），始于 1960 年，是传统的的失血性休克复苏方法，主要是确认发生失血性休克，立即、迅速大量输液，要求维持收缩压在正常范围内，直至最终止血；②卷起就跑（scoop and run），在出血未被有效制止前，应该尽快将伤员转送到有手术条件的医院，复苏只在即将手术前才开始进行，有效避免该类患者大量液体复苏后继发"死亡三联征"；③边抢救边转运（treat and run），失血性休克早期复苏要取决于失血的情况和伤员状态，重视现场救治，不可盲目转运，亦不可耽误确定性治疗时间，对于以上不同的救治模式，也存在着较大争议。Cochrane创伤协作组对于限制性液体复苏和早期开放性液体复苏治疗效果进行了系统分析，数据显示开放性液体复苏可能增加出血风险，但是尚无足够的证据表明液体复苏的最佳时间和方式。

笔者认为，在一些特定的患者，转运的路程短或接受确定性治疗间隔时间短，可以选择延迟或者不进行复苏，避免大量注入晶体液的潜在危害。若转运或者接受治疗间歇时间较长的患者，低容量复苏似乎是一种更佳、更谨慎的选择。

二、限制性液体复苏实施

限制性液体复苏的适用对象主要针对出血未控制的创伤失血性休克患者，尤其适合于胸、腹部贯通伤的年轻患者，一般不用于钝性伤或合并损伤的患者。中华医学会指南建议，为保证液体复苏速度，必须尽快建立有效静脉通路。在紧急容量复苏时，中心静脉导管，以及肺动脉导管的放置及使用应在不影响容量复苏的前提下进行。一般用大孔径的导管，最好选用经颈内静脉或锁骨下静脉置管以方便快速地急救和复苏监测。如果静脉通道难以建立，建议通过骨髓通道给药，相比中心静脉导管，其操作简单、一次性成功率更高。

三、限制性液体复苏液体选择

创伤性失血性休克，除了强调第一时间的确切性止血处理，选用何种液体复苏对于疾病的转归也非常关键，然而如何选择复苏液体亦没有高质量的循证依据参考，对于晶体液和胶体液的选择存有不少争论。

晶体液的使用主要是平衡盐液和高渗盐溶液，因等渗盐水容易引起高氯性酸中毒而较少使用，临床常用乳酸林格液，能有效避免高氯性酸中毒发生，改善内脏血流灌注，因此是一种有效的复苏液体，但是大量使用并不能改善氧运输功能，组织供氧不足。高渗盐溶液主要为7.5%NaCl溶液，主要优势在于小体积复苏，输注量少，升压速度快，快速恢复肾血流，减低脑损伤患者颅内压力，调节机体炎性反应，避免稀释性凝血功能障碍、组织水肿、氧供减少以及代谢性酸中毒。

胶体液有天然胶体和人工胶体，胶体液主要的优点在于胶体能快速扩容并且能提供较高的胶体渗透压。然而，尚无足够证据表明晶体液与胶体液用于失血性休克液体复苏的疗效和安全性有明显差异。羟乙基淀粉因对肾功能、凝血存在影响以及可能诱发变态反应，因此使用受到限制，仅适用于晶体液单独作用无效的情况。医用明胶和右旋糖酐的使用也缺乏高级别循证依据支持。白蛋白一般不会干扰凝血和肾功能，然而在创伤患者亚组分析中，特别是在创伤性脑损伤患者，相对死亡风险较生理盐水组高，这归因于其低渗性特点诱发颅内压增高，不适合用于合并脑损伤患者。

对于液体的选择，目前更推荐使用晶体液，对于合并颅脑损伤的患者选择高渗盐水进行小体积复苏。一项随机对照研究表明，与晶体液比较，胶体液没有显示任何益处且价格更昂贵，输注晶体液也未显示会增加器官功能损伤及影响预后。另外，在实施限制性液体复苏过程中，要注意监测凝血功能变化，合理地使用血制品，控制创伤后凝血发生。

四、限制性液体复苏的目标血压

在出血控制之前进行液体复苏，必须控制在仅能维持动脉压力的最低水平，提供适当的组织灌注，并尽量减少凝血因子稀释和并发症发生，最佳血压水平目前仍然有争议，尚无有力的数据明确复苏时最佳的血压维持水平，但2013年版多发创伤出凝血管理欧洲指南建议，如果未合并颅脑损伤，在创伤早期，建议将目标收缩压维持在80～100mmHg，直至严重出血得到控制；对于合并出血性休克和严重创伤性脑损伤（TBI）[格拉斯哥昏迷评分（GCS）≤8分]患者，建议将平均动脉压维持在≥80mmHg。

五、限制性液体复苏的复苏终点与预后评估

1.传统临床指标对于指导失血性休克治疗有一定的临床意义，但是由于敏感度和特异度不佳，反应较为延迟，无法及时反映组织灌注情况，因此一般不作为失血性休克液体复苏的终点目标。目前推荐的复苏终点指标为血乳酸水平和碱缺失。

2.研究表明以BL清除率正常化作为复苏终点优于平均动脉压和尿量，优于以DO2、VO2和CI作为复苏终点。在较短时间内通过液体复苏将患者的血乳酸降至正常，患者的存活率可达到100%。血乳酸的水平与低血容量休克患者的预后密切相关，持续高水平的血乳酸（＞4mmol/L）预示患者的预后不佳。中华医学会《低血容量休克复苏指南》推荐，动脉血乳酸恢复正常的时间和血乳酸清除率与低血容量休克患者的预后密切相关，复苏效果的评估应参考这两项指标。

3.碱缺失可反映全身组织酸中毒的程度，一般分为三度：轻度（-2～-5mmol/L），中度（-6～-14 mmol/L），重度（≤-15 mmol/L），研究证明其与创伤后前24h晶体和血液补充量相关，而且能一定程度反映进行性出血的情况，若BE增加，需要进一步检查是否存在进行性出血的可能。碱缺失还能作为创伤后凝血障碍的早期预警指标，与疾病的预后有很大相关性。

4.混合静脉氧饱和度（SvO_2）的变化可反映全身氧摄取，理论上能表达氧供和氧摄取的平衡状态，在研究中以此作为感染性休克复苏的指标，但是缺乏在失血性休克中应用的循证证据。

5.胃肠黏膜pH和CO_2分压（pH和$PgCO_2$），两者能较好反映内脏或局部组织的灌注状态，对休克具有早期预警意义，可以作为失血性休克患者预后指标。

休克患者需尽早明确诊断，初步判断休克类型，采取合理的监测措施，纠正可能存在的水、电解质紊乱，及时进行有效地复苏治疗。休克的早期症状和体征可能并不典型，当晚期体征（如难以救治的低血压）出现时，伤员已临近死亡。仔细评估和重新评估非常重要，要充分认清休克各阶段可能对伤员带来的危害。要充分掌握液体复

苏的原则和策略，对于存在争议的观点，应及时跟进国内外液体复苏相关研究进展。尽管经过几十年的研究，人们还是没有找到休克复苏的"理想复苏液体"，目前研究的热点主要集中在探索血液和血液制品的比例，相信越来越多的研究会为合理的液体复苏提供参考。

参 考 文 献

白祥军，廖忆刘. 2013. 创伤外科临床诊疗指南［M］. 北京：科学出版社：6.

国际创伤生命支持中国分部（120）. 2014. 国际创伤生命支持教程［M］. 北京：人民军医出版社：11.

王正国. 2010. 野战外科学［M］. 北京：人民卫生出版社：8.

吴在德，吴肇汉. 2009. 外科学［M］. 北京：人民卫生出版社：5.

尹文. 2013. 新编创伤急救学［M］. 北京：军事科学出版社：7.

第4章

腹部创伤的营养支持治疗

　　腹部创伤的主要治疗原则是维持生命、控制损伤，腹部创伤后，机体可出现一系列多系统的应激反应，随着伤情的加重，应激反应也会增大。机体能量代谢随之也会发生剧烈变化，这直接影响伤员营养状态。伤后早期，机体处于较高分解代谢水平，组织耗氧量增加，负氮平衡加重，导致营养状况迅速下降。如果没有及时给予合理、充分的营养支持，伤员的免疫力将下降，甚至导致多器官功能衰竭。因此，在伤员救治过程中，我们应当充分认识和重视营养支持的重要性。营养支持可以为机体提供充足的能量和氮源，以满足机体代谢需要，同时可以提高免疫力，促进机体的修复和康复。营养支持的时机选择也很重要，一般应在呼吸、循环相对稳定和内环境紊乱基本纠正后再进行营养支持治疗。创伤患者营养支持首选途径是肠内营养（enteral nutrition，EN）。但是，对于腹部创伤患者来说，其具有不同程度的肠功能障碍，主要包括肠道蠕动、消化、吸收功能差，这使得肠内营养难以实施，此时应该先行肠外营养（parenteral nutrition，PN），待机体状况改善后再行肠内营养。本章节将从创伤应激反应、能量代谢变化特点、营养支持途径选择及如何科学、合理地实施营养支持等方面进行阐述。

第一节　腹部创伤与能量代谢

　　腹部创伤后由于机体应激及激素水平改变，将使机体在伤后较早的时期趋于维持较高分解代谢水平，而相应的合成代谢减少。这一机体能量代谢的变化将有利于创伤后生命的维持，并为损伤的修复提供保障。随后分解代谢逐渐减少而合成代谢增加。这两个阶段是运用外科营养支持应密切关注的时期。

一、创伤后能量代谢的改变

　　创伤后机体的糖、脂肪、蛋白质三大供能物质的代谢水平与创伤严重程度密切相关。而三者代谢水平的变化随着创伤后时间推移呈现动态变化，不能以单一的升高的观念一概而论。

　　1. 衰退期（ebb or low-flow phase）　出现于严重创伤早期，可持续至机体受到创伤后48h或以上，相当于临床休克期。表现为代谢功能受到抑制，基础代谢率下降，交感神经兴奋，组织血液灌注不足，体温下降，血糖水平升高，机体组织对葡萄糖的摄取和利用减少。

2.代谢旺盛期（flow or catabolic phase）　出现于衰退期之后，可持续数天至数周，持续时间与创伤程度相关。表现为机体高代谢反应，体温上升，能量需要增加，组织内分解代谢活跃，体重下降，出现高血糖症，脂肪分解加速，氮丢失增加从而呈现明显的负氮平衡。

3.合成代谢期（anabolic phase）　出现于代谢旺盛期之后，持续至创伤愈合，相当于临床康复期。表现为机体从以分解代谢为主转变为以合成代谢为主，体重增加，体温、血糖水平逐渐恢复既往水平，机体逐渐恢复正常。

二、创伤后供能物质的代谢

糖、脂肪、蛋白质作为机体的三大供能物质，其基础代谢水平与年龄、性别以及机体自身的营养摄入、储存密切相关。供能物质的代谢水平同时受机体激素水平的调控，这在应激条件下，特别是创伤后尤为明显。

1.糖代谢　糖代谢主要包括糖原的合成与分解、糖异生以及糖氧化供能。创伤后早期机体常出现血糖升高的现象，这与血糖调节激素的分泌水平变化密切相关。创伤后皮质醇和儿茶酚胺分泌增加，促使肝糖原分解并增加糖异生。儿茶酚胺能够促进肝细胞和肌细胞的腺苷酸环化酶生成环磷酸腺苷，从而激活细胞内的磷酸化酶，促进糖原分解成葡萄糖-6-磷酸，在葡萄糖-6-磷酸酶作用下肝糖原分解为游离葡萄糖。而肌细胞缺少葡萄糖-6-磷酸酶，肌糖原分解为乳酸，造成创伤后患者乳酸水平显著升高。同时儿茶酚胺也能够促进胰高血糖素分泌并对胰岛素分泌产生抑制作用。加之创伤后机体对葡萄糖的利用减少，从而导致血糖的升高。血糖的水平常与创伤严重程度以及儿茶酚胺的水平相平行。严重的创伤，患者可能出现尿糖，并持续数周。

值得注意的是，这种高血糖症具有胰岛素抵抗的特征。有研究表明外周组织中的骨骼肌和脂肪呈现明显的胰岛素抵抗现象，表现为对葡萄糖的摄取减少。正常条件下，胰岛素可促进骨骼肌细胞摄取葡萄糖并增加丙酮酸激酶活性，丙酮酸在丙酮酸激酶作用下氧化脱羧生成乙酰辅酶A随后进入三羧酸循环。创伤后线粒体内丙酮酸脱氢酶活性下降，造成对葡萄糖的氧化利用受抑制。导致胰岛素抵抗的潜在机制可能为创伤后肾上腺素以及皮质醇分泌的增加，具有抗胰岛素的作用；创伤后某些细胞表面的胰岛素受体在机体内环境变化下其数量以及亲和力发生变化。进入高代谢期后，血糖水平逐渐下降，同时组织对葡萄糖的摄取利用增加，然而糖异生仍处于增强状态，胰岛素抵抗的现象依然存在。

2.脂肪代谢　创伤后脂肪动员显著提高并作为供能的主要物质，这一点与正常条件下机体主要由糖类供能不同。严重创伤下机体消耗能量的75%～95%来自脂肪氧化。三酰甘油作为脂肪储存的主要形式，可通过降解成甘油和脂肪酸参与供能。甘油作为肝糖异生的底物，经肝作用异生成糖参与供能，脂肪酸进入肝或肌肉中转化成酮体或再酯化。在创伤后早期，脂肪酸的氧化增强、再酯化率提高，而肝酮体生成受抑制，当进入高代谢期后，酮体生成则明显增加。对于严重创伤，特别是出现较大创面或处于休克期者，其脂肪代谢可呈现一定程度的抑制状态。长链脂肪酸需要肉毒碱作为载体进行β氧化，严重创伤下，肉毒碱经创面与尿液排出增加，使得长链脂肪酸氧化受到抑制，可造成三酰甘油在体内积存，因而严重创伤性休克期游离脂肪酸的氧化利用是受抑制的。

三酰甘油代谢受多种激素调节，肾上腺素、去甲肾上腺素、甲状腺素、胰高血糖素、糖皮质激素以及胰岛素均可通过影响三酰甘油的代谢从而影响创伤后血浆游离脂肪酸浓度。肾上腺素、去甲肾上腺素、甲状腺素、胰高血糖素、糖皮质激素可促进三酰甘油氧化分解，而胰岛素则抑制酯解作用并促进脂肪合成。创伤后肾上腺素、胰高血糖素分泌增加，胰岛素活性受抑制，导致血浆游离脂肪酸和甘油浓度增高。

3. 蛋白质代谢　腹部创伤后蛋白质代谢加强，表现为血中氨基酸浓度增高，尿氮排出增加，机体对氮的摄入量明显小于排出量而呈现负氮平衡。机体氮平衡与蛋白质合成速率以及分解速率密切相关。轻度创伤时，蛋白质合成速率下降而分解速率不变或轻度下降；中、重度创伤时，蛋白质合成、分解速率均明显加快，而蛋白质分解速率增加更为显著。创伤后皮质醇分泌增多从而使蛋白质分解增加。机体分解的蛋白质主要来自骨骼肌，造成患者骨骼肌含量减少可使体重显著减轻。肌肉的减少与蛋白质丢失成正相关，体重70kg的患者在严重腹部创伤后，每日消耗肌肉细胞蛋白质220g，相当于肌组织减少1kg左右。同时伤后患者蛋白质摄入不足以及长期卧床缺少骨骼肌运动出现失用性肌萎缩也可增强蛋白质分解代谢作用。

蛋白质分解为氨基酸后，一方面进入肝参与糖异生为机体供能，另一方面可被细胞再利用合成新的蛋白质。后者对于创伤后机体度过危险期以及随后的恢复更加重要。骨骼肌分解释放入血的氨基酸成分与骨骼肌蛋白质的氨基酸组成并不相一致，释放入血的氨基酸中50%～60%为丙氨酸和谷氨酰胺。这是由于创伤后骨骼肌支链氨基酸氧化加快，合成更多的丙氨酸和谷氨酰胺。同时创伤后胃肠道以及肾中丙氨酸的产生也明显增加。被大量释放进入血液循环中的丙氨酸以及谷氨酰胺被肝细胞摄取参与葡萄糖、谷胱甘肽以及急性期蛋白质（如C反应蛋白、α_2-酸糖蛋白）的合成，而此时肝相应的结构性转运蛋白合成减少，如白蛋白、前白蛋白。同时受增高的糖皮质激素影响，消化道、肾以及免疫组织对谷氨酰胺的摄取和利用明显增加。因而及时补充机体所需的糖以及相应形式的氮源，将有利于创伤后机体的恢复。

三、创伤后能量代谢的评价

对创伤后机体代谢状态的评价有利于临床上采取恰当的支持与治疗策略，然而由于腹部创伤后常出现出血、感染以及休克，造成体温、基础代谢率等代谢指标的评价出现偏差并且影响通过对免疫细胞的监测评估营养状况，同时水、钠潴留以及白蛋白合成减少，造成体重、肱三头肌皮褶厚度、上臂周径以及白蛋白浓度测定均不能很好地反映机体的营养状况。因此，需要动态营养评价指标来反映机体的能量代谢水平和营养储备。

1. 肌酐身高指数（creatinine height index，CHI）　肌酐身高指数 =（测量值÷标准值）×100%。肌酐由肌肉分解代谢产生，通过尿排出体外。测定24h尿液中肌酐排出量，能够很好地反映骨骼肌蛋白质的分解代谢水平。指数低于80%为异常，低于60%表明存在严重的肌肉消耗。同时24h尿肌酐的测定也是创伤后反映肾功能的一项指标。这一评价指标简便易于获得。

2.尿3-甲基组氨酸（3-methylhistidine，3-MH）　3-甲基组氨酸是体内组氨酸甲基化生成的产物，主要来自于肌细胞中的肌原纤维蛋白分解，因其不再参与蛋白质的代谢，几乎100%经尿排出因而能够很好地反映肌肉分解情况。尿中3-甲基组氨酸的含量与机体应激状态密切相关，因而可作为检测应激程度的敏感指标。

3.氮平衡（nitrogen balance，NB）　氮平衡是机体每日摄入的氮量与排出氮量的差值，可动态反映蛋白质和能量平衡。氮平衡数值：小于0时，表明机体摄入氮量小于排出，处于负氮平衡；大于0时，处于正氮平衡；0时，称为氮平衡状态。氮平衡主要反映机体合成代谢水平，可通过以下公式计算。

氮平衡=氮摄入量（静脉或肠内途径）-氮排出量（尿中尿素氮+4g）

对于营养支持患者，由于随粪便排出的氮量减少，氮排出量以尿液中的尿素氮+3g计算。其中氮摄入与蛋白质摄入换算率为1：6.25。

腹部创伤后机体能量代谢处于动态过程中并受体内诸多因素调节，临床药物或措施干预均应考虑对能量代谢的影响。外源性供能物质的给予，应注重数量和时机，以补足当前机体需要并且不给处于应激下的重要脏器增加过重负担为原则。同时由于腹部创伤对消化系统影响的特殊性，在腹部损伤不能控制、消化功能尚未恢复的情况下，应首选肠外营养。

第二节　腹部战创伤与机体应激

腹部创伤后，机体可出现一系列应激反应，程度与创伤严重程度相一致。其作用主要是维持生命、控制损伤，然而过激的机体应激可能会导致某一系统，甚至多系统紊乱，出现相应临床表现并引起相关并发症。

一、创伤后的炎性反应

无论是开放性腹部创伤还是闭合性腹部创伤，均可能导致不同程度的炎性反应。开放性腹部创伤由于致病微生物的入侵，其炎性反应较闭合性创伤重。

1.局限性炎性反应　闭合性腹部创伤后数小时内就会出现炎性反应，当不存在严重多发伤或空腔脏器损害时，通常不出现广泛累及腹膜的化脓性炎症。主要表现为局部组织血管短暂收缩，随后扩张，毛细血管通透性增高，造成血浆和血细胞外渗进入组织间隙。白细胞通过毛细血管内皮间隙溢出，进入组织间液。最初游走进入组织液的白细胞是中性粒细胞，继而大量单核细胞进入组织液并转变为巨噬细胞。前者能够摄取、消化病原体或其他异物，后者具有很强的吞噬和消化能力，并可参与特异性免疫反应。

创伤造成的炎症主要表现为肿痛明显，通常在伤后48～72h达到高峰，而局部温度升高相比较下往往不显著。创伤部位局部充血渗出明显造成肿胀，组织压升高以及缓激肽释放常常导致疼痛。创伤后炎性反应有利于组织修复，表现为中性粒细胞在补体和抗体的调理作用下，吞噬杀灭病原体；巨噬细胞吞噬清除细菌、组织碎片，处理抗原激活抗原提呈细胞从而启动特异性免疫；炎症区域血流增加，为细胞活动及组织再生提供营养并带走碎片颗粒和代谢废物；凝血途径激活，血浆纤维蛋白原转化为纤维蛋白，起到止血和组织填充支撑作用。大剂量糖皮质激素的应用以及长时间的休克均可减弱局部炎性反应，造成组织修复愈合减慢并可造成感染的加重。

严重的多发性腹部闭合创伤能够造成广泛而剧烈的炎性反应，血浆外渗以及炎症因子的大量释放可导致休克，甚至是全身炎性反应综合征（SIRS）和多器官功能衰竭（MODS），在临床中应有足够的认识并尽早采取预防性干预措施。

2.急性化脓性腹膜炎　腹部创伤若为开放性损伤，由于腹腔与外界相通或存在空腔脏器穿透性损伤，常造成感染。感染的严重程度与病菌毒力、数量以及机体整体、局部抵御感染能力有关。

腹膜包含壁腹膜和脏腹膜，脏腹膜覆盖腹腔内器官表面使得腹膜表面积很大。壁腹膜血供来源于腹壁血管，脏腹膜由内脏器官表面的肠系膜血管分支供应。腹膜散在存在微小白斑（small milky spots）结构，为免疫组织聚集所形成，含有大量免疫细胞，其中70%为巨噬细胞、10%为B细胞、10%为T细胞、10%为肥大细胞。腹腔内存在来自腹膜分泌的液体，除润滑作用外，还因其内含有的高浓度细胞因子可发挥免疫功能。近些年有研究表明，创伤后腹膜反应受神经免疫体液轴（neuro-immuno-humoral axis）的调节。

腹膜的广泛炎性反应发生迅速，表现为腹膜充血、水肿并伴有大量浆液性渗出液，渗出液中含有大量中性粒细胞、巨噬细胞和纤维蛋白，这一反应有利于毒素稀释、病原体清除和感染的局限。随着组织坏死，中性粒细胞和巨噬细胞死亡以及纤维蛋白凝固，腹膜渗出液可变为脓性。创伤后腹膜腔中的炎症细胞及因子能够发挥重要的防御作用，然而大量炎症因子的积存则会对组织细胞产生损伤作用。同时大量渗出液伴随着炎症细胞及血管活性物质进入腹腔，导致有效循环血量明显下降，加之细菌及分泌的毒素入血，使得开放性腹部创伤患者易出现感染性休克。

急性化脓性腹膜炎的预后与病原体致病力和机体防御能力密切相关。年轻创伤患者由于抗病能力较强，如创伤病变较轻，则在适当治疗后可趋于痊愈，高龄创伤患者，由于免疫功能较弱，重要器官功能可有不同程度的衰退，机体抗打击能力较弱，预后相对较差。程度较轻的局部创伤，如果与网膜或肠管关系密切，损伤后邻近的网膜组织可将病灶包裹局限形成脓肿。膈下、盆腔以及肠袢间，由于其解剖结构利于感染积聚而易形成脓肿。

急性化脓性腹膜炎，经积极治疗治愈后，由于炎性反应引起的组织增生和结构改变，腹腔内可存在不同程度的粘连，是造成腹部创伤痊愈后腹部疼痛不适以及诱发肠梗阻的潜在因素。

二、内分泌系统

创伤后有效循环血容量下降、炎症刺激以及精神紧张可引起内分泌系统产生相应变化。这一系列变化是机体应对创伤的一系列保护机制，过激反应则可能会对机体造成损害。

1.下丘脑-垂体-肾上腺皮质系统　下丘脑作为此调节轴的控制中心，通过接收来自躯体的应激信号，如血容量减少刺激颈动脉窦或缺氧刺激颈动脉体，释放促肾上腺皮质激素释放激素，通过垂体门脉系统到达腺垂体并刺激其释放促肾上腺皮质激素，后者作用于靶器官肾上腺皮质，使糖皮质激素合成、释放增加。血液中高水平的糖皮质激素可通过以下作用增强机体对创伤的耐受：促进蛋白质分解和糖原异生，提高血糖浓度，保证重要组织器官的能量供应；协同儿茶酚胺和胰高血糖素促进脂肪动员；维持循环系统对儿茶酚胺的敏感性，改善心血管系统功能；稳定细胞溶酶体膜，减少和防止细胞、组织损伤；抑制多种炎症因子的产生从而发挥抗炎作用。分泌或外源性糖皮质激素过量，会导致免疫反应受到抑制，影响机体创伤后恢复。

2. 交感－肾上腺髓质系统 创伤后机体交感神经兴奋性升高，导致去甲肾上腺素释放，其作为大脑边缘系统的兴奋性神经递质，参与信息传递并调节交感神经系统和肾上腺髓质的功能，前者兴奋释放去甲肾上腺素，后者兴奋释放肾上腺素。两者作用于靶组织产生相应功能：①作用于心血管系统，增加心率、增强心肌收缩力，使心搏量增加，血压升高，使皮肤、骨骼肌、胃肠道、肾血管收缩，保障心脑血液供应；②动员供能物质，促进糖原、脂肪和蛋白质分解，抑制胰岛素释放，增加胰高血糖素分泌，使血糖升高；③通过调节细胞内环磷酸腺苷浓度，影响呼吸、消化、血液系统。如果创伤刺激持续过久，过度激活的交感－肾上腺髓质系统可引起血管痉挛，局部组织缺血、坏死，导致胃肠道溃疡形成。

3. 肾素－血管紧张素－醛固酮系统 腹部创伤后，出血、胃肠道消化液丢失和炎性渗出均可造成有效循环血容量的下降。在不能及时补足血容量的情况下，肾血流量减少，从而刺激球旁细胞分泌肾素，进而使血管紧张素原转变为血管紧张素，引起肾上腺皮质分泌醛固酮。同时促肾上腺皮质激素释放增加也可引起醛固酮的分泌。醛固酮通过作用于肾远曲小管和集合管，使其对水、钠的重吸收增加，对钾的排出量增加。由于腹部创伤后患者进食不足、消化液丢失、葡萄糖和胰岛素的使用以及肾素－血管紧张素－醛固酮系统的兴奋，容易出现低钾血症。

三、中枢神经系统

腹部创伤后引起的中枢神经系统反应，不仅包含下丘脑－垂体－肾上腺皮质系统和交感－肾上腺髓质系统的激活，还会造成情绪反应和行为异常。这与机体应激时，中枢神经系统中相应神经递质的释放密切相关。应激后中枢神经系统中乙酰胆碱、去甲肾上腺素、多巴胺释放增加而5-羟色胺释放减少，这些变化对机体情绪和行为反应都会造成影响。而阿片肽的释放则与创伤后认知和记忆障碍有密切关系。临床工作中对于创伤后患者，既要对机体应激反应有足够的认识，同时也不能忽略对创伤后应激障碍的辨识和干预。

四、循环系统

腹部创伤后，有效循环血容量的减少是循环系统的首要改变。在出血基础上合并消化道穿孔和严重感染常致血容量明显减少，可出现脉率加快，血压下降，肢体苍白皮温下降等低血容量休克表现。机体为维持生命、保障重要器官血液供应，出现血液的重新分布，代偿性地使心率加快，心肌收缩力增加，心排血量增加，以维持血压。

若血容量显著降低则由于回心血量不足以及外周阻力过高使得血压下降，并诱发心脏不良事件。

五、呼吸系统

创伤后有效循环血容量减少造成机体供氧不足，同时由于机体代谢增强使得需氧量增多；血液中二氧化碳分压增加、氧分压降低可刺激颈动脉窦和主动脉，引起呼吸加深、加快。创伤后机体存在一定程度的代谢性酸中毒，也对呼吸系统有刺激作用。而腹部创伤后，由于疼痛和胃肠胀气可影响呼吸运动，造成机体供氧不足。

六、消化系统

由于交感-肾上腺髓质系统的兴奋，胃肠道血管收缩，血流量减少，特别是胃肠道黏膜缺血，同时胃酸分泌增多，使得创伤后易出现消化系统溃疡，称之为应激性溃疡。同时由于供能物质动员，机体处于高代谢状态使得肝细胞负荷加重，可出现血清转氨酶和胆红素的升高。

七、泌尿系统

腹部创伤后血容量下降以及血液重新分布使得肾血管收缩，肾小球滤过率降低，加之醛固酮水平升高促进水、钠重吸收，导致尿量减少，尿渗透压升高。这一改变有利于机体保留体液、维持血容量。而长时间的肾血管收缩、肾血流灌注不足以及血液中代谢废物的聚集则会损伤肾单位，造成肾功能不全。

八、血液系统

创伤后的出血和炎性反应大量消耗红细胞、血小板和白细胞。激活的凝血系统使得凝血因子和纤维蛋白原被活化。严重腹部创伤后患者常出现外周血红细胞计数降低，网织红细胞比例增高，白细胞计数增加、核左移，凝血时间缩短，红细胞沉降率升高。

腹部创伤造成机体应激是机体应对损伤的多系统反应。对于特定患者可以表现为以某一系统或几个系统应激而出现临床症状或指标异常。对于特定系统的临床干预措施，应尽量减少对其他系统的损害，如为控制感染而使用的抗生素，应考虑到其对肝、肾功能以及血液系统的影响。在创伤后患者治疗过程中，避免出现医源性脏器功能严重不可逆损伤。

第三节　肠内营养

创伤患者机体处于高代谢状态，组织耗氧量增加，负氮平衡加重，常出现营养不良情况。营养支持是腹部创伤患者救治的重要组成部分。科学有效的营养支持可以保障足够的营养补充，从而改善患者预后。创伤患者营养支持首选途径是肠内营养（enteral nutrition，EN），这是一种经胃肠道经口服或管饲来提供营养基质及其他各种营养素的临床营养支持方法，EN具有实施简单、促进肠道功能、防治肠黏膜萎缩和细菌移位、并发症较少及更符合生理过程等优点。但是，对于腹部创伤患者来说，其具有不同程度的肠功能障碍，主要包括肠道蠕动、消化、吸收功能差，这使得EN难以实施。但是只要患者胃肠解剖与功能允许安全使用EN，则应积极采用EN支持，在条件不允许的情况下，可先行肠外营养（parenteral nutrition，PN），待机体状况改善后再行EN。

一、肠内营养的优点

1.EN较PN更符合人体正常生理过程且能促进维持肠道功能和营养功能恢复　EN通过肠黏膜吸收，可促进肠蠕动功能的恢复，加速门静脉系统的血液循环，利于肝的蛋白质合成和代谢调节，并能促使胃肠道激素分泌，这一过程同人体正常饮食的生理条件类似，故对机体恢复肠道功能有重要意义。

2.EN效果对机体免疫功能亦有增强作用　创伤对机体是一种重要的应激源，肠道黏膜屏障在创伤后相应地会出现功能障碍，细菌及内毒素均更易透过黏膜屏障而进入体内，进而引发全身炎性反应综合征（systemic inflammatory response syndrome，SIRS）等一系列改变。EN不但能够为机体提供恢复所需的营养，且能够改善肠黏膜的屏障功能，进而减轻SIRS等全身症状，这是单纯的肠外应用所不具备的功效。

3.其他　EN的实施和监测同PN相比较为简单，并发症发生率及费用也较低。

二、肠内营养适应证及给予时机

1.EN的适应证　腹部创伤患者，小肠功能尚好时，在复苏完全、血流动力学稳定、酸碱失衡和电解质紊乱得以纠正后，多数患者可以给予EN。

2.EN的给予时机　腹部外科手术后，胃及大肠的动力恢复较迟，分别为1～2d及3～5d，而小肠的蠕动、消化和吸收功能在手术后数小时即恢复正常。现将术后1d内给予EN定义为"早期EN"。故对于未伤及胃肠道或损伤较轻的腹部创伤患者，可考虑行早期EN。如产生胃肠道损伤，导致了胃肠道黏膜损伤或通畅受阻，需要行胃肠道修补/吻合术，EN的使用需要考虑在其胃肠道结构及功能恢复后。否则将很可能出现喂养不耐受（feeding intolerance）等问题，表现为腹痛、腹胀及反流等症状，甚至发生吻合口瘘，进而导致患者营养摄取不足，并发症率和病死率都将有所提高。

三、营养支持途径

营养支持途径的选择应遵循"安全简单"的原则，至于将营养管放置到胃还是空肠哪一种方式效果好，目前尚不明确，无论选择何种方式，均应以保证患者能够耐受EN，并且避免发生误吸为目标。

目前临床应用最广泛的是经鼻-胃管、鼻-十二指肠管或鼻-空肠管。对于有施行EN指征、上消化道无梗阻、营养支持后仍可恢复自然经口进食者，应尽可能采用经鼻置管。由于将鼻饲管放置到胃里比放置到小肠更为容易，因此，如具有施行早期胃内营养的可能性，应首先考虑胃内营养。但是，给予胃内营养时，有时会由于高位胃潴留而使得其应用受到限制。此时给予空肠营养可以更早实现营养支持目标。如果胃肠道功能较差，不能经口进食或需持续滴入营养液以及有较大误吸危险者，考虑胃或空肠造口置管。如创伤患者计划施行手术，并且手术创伤较重，术后发生微小吻合口瘘、胰瘘等患者，则应术中留置经鼻或造口空肠营养管，用于患者较长时间的营养支持。

四、能量需求判定

1.能量需求的判定需要考虑患者的能量消耗和实际代谢能力　腹部战创伤患者较常人需要更多的物质和能量用于机体代谢和创伤修复，能量需求可首先利用Harris-Benedict公式计算基础代谢率（basic metabolic rate，BMR）。

男性（BMR，kcal）=66.5+13.7×体重（kg）+5.0×身高（cm）-6.8×年龄（岁）

女性（BMR，kcal）=655.1+9.56×体重（kg）+1.85×身高（cm）-4.68×年龄（岁）

腹部战创伤的患者由于应激和神经内分泌状态的变化，使机体处于能量高代谢的状态，此时患者相较于正常人需要更多的能量供给，参考既往研究，患者的实际能量需求（actual energy expenditure，AEE）。

AEE=BMR×AF（activity factor，活动因素）×IF（injury factor，手术因素）×TF（thermal factor，发热因素）

其中在AF中卧床赋值为1.1，卧床+活动赋值为1.2，正常活动赋值为1.3；在IF中根据感染和手术情况，中等手术赋值为1.1，败血症赋值为1.3，腹膜炎赋值为1.4；在TF中正常体温赋值为1.0，体温每上升1℃，赋值增加0.1。

2.蛋白质的需求　正常人每日蛋白质的需要量一般为0.8g/kg，营养治疗时为满足蛋白质需要可增至每日1.5g/kg，对于危重患者，能够满足蛋白质合成需要、纠正负氮平衡的理想摄入量为1.5～1.7g/kg。

3.液体量　通常每日需要30ml/kg，心力衰竭、肝衰竭、肾衰竭及水潴留的患者应减少摄入量，而腹泻、瘘口大量渗出、脓毒症、多尿症的患者则需增加摄入量。如果患者有发热，则体温每升高1℃，应多补充10%水分。另外，可根据摄入的能量进行估算，每供给1kcal能量时成年人需供给1ml水分。

五、营养液选择

肠内营养的制剂可分为"要素型""非要素型""组件型""特殊应用型"肠内营养制剂。

1.要素型肠内营养制剂　最初可追溯到20世纪50年代为宇航员研制的肠内营养制剂，单体物质是氨基酸、葡萄糖、脂肪、矿物质和维生素。其以短肽为氮源，营养全面，不含残渣（膳食纤维），成分无须消化或易于消化。但因氨基酸和短肽造成口感不佳，故更适合管饲。常见的商品营养制剂有百普素、百普力、力衡全、立适康等。

2.非要素型肠内营养制剂　以整蛋白或蛋白质游离物为氮源，渗透压接近等渗（300～499mOsm/L），口感较好，适用于口服和管饲。特点是使用方便，耐受性好，适用于胃肠功能正常的患者。其可分为匀浆制剂和整蛋白为氮源的非要素制剂，前者采用天然食物经过捣碎并搅拌后制成，主要有立适康等；后者为奶制品加入乳糖、微量元素，加（或不加）膳食纤维等制成，常见的主要有安素、瑞素、瑞高、能全力、瑞能等。整蛋白为氮源的非要素制剂因其高蛋白、高能量、易于消化的特点，较为适用于创伤以及因创伤而手术的患者。

3.组件型肠内营养制剂　也称不完全制剂，是仅以某种或某类营养素为主的肠内营养制剂，也可以由2种或2种以上组件构成组件配方。主要有蛋白质组件、脂肪组件、糖类组件、维生素组件、矿物质组件等。

4.特殊应用型肠内营养制剂　指的是专门为某一特定人群或患者定制的肠内营养制剂，如糖尿病专用制剂（益力佳）、肺病专用制剂（益菲佳）、先天性氨基酸代谢缺陷病专用制剂（能全特XP-2）等。

六、肠内营养的输注方法

EN的使用应遵循低渗、少量、慢速、缓增的原则，使肠道能更好地适应EN制剂。可在首次输注过程中先以500ml/d的速度匀速输入，以后视患者需求和耐受能力逐渐加量至1000～2000ml/d。在输注过程中，视患者肠道功能恢复情况逐步开放饮食。

输注过程中尽量使用输液泵控制输注速度，避免由过快或浓度过高而产生的腹胀、腹泻等不耐受的情况。同时也应注意保持营养液的温度在35℃左右，避免因温度过低所致肠痉挛的发生。

七、肠内营养相关并发症

EN较PN更安全有效，其并发症也相对容易处理。但如果对EN并发症的处理不当，也同样会影响患者治疗效果，甚至造成不良后果。EN常见的并发症主要有4类。

1.胃肠道并发症　为EN最常见的并发症，表现为恶心、呕吐、腹泻、便秘等。多与EN的制剂类型选择或输注方式不当有关，应当及时根据患者的病情调整EN制剂类型，并且输注时注意从低浓度、低容量开始，逐渐提高浓度，增加输入量；有胃肠道反应时，适当减慢输注速度和浓度；保持营养液温度在35℃左右。

2.代谢相关并发症　脱水、高血糖症、电解质异常及转氨酶升高等。与输注营养液过多、患者基础疾病（糖尿病、肝肾功能不全等）有关。给予EN时应密切关注患者口渴的症状及程度，注意调整平衡液体出、入量和电解质，及时检测血尿糖，适当使用药物治疗基础疾病等。

3.感染相关并发症　吸入性肺炎、腹膜炎等。常见的原因有误吸、营养液及输液器械管道污染等。在EN输注时应监测胃或肠内残留量，当发现胃内潴留量＞100ml或小肠内潴留量＞200ml应减量或停用2～8h，必要时可配合使用促胃肠动力药。发生误吸应及时停止输注，抽吸胃内容物，防止再次吸入，必要时给予抗生素治疗。

4.机械并发症　营养管异位、气管食管瘘、造口处出血渗漏、管腔堵塞不通畅等。可能与置管时固定不严密，或置管时的方法和放置时间有关。置管时应当尽量避免损伤胃肠道黏膜，定期护理等。

同PN相比，EN有其不可替代的优势和作用。尤其是在腹部战创伤的患者中，其应用对腹部损伤修复也有重要作用。根据创伤患者的不同情况选择营养支持手段和方案，把握最佳的营养支持时机，科学运用，密切观察，从而发挥EN的最大功效，避免并发症，提升EN的实施质量和水平，对腹部战创伤患者的康复可起到重要的支持促进作用。

第四节 肠外营养

战创伤患者机体处于高代谢状态，组织耗氧量增加，负氮平衡加重，常出现营养不良情况。营养支持是腹部创伤患者救治的重要组成部分。科学有效的营养支持可以保障足够的营养补充，从而改善患者预后。创伤患者营养支持首选途径是肠内营养（enteral nutrition，EN），其具有实施简单、促进肠道功能、防治肠黏膜萎缩和细菌移位、并发症较少及更符合生理过程等优点。但是，对于腹部创伤患者来说，这些患者都具有不同程度的肠功能障碍，主要包括肠道蠕动、消化、吸收功能差以及合并腹部感染等情况的发生，这使得EN难以实施，而在此种情况下，就需要施行肠外营养（parenteral nutrition，PN）以补充机体能量代谢和创伤修复所需的能量和物质。有研究显示，在合并有营养不良的患者，不能够耐受或者未接受EN支持的患者，如果不给予有效的PN，其病死率将增加3倍。但需要注意的是只要患者胃肠解剖与功能允许安全使用EN，应积极采用EN支持。

一、肠外营养的优点

①由于PN支持的物质吸收代谢不经过胃肠道，可以使胃肠道得到充分休息，使炎性肠病患者的病情得到缓解；②PN不经过胃肠道，可为消化道瘘患者提供营养支持；③PN不刺激消化道产生消化酶，有利于胰腺炎患者康复；④PN可为不宜或不能经口摄食或EN吸收不良者提供营养补充；⑤PN可为昏迷、禁食、禁水等患者提供营养与能量支持，防止呼吸道误吸和加重原有病情。

二、肠外营养适应证

腹部战创伤的患者，小肠功能尚好时，在复苏完全、血流动力学稳定后，多数患者可以给予EN，但当患者存有EN使用禁忌证或EN不能很好吸收但又需要能量和营养供给时，即可考虑使用PN。

PN适应证：①消化道手术后胃肠蠕动恢复前需要营养和能量支持者；②营养状态较差患者的术前和术后的营养补充；③处于能量高代谢状态的患者，如大面积烧伤；④消化吸收不良者，如短肠综合征；⑤炎性肠病的急性期及其术前准备；⑥重症胰腺炎患者；⑦消化道瘘患者；⑧消化道梗阻患者；⑨轻度肝肾功能不良患者；⑩接受大剂量化疗和大面积放疗的患者；⑪EN不耐受但需要补充营养者。

三、营养支持途径

PN支持需要静脉输入，分为周围静脉输入和中心静脉输入。由周围静脉输入的PN液体渗透压不宜过高，剂量要小，时间不宜过长，一般以不超过14d为宜；如患者需要长时间的PN支持治疗，则宜使用中心静脉输入，目前较常用的是经周围静脉置入的中心静脉导管（peripheral inserted center catheter，PICC），该操作需要锁骨下静脉或颈内静脉穿刺将导管放入上腔静脉中。PICC如护理得当，可长时间留置，这可以显著减轻需要长期输液患者的痛苦。

四、能量需求判定

腹部战创伤患者较常人需要更多的物质和能量用于机体代谢和创伤修复，首先利用Harris-Benedict公式计算基础代谢率（basic metabolic rate，BMR）。

男性（BMR，kcal）=66.5+13.7×体重（kg）+5.0×身高（cm）-6.8×年龄（岁）

女性（BMR，kcal）=655.1+9.56×体重（kg）+1.85×身高（cm）-4.68×年龄（岁）

腹部战创伤的患者由于应激和神经内分泌状态的变化，使机体处于能量高代谢的状态，此时患者相较于正常人需要更多的能量供给，参考既往研究，患者的实际能量需求（actual energy expenditure，AEE）如下。

AEE=BMR×AF（activity factor，活动因素）×IF（injury factor，手术因素）×TF（thermal factor，发热因素）

其中在AF中卧床赋值为1.1，卧床+活动赋值为1.2，正常活动赋值为1.3；在IF中根据感染和手术情况，中等手术赋值为1.1，败血症赋值为1.3，腹膜炎赋值为1.4；在TF中正常体温赋值为1.0，体温每上升1℃，赋值增加0.1。

五、营养液选择

1. 葡萄糖　葡萄糖是PN支持的重要能量来源，可被所有的器官和组织利用产生能量，使用葡萄糖可以显著减少机体蛋白质的分解。葡萄糖来源丰富且价格低廉，但单独使用葡萄糖提供能量时并发症较多，目前多和脂肪乳剂合用作为能量的来源。

2. 脂肪乳剂　脂肪乳剂是PN支持的另一个重要能量来源物质，其不仅可以用来提供能量，也可以为人体提供所需的必需脂肪酸——亚油酸、亚麻酸和花生四烯酸，它们或是细胞的重要组成成分或是参与重要的生理代谢过程，但人体不能合成或合成过少，只能从食物中得到。脂肪乳剂性质稳定，能量密度大，使用脂肪乳剂还可以预防必需脂肪酸缺乏。

3. 氨基酸　目前多使用复方氨基酸溶液，其中含有人体所必需的8种必需氨基酸和8～12种非必需氨基酸。针对不同的疾病，目前还有特殊类型的氨基酸溶液可供选择，以更好地适应不同疾病引起的能量代谢的变化。

4. 电解质　患者在使用PN支持的时候必须要注意补充电解质，以防发生电解质紊乱，进而加重病情。临床常规需要补充的电解质包括钾、钠、钙、镁和磷等，根据临床生化检查结果酌情加减相应电解质的用量。

5. 维生素　维生素的补充在PN支持时也是一个重要的问题。现在多使用复方制剂，其中包含人体每日所需的维生素的基本用量。

6. 微量元素　微量元素缺乏会引起相应的病症，长期PN支持时补充微量元素也很重要。微量元素缺乏会引起相关的病症，会减慢患者的康复过程。现在多使用复方制剂，其中包含有人体每日所需的锌、锰、铁、铜、碘和硒等微量元素。

肠外营养液最合理的方式是使用"全合一"，即将各种营养物质包括脂肪乳、氨基酸、葡萄糖、多种维生素及微量元素等科学地混合配制于同一容器内，同时输注给患者，符合生理过程，有利于机体代谢，使各种营养物质的作用最大化。由于战创伤患者处于应激状态，机体的神经内分泌系统的调节变化使机体容易发生"胰岛素抵抗"，因而营养液中需要加入胰岛素，其比值为胰岛素/葡萄糖=1U/（4～5）g。

六、肠外营养相关并发症

1.穿刺置管所诱发的并发症　这主要与术者的操作和熟练程度有关，包括穿刺时损伤血管、神经和胸导管；穿刺导致气胸、血气胸、空气栓塞和液体进入胸腔或纵隔等。这就要求术者熟练掌握操作要领，严格按照规范执行穿刺置管的操作。

2.感染　PN相关的感染主要与导管系统污染和（或）营养液污染相关。置管时无菌观念不强或后期导管护理不当都可以导致导管系统污染；营养液配制时无菌操作不当可导致营养液污染，进而引起系统感染。因此，当患者出现感染症状时应考虑导管系统污染和营养液污染。做营养液细菌培养、血培养、药敏试验，拔除静脉导管做导管尖端细菌培养和药敏试验，在药敏试验结果出来之前可经验性使用抗生素。

3.代谢相关性并发症　PN支持时，营养液由静脉进入人体参与机体物质代谢和能量供给的过程，在此过程中营养液中各个组成成分的多少和营养液的输入速度都会对机体的内环境产生影响，严重者可引起内环境紊乱和器官功能障碍，导致代谢相关性并发症的产生，如高血糖和低血糖、水和电解质紊乱、微量元素缺乏、维生素缺乏、必需脂肪酸缺乏、酸碱平衡紊乱、高氨血症、氨基酸代谢紊乱、高脂血症、再喂养综合征、代谢性骨病等。

4.器官功能损伤　PN支持时，营养液直接进入血液循环系统，由于改变了正常的食物摄取过程，以及一系列的和食物摄取有关的物质的合成和分泌的生理过程受到影响，久之则会引起相应器官的功能损伤，如由于缺少食物刺激导致的肠道黏膜萎缩，使得肠道屏障功能减弱，进而引起肠道细菌移位引发肠源性感染；胆囊由于缺少食物刺激收缩减弱，胆汁排出减少，导致胆囊中胆泥和胆结石的形成；胆汁淤积和肝酶谱升高；长期葡萄糖超负荷导致的肝脂肪变性等。

PN是外科营养的重要组成部分，它既可以永久性为腹部战创伤患者提供生命活动所需的能量和创伤修复所需的物质，也可以作为一种过渡，为腹部战创伤患者在接受EN或正常饮食之前暂时地提供能量和创伤修复所需要的物质，使用方便。但应该注意的是PN相较于EN长期使用并发症较多，这就要求临床医师在使用PN时要严格掌握适应证，科学严谨地使用PN，使并发症的发生最少化，并发症的严重程度最低化，使腹部战创伤患者受益最大化！

参 考 文 献

高建川，朱敬民，崔晓琳，等译.2007.创伤学［M］.北京：人民军医出版社.

姜洪池，刘连新.2010.腹部创伤学［M］.北京：人民卫生出版社.

黎介寿.2003.肠内营养——外科临床营养支持的首选途径［J］.中国实用外科杂志，23（2）：67.

王庆松，谭庆荣.2015.创伤后应激障碍［M］.北京：人民卫生出版社.

王婷，朱丽娜，朱京慈.2016.严重创伤病人肠内营养喂养不耐受影响因素的研究进展［J］.肠外与肠内营养，23（1）：59-62.

王正国，蒋耀光，杨志焕.2007.创伤外科特色诊疗技术［M］.北京：科学技术文献出版社.

王正国. 2005. 灾难和事故的创伤救治［M］.北京：人民卫生出版社.

夏龙，胡文秀，欧阳晓晖. 2016. 肠外营养与肠内营养结合治疗重症急性胰腺炎的体会（附200例报道）［J］.中国普外基础与临床杂志，4：439-444.

赵定麟，李增春，严力生. 2013. 现代创伤外科学［M］.北京：科学出版社.

中华医学会. 2009.临床诊疗指南：肠外肠内营养学分册（2008版）［M］.北京：人民卫生出版社.

中华医学会. 2007.临床诊疗指南：创伤学分册［M］.北京：人民卫生出版社.

中华医学会重症医学分会. 2006.中国重症加强治疗病房危重患者营养支持指导意见（2006）［J］.中华外科杂志，44（17）：1167-1177.

Hwabejire JO，Nembhard CE，Oyetunji TA，et al. 2016. Abdominal compartment syndrome in traumatic hemorrhagic shock：Is there a fluid resuscitation inflection point associated with increased risk［J］. American Journal of Surgery，211（4）：733-738.

Moore SM，Burlew CC. 2015. Nutrition Support in the Open Abdomen［J］. Nutrition in Clinical Practice Official Publication of the American Society for Parenteral & Enteral Nutrition，31（1）：9.

Onder A，Kapan M，Gumus M，et al. 2012. The protective effects of curcumin on intestine and remote organs against mesenteric ischemia/reperfusion injury［J］. The Turkish Journal of Gastroenterology：the official journal of Turkish Society of Gastroenterology，23（2）：141-147.

Sammour T，Kahokehr A，Soop M，et al. 2010. Peritoneal damage：The inflammatory response and clinical implications of the neuro-immuno-humoral axis［J］. World Journal of Surgery，34（4）：704-720.

Tan SJ，Yu C，Yu Z，et al. 2016. High-fat enteral nutrition reduces intestinal mucosal barrier damage after peritoneal air exposure［J］. The Journal of Surgical Research，202（1）：77-86.

Villet S，Chiolero RL，Bollmann MD，et al. 2005. Negative impact of hypocaloric feeding and energy balance on clinical outcome in ICU patients［J］. Clin Nutr，24（4）：502-509.

Vollmar B，Menger MD. 2011. Intestinal ischemia/reperfusion：Microcirculatory pathology and functional consequences［J］. Langenbeck's Archives of Surgery，396（1）：13-29.

第5章

多器官功能障碍综合征

多器官功能障碍综合征（mutiple organ dysfunction syndrome，MODS）是创伤及感染后最严重的并发症，病死率极高。1975年提出的"70年代综合征——进行性序贯性多系统器官衰竭"的概念，是最早MODS的雏形。

后期对此临床病症的进一步认识与研究，又提出"多器官衰竭（MOF）""多系统器官衰竭（MSOF）"等一系列新的命名，1991年美国胸科医师协会（ACCP）和危重病急救医学会（SCCM）将MOF更改为MODS。表示此病症并非某种独立的疾病，也不仅仅是某一脏器的功能障碍，是一系列复杂的综合征，涉及多器官的病理生理变化。新的MODS命名能更加准确地反映该病临床症状的整个动态演变过程。

第一节　多器官功能障碍综合征基本概念

多器官功能障碍综合征（MODS）是由创伤、休克、手术或感染等严重病损打击所诱发，机体出现与原发病损无直接关系的序贯或同时发生的2个或2个以上器官的功能障碍称为多器官功能障碍综合征。

MODS的四大要点。

1.原发致病因素必须是急性的，继发性损害则为远隔部位；原发损害与MODS的发生必须有一定的间隔时间，例如>24h。

2.致病因素并不是导致器官损伤的直接原因，而是经过体内某个过程所介导，逐渐发展而来，如地震挤压伤后的急性肾损伤（AKI）。

3.受损器官早期功能多为正常，器官功能障碍是可逆的，可在其发展的任何阶段进行干预治疗，功能可望恢复。

4.各器官功能障碍发生可不完全同步，且严重程度不一，可为功能完全衰竭（如无尿性肾衰竭），也可以无临床症状仅生化指标改变的脏器功能损伤（单纯血肌酐升高或单纯肝酶、胆红素改变）。

随着医学进步及其他危重病患者治愈率的提高，创伤后的MODS已经成为死亡的主要原因，更升级至ICU内危重患者死亡的主要因素之一。MODS是创伤及感染后最严重的并发症，直接影响着创伤患者的短期及长期预后。MODS历时多年研究，其病因复杂、防治困难，目前仍是现代急救医学中的重大课题，更是良性疾病患者死亡的最直接、最重要的原因之一。

MODS的死亡率与累及的脏器数量有关。

累及0个脏器，死亡率为3%。

累及1个脏器，死亡率为30%。

累及2个脏器，死亡率为50%～60%。

累及3个脏器，死亡率为85%～100%。

累及4个脏器，死亡率为72%～100%。

累及5个脏器，死亡率为100%。

第二节　创伤后多器官功能障碍综合征的病理生理

关于多器官功能障碍综合征（MODS）发病机制的研究与探讨较多，其过程复杂，涉及神经、体液、内分泌和免疫等诸多方面，既往曾有"内毒素学说""代谢学说""自由基学说"等。目前针对创伤引起的MODS病理生理的研究，可以明确肯定的理论为机体过度的炎性反应，以及随之而来的免疫反应过程，失控的全身炎性反应。经典的发病机制理论如下。

一、缺血-再灌注损伤学说

缺血再灌注损伤（ischemia reperfusion injury，IRI）是指在缺血的基础上，恢复血流后组织损伤反而加重，甚至发生不可逆性损伤。不同原因的损伤、创伤引起休克后导致器官缺血、再灌注的过程是MODS发生的最主要环节，它强调各种休克微循环障碍若持续发展，都能造成生命器官血管内皮细胞和器官实质细胞缺血、缺氧和功能障碍。

1. 本质　再灌注损伤具有两重性，多数情况使缺血组织和器官的功能结构得以修复，患者病情得到控制。但是，部分患者或动物缺血后再灌注，不仅没使组织器官功能恢复，反而使缺血所致功能代谢障碍和结构破坏进一步加重。

2. 器官损伤具有普遍性　不同种属（人、兔、大鼠、豚鼠、犬、猪等）和各种组织器官（心、肾、肝、肺、胃肠、脑、肢体和皮肤等）都可发生再灌注损伤。

目前公认的IRI的重要发病环节主要与自由基损伤作用、细胞内钙超载、白细胞与微血管功能障碍密切有关。除了微循环障碍，肝库普弗细胞（Kupffer cells，KC）和中性粒细胞的活化导致多种炎性因子的合成，进一步加剧缺血期造成的损伤，主要有肿瘤坏死因子（TNF-α）、前列腺素（PG）、白细胞介素-1（IL-1）、白细胞介素-6（IL-6）和活性氧簇（reactive oxygen species，ROS），尤其是超氧离子（O_2^-）和过氧化氢（H_2O_2）。

随着细胞生物学和分子生物学的研究进展，缺血再灌注过程中内皮细胞和白细胞相互作用引起器官实质细胞损伤的观点被认可，从而使缺血再灌注损伤假说得到进一步的完善，即血管内皮细胞（EC）能通过多种凝血因子和炎症介质，与多形核白细胞（PMN）相互作用，产生黏附连锁反应，导致器官微循环障碍和实质器官损伤。氧自由基的暴发释放途径：致病因子—内皮细胞—黄嘌呤氧化酶（始发因素）—释放氧自由基—膜受损—释放趋化因子—中性粒细胞激活（继发因素）—释放氧自由基—肺及组织进一步受损（图5-1）。

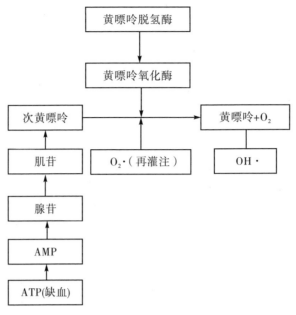

图5-1　缺血再灌注损伤机制

二、全身炎性反应综合征

全身炎性反应综合征（systemic inflammatory response syndrome，SIRS）是由各种严重损伤引起全身炎性反应的一种临床过程。多由感染或感染因素（如创伤、烧伤、急性胰腺炎及缺血缺氧等）引起的难以控制的全身性"瀑布"（或过度）炎性反应。其可表现为肺、肝、肠道等器官微血管内的多形核白细胞贴壁和黏附、巨噬细胞活化、充血和渗出等。炎症是机体的重要防御反应，MODS是由于机体受到创伤和感染刺激而发生的炎性反应过于强烈以至促炎-抗炎失衡，从而损伤自身细胞的结果。其参与MODS的炎症失控反应过程的基本因素分为刺激物、炎症细胞、介质、靶细胞和效应几部分。

据此认为从炎性反应、SIRS到MODS体内发生的5种炎症免疫反应如下。

1.局部炎性反应（local response）　炎性反应和抗炎性反应程度对等，仅形成局部反应。

2.有限的全身反应（initial systemic response）　炎性反应和抗炎性反应程度加重形成全身反应，但仍能保持平衡。

3.失控的全身反应（massive systemic inflammation）　炎性反应和抗炎性反应不能保持平衡，形成过度炎性反应，即SIRS。

4.过度免疫抑制　形成代偿性抗炎性反应综合征（compensatory anti-inflammatory response syndrome，CARS）导致免疫功能降低对感染易感性增加引起全身感染。

5.免疫失衡（immunologic dissonance）　即失代偿性炎性反应综合征（mixed antagonist response syndrome，MARS）造成免疫失衡，导致MODS。

SIRS既可能是促炎性反应的失控，抗炎症机制受抑，也可能是两种机制的平衡失调。但无论是SIRS，还是CARS、MARS均反映内环境失去稳定性，继续发展，最终造成器官功能不全的临床表现，即发生了MODS。

三、肠道细菌、毒素移位假说

肠道屏障可有效阻挡肠道内寄生菌及其毒素向肠腔外移位，肠道是器官功能不全的"发动机"，在创伤、感染和休克等情况下，肠道屏障的任意部分受损，均可导致肠道功能损害，引起细菌移位（bacterial translocation，BT），继而出现炎性反应综合征，严重时导致多器官功能衰竭甚至死亡。

严重创伤、休克、外科手术应激等可引起肠黏膜屏障功能破坏，除可造成肠源性内毒素血症和细菌移位外，缺血/再灌注不仅损伤肠上皮细胞，还促进其表达细胞因子（IL-6、TNF）等增加肠黏膜的通透性，为内毒素的入血创造条件；同时使肠上皮细胞吞噬细菌增加而杀菌功能下降，促进细菌移位，感染远处器官。

此外，关于肠道细菌移位的另一理论来源于Deitch等提出的"消化道-淋巴理论"，该理论认为肠道屏障受损后产生细菌移位，大部分细菌或内毒素被肠道的免疫系统消灭，少数未被杀死的微生物或死的细菌碎片通过肠系膜淋巴管进入乳糜池，随后通过胸导管进入左锁骨下静脉，之后进入血，产生急性肺损伤甚至多器官功能衰竭。这个理论同前面的理论相同之处在于病原微生物移位后均加重了患者的全身炎性反应。

四、二次打击和双相预激学说

"二次打击"也被称为双相预激学说，是针对MODS发病机制的研究而提出的一种理论，即一次打击是由原发性大的创伤引起，间隔一段时间后，在原发创伤趋于好转的时候，遭受感染、出血、休克等原因的二次打击，从而促成严重失控性全身炎性反应，最终导致序贯性远离创伤部位的器官功能衰竭。"二次打击"多发生在原发性创伤后1～2周，尤其在伤后11～14d。"二次打击"的主要原因是感染，其原因可能是原发创伤可造成局部和系统的防卫功能受损如胃肠道黏膜屏障在严重创伤后极易被破坏，使机体易受细菌及毒素的侵袭，使感染易于发生，内毒素是强有力的补体激活剂可使多种炎症介质释放增多。重危患者的糖皮质激素受体（GCR）明显减少，表明重危患者体内的抗炎因子是明显减少的。一方面炎症介质释放增多，另一方面抗炎因子减少，这就可使全身炎性反应得以加剧。

在初始打击开始，尽管各种免疫细胞与炎症介质参与到早期的炎性反应，但参与度是有限的，而首次打击可激活人体的免疫细胞。但如果病情已经稳定，并且炎症逐渐缓解，可修复组织损伤，不过此时的炎症细胞是被激活状态，当病情恶化或再次出现病损侵袭，构成二次打击时，此期打击的一大突出特点表现为炎症和应激反应的放大效应，即使再次打击的强度小于第一次，也能引起激发状态的炎症细胞更为剧烈反应效应，爆炸性激活处于预激活状态的机体免疫系统，从而导致无法控制的炎性反应，会放出大量细胞因子和炎症介质，激活补体、凝血和纤溶系统，致命的损伤组织器官，形成恶性循环，导致MODS。同理，还可诱发"二级""三级"，甚至更多级别的新的炎性介质产生，形成"瀑布样反应"或称"瀑布级联效应"。这种失控的炎性反应不断发展，最终导致组织细胞损伤和器官功能障碍。

严重感染、严重创伤、大手术、肠道细菌易位和大量输血多为第一次打击，"双相预激学说"被中国著名的创（烧）伤专家胡森、盛志勇首次提出。其认为：创伤后的MODS 经历的二次打击及其应激过程，实质上就是缺血再灌注损伤和过度的炎性反应。第一次打击尚不能引起真正意义的 MODS，而只可能出现炎性细胞的激活、肠屏障功能障碍、体内抗炎机制弱化和坏死组织残留；第二次打击，为导致败血症和器官衰竭预激起了作用。

五、基因多态性

在研究中，发现Toll样受体TLR（跨膜蛋白）参与了致病因子的信号传导过程，而由于人类不断的对基因组进行研究，逐渐的认识到了机体对应激的敏感性、耐受性、临床表现的多样性，以及对药物治疗差异的重要因素的是基因的多态性。这开辟了一个新的研究领域。已被证明控制基因的炎症表达具有多态性，这表明个体遗传特征在SIRS 中发挥作用。ICU 医师已经注意到类似的严重感染或损伤，有些人很容易感染脓毒症及 MODS，而另一些人则不是。即使是在同样的临床状况，同样的治疗方式，不同的个体在预后仍然有很大的不同，对于这种情况，人们常用"个体差异"来解释。的确，在个体之间的差异上，患者的遗传特性以及基因的表达特征很重要。今后，还要继续研究其在炎症失控以及 MODS 中发生炎症的意义。目前，通过对 MODS 患者重要炎症基因型的分析发现，基因多态性方面的相关因子，如TNF、IL-1 和它的受体拮抗剂IL-10 等。这对 MODS 的遗传机制的进一步探讨开辟了一个新的研究领域。研究显示，致病因子的信号转导过程可能被一种被称为 Toll 样受体（Toll-like receptor）的跨膜蛋白以信号转导的受体的形式进行了参与，这个发现很重要，有助于研究动物、植物与昆虫的抗感染免疫过程，它将机体炎性反应和基因多态性表达联系起来。吴国明等在老年大鼠MODS 模型中研究了 Toll 样受体4 基因，研究它们在发病机制中起到的作用，他们认为 Toll 样受体4 基因 mRNA 表达的升高是MODS 过程中肺损伤最早最重要的因素。对于 Toll 样受体的研究，说明了机体炎性反应和基因多态性具有相关性，也许是一条 MODS 的早期识别、预后分析和基因治疗的新方向。上述假说，各自在不同方面阐述了 MODS 的发病机制，为 MODS 的研究提供了帮助。即使人类不懈努力的要战胜 MODS，但是 MODS 的病死率仍然非常高，研究MODS 的发病机制和探索相应治疗的方案，这也是未来医学领域所要共同努力探索的重要课题。对MODS 的发病机制的深入阐述与理解，可为临床预防和治疗提供重要的指导意义。

六、凝血系统与多器官功能障碍综合征

弥散性血管内凝血（DIC）既是 MODS 靶器官，也是其他器官损伤的病理基础。近期发现，肿瘤坏死因子、IL-6 等细胞因子可由于感染和创伤等原因引起的炎症反应失调被释放出来，其可以抑制纤溶系统和凝血的激活，导致毛细血管内微血栓的沉积和纤维蛋白的沉积，最终导致弥散性血管内凝血，出现凝血瀑布反应。另外，机体内的重要抗凝血蛋白，如抗凝血酶、蛋白 C 以及组织因子使抑制因子的下调也与机体的促凝状态相关。内毒素血症，异常的血管内皮细胞黏附因子还可以促进局部的凝血反应，主要包括内皮细胞舒张性改变、内皮细胞黏附分子表达的改变、内皮细胞对凝血机制的调节。由此可见，炎性反应和凝血途径在 MODS 的发病过程中是相互影响、相互渗

透的。

第三节　多器官功能障碍综合征器官功能评分

多器官功能障碍综合征（MODS）的诊断应具备两条：全身炎性反应综合征（SIRS）、器官功能不全。

一、全身炎性反应综合征的诊断标准

全身炎性反应综合征具备以下两项或两项以上即可诊断：①体温 $> 38℃$ 或 $< 36℃$；②心率 > 90 次/分；③呼吸 > 20 次/分或 $PaCO_2 < 4.3kPa$；④血象，白细胞计数 $> 12 \times 10^9/L$ 或 $< 4 \times 10^9/L$，或不成熟白细胞 $> 10\%$。

二、器官功能障碍的诊断标准

目前MODS的诊断标准仍不统一，常用的是打分制，可以反映炎性反应中器官损伤的动态过程，既可以反映单一器官损伤的程度，也可以反映受累器官的数目。1995年Marshall提出的MODS计分系统，可用于对MODS严重程度及动态变化进行客观评估，并得到了广泛应用。按照这个系统计分，MODS计分分数（表5-1）与病死率成显著正相关，对MODS临床预后判断有一定的指导作用。

表5-1　多器官功能障碍综合征（MODS）计分系统

器官、系统	分　数					评分
	0	1	2	3	4	
呼吸（PaO_2/FiO_2）	>300	226 ~ 300	151 ~ 225	76 ~ 150	≤ 75	
肾（血肌酐，μmol/L）	≤ 100	101 ~ 200	201 ~ 350	351 ~ 500	> 500	
肝（血胆红素，μmol/L）	≤ 20	21 ~ 60	61 ~ 120	121 ~ 240	> 240	
心血管（PAR=HR × CVP/MAP）	≤ 10.0	10.1 ~ 15.0	15.1 ~ 20.0	20.1 ~ 30.0	> 30.0	
血液（血小板计数，$10^9/L$）	> 120	81 ~ 120	51 ~ 80	21 ~ 50	≤ 20	
神经系统（Glasgow Coma计分）	15	13 ~ 14	10 ~ 12	7 ~ 9	≤ 6	
总分						

由于MODS是一个渐进损伤的过程，在功能正常、功能不全和功能衰竭之间并非泾渭分明，而是有一定范围的重叠，很难划定一个明确的界限。为了着眼早期治疗，重视其发展趋势更为重要，只要患者器官功能不断恶化并超出目前公认的正常范围，即可认为发生了"器官功能不全"。

按Marshall提出一种多器官功能障碍的评分标准。

以6个脏器系统的客观生化指标衡量，每个系统得分有 $0 ~ 4$ 分五个级别。

0分：功能基本正常，ICU病死率 $< 5\%$；4分：功能显著损害，ICU病死率 $\geq 50\%$。

多器官功能障碍总得分（MOD score）=各系统最高分的总和，最高分=24分。

该评分与ICU患者病死率呈正相关。

MOD score 越高，ICU患者病死率越高。每24小时评价1次每日得分，其变化量反映器官功能障碍进展情况（表5-2）。

表5-2　多器官功能障碍总得分（MOD score）与ICU患者病死率的关系

得分	病死率
0分	无死亡发生
9～12分	<25%
13～16分	50%
17～20分	75%
>20分	100%

SOFA评分将器官功能失常或衰竭评价系统所包含的脏器数量限定为6个；每一个脏器的分值均为0分（正常）～4分（最差）（表5-3）；每天记录一次最差值。SOFA评分的目的是描述MODS的发生、发展并评价发病率；定量的、尽可能客观地描述群体患者乃至个体患者在不同时间脏器功能失常或衰竭的严重程度；评价新的疗法对脏器功能失常或衰竭病程的影响。它所采取的变量均为持续变量，将MODS看作是一种连续疾病过程而非孤独的事件，具有客观、简单、容易获得及可靠的特点，对所评价的器官功能有特异性，每个医疗机构都能以常规的方法每天检测，并避免了有创性的

表5-3　SOFA评分（sequential organ failure assessment）

器官、系统	检测项目	分数				得分
		1	2	3	4	
呼吸	PaO$_2$/FiO$_2$（mmHg）	300～400	200～300	100～200	<100	
	呼吸支持（是/否）			是	是	
凝血	血小板（10^9/L）	100～150				
肝	胆红素（μmol/L）	20.5～32.5	34.2～100.9	102.6～203	>205	
循环	平均动脉压（mmHg）	<70				
	多巴胺［μg/（kg·min）］		≤5	>5	>15	
	肾上腺素［μg/（kg·min）］			≤0.1	>0.1	
	去甲肾上腺素［μg/（kg·min）］			≤0.1	>0.1	
	多巴酚丁胺（是/否）		是			
神经	GCS评分	13～14	10～12	6～9	<6	
肾	肌酐（μmol/L）	110～170	171～299	300～440	>440	
	24h尿量（ml/24h）			<500	<200	

注：每日评估时采用每日最差值；分数越高，预后越差

操作。这些变量与患者来源、病种、人口统计学特征等因素无关，与治疗措施无关，它能区分单个器官功能障碍或衰竭的程度。

第四节 创伤后多器官功能障碍综合征的治疗策略

创伤引起的多器官功能障碍综合征（MODS）发病急、病程进展快、濒死率高，病情复杂，涉及多个器官，治疗中往往面临许多矛盾，迄今为止对MODS缺乏特效的治疗措施，没有固定的治疗模式，仍是医学领域的一个难题。所以对器官功能的监测和支持仍是MODS的主要治疗措施，预防MODS的发生是降低其病死率的最重要的方法。主要措施如下。

一、控制原发病

对原发病的控制是创伤后MODS的治疗的关键，严重创伤患者，则应积极清创并预防感染的发生，对于已存在严重感染的患者，必须关注感染灶的清除及合理选择有效抗生素。当重症患者出现腹胀、不能进食或无结石性胆囊炎时，应采用积极的措施，如导泻、灌肠等，以保持肠道通畅，恢复肠道屏障功能，避免肠源性感染。

二、高质量复苏

创伤失血、休克患者，早期容量复苏，稳定循环可缩短休克时间，避免引起进一步器官功能损害，然而太过积极的液体复苏能导致严重的组织水肿，损害器官功能，并且导致发病率和病死率增加。复苏治疗休克的过程就是试图恢复正常的生理功能的过程。不同的血流动力学目标、代谢目标以及局部灌注目标已经被用于描述休克程度的评估，并指导复苏工作。我们通常面对创伤外科中的低血容量或失血性休克，有必要区分代偿性休克与失代偿性休克。因此，目前液体复苏的主要措施是动态评估下，目标性复苏。

早期恰当的液体复苏EGDT，病死率明显降低：①给予的液体种类，如胶体液还是人工胶体液或者晶体液；②输液的速度，如每30分钟500～1000ml；③复苏终点，如平均动脉压（MAP）大于70mmHg，心率（HR）小于110次/分；④安全性，如中心静脉压（CVP）15mmHg左右，在液体复苏期间应该注意患者的肺水肿及全身水肿的情况。

对于低血压或低灌注应当液体复苏（每30分钟给予500～1000ml晶体液或300～500ml胶体液）期间精密监测患者的反应性（如血压和尿量等）和避免肺水肿的情况下，大量液体在短时间内给予。

氧代谢与组织灌注指标（血乳酸和碱剩余）对低血容量休克早期诊断有更重要参考价值。此外，人们也指出了在休克复苏中每搏输出量（SV）、心排血量（CO）、氧输送（DO_2）、氧耗（VO_2）、胃肠黏膜组织内的pH（pHi）、混合静脉血氧饱和度（S_vO_2）等指标也具有一定程度的临床意义。

1.液体复苏的终点

（1）动态评估容量符合情况，决定复苏的方向：应用血乳酸和混合静脉血氧饱和度（S_vO_2）、肺血管外间质水（EVLW）、心排血量（CO）等作为复苏终点参数日益增多，但是每个终点参数都必须前、后对照，而且通常仍需要联合传统临床指标，如平均动脉压（MAP）、尿量、皮肤灌注、意识状况等综合分析。

（2）PiCCO指导容量复苏：PiCCO（pulse indicator continuous cardiac output）监测采用热稀释方法测量单次的心排血量（CO），并通过分析动脉压力波型曲线下面积来获得连续的心排血量（PCCO）。同时可计算胸内血容量（ITBV）和血管外肺水（EVLW），ITBV已被许多学者证明是一项可重复、敏感且比肺动脉阻塞压（PAOP）、右心室舒张末期压（RVEDV）、中心静脉压（CVP）更能准确反映心脏前负荷的指标。

2.测定参数

（1）PiCCO可连续监测下列参数：每次心脏搏动的心排血量（PCCO）及指数（PCCI）、动脉压（AP）、心率（HR）、每搏量（SV）及指数（SVI）、每搏量变化（SVV）、外周血管阻力（SVR）及指数（SVRI）。

（2）PiCCO可利用热稀释法测定以下参数：心排血量（CO）及指数（CI）、胸腔内血容量（ITBV）及指数（ITBI）、全心舒张末期容量（GEDV）及指数（GEDI）、血管外肺水（EVLW）及指数（ELWI）、心功能指数（CFI）、全心射血分数（GEF）、肺血管通透性指数（PVPI）。

（3）正常值：PiCCO主要测定参数正常值见表5-4。

表5-4　PiCCO主要测定参数正常值

参数	正常值	单位
CI（指数）	3.0～5.0	L/（min·m^2）
ELWI（血管外肺水指数）	3.0～7.0	ml/kg
CFI（心功能指数）	4.5～6.5	L/min
HR（心率）	60～90	b/min
CVP（中心静脉压）	2～10	mmHg
MAP（平均动脉压）	70～90	mmHg
SVRI（全身血管阻力指数）	1200～2000	dyn·sec·cm^{-5}·m^2
SVI（每搏指数）	40～60	ml/m^2
SVV（每搏变异）	≤10	%

临床参数及其意义：

CI 3.0～5.0L/（min·m^2）：低于2.50L/（min·m^2）时可出现心力衰竭，低于1.8L/（min·m^2）并伴有微循环障碍时为心源性休克。

ITBI 850～1000ml/m^2：小于低值为前负荷不足，大于高值为前负荷过重。

GEDI 680～800ml/m^2：小于低值为前负荷不足，大于高值为前负荷过重。

ELWI 3～7ml/kg：大于高值为肺水过多，将出现肺水肿。

PVPI 1～3：反映右心室后负荷大小。

SVV≤10%，PPV≤10%：反映液体复苏的反应性。

SVRI 1200～2000 dyn·s·cm^{-5}·m^2：反映左心室后负荷大小；体循环中小动脉病变，或因神经体液等因素所致的血管收缩与舒张状态，均可影响结果。

dPmax 1200～2000mmHg/s：反映心肌收缩力。

心脏超声作为床旁评估容量状态和CO的工具，经胸心脏超声（TTE）已经得到普及。TTE把下腔静脉（IVC）<2cm定义扁平状态，在给予液体负荷后增加到充盈状态（>2cm）。97%的患者的低血压在给予这样的液体负荷后得到纠正。

三、改善氧代谢、纠正组织缺氧

主要手段包括增加全身氧输送、降低全身氧需、改善组织细胞利用氧的能力等。提高氧输送是目前改善组织缺氧最可行的手段。氧输送是单位时间内心脏泵出的血液所携带的氧量，由心脏泵功能、动脉氧分压/血氧饱和度、血红蛋白浓度决定，因此提高氧输送也就是通过心脏、血液和肺交换功能三个方面来实现。降低氧耗在MODS治疗中常被忽视，镇静、降低体温、机械通气等均是降低氧耗的重要手段。

MODS和休克可导致全身血流分布异常，肠道和肾等内脏器官常常处于缺血状态，持续的缺血、缺氧，将导致急性肾衰竭和肠功能衰竭，加重MODS。因此，改善内脏灌注是MODS治疗的重要方向。心源性休克时，小剂量多巴胺［5～10μg/（kg·min）］+多巴酚丁胺［5～10μg/（kg·min）］可增加肾及肠系膜血流，可增加心肌收缩力，增加心排血量和氧输送。感染性休克时，去甲肾上腺素（2～20μg/min）+多巴酚丁胺［5μg/（kg·min）］联合应用是最为理想的血管活性药物，可改善异常的血管扩张，增加外周血管阻力；增加肾、肠系膜及冠状动脉血流。

四、控制感染

1.减少侵入性诊疗操作 各种有创诊疗操作均增加了危重患者的感染机会。如开放式留置尿管、外周静脉留置针、机械通气等，因此应对危重患者实行保护，尽量避免不必要的侵入性诊疗操作。

2.加强病房管理 危重患者所处的特殊环境，是感染容易发生的重要因素。工作人员的"带菌手"是接触传播的最重要因素，洗手是切断此类传播的最有效的措施。污染的医疗设备和用品是另一个重要感染源，如各种导管、麻醉机和呼吸机的管道系统，以及湿化器、超声雾化器等。加强病房管理，改善卫生状况，严格无菌操作，是降低医院感染发生率的重要措施。

3.改善患者的免疫功能 不同原因引起的免疫功能损害是危重患者发生感染的内因，维护、增强患者的免疫功能，是防治感染的重要一环，可采取加强营养和代谢支持，制止滥用皮质激素和免疫抑制药进行免疫调理等。

4.合理应用抗生素 应用抗生素是防治感染的重要手段，但要避免滥用。应注意以下几点。

（1）在创伤、大手术、休克复苏后、重症胰腺炎等必须在无感染的情况下，可预防性地使用抗生素。预防性使用原则：①必须充分覆盖污染或感染高危期；②所选药物抗菌谱要广；③剂量要充足；④应用时间要短。

（2）一旦危重患者出现发热、白细胞计数升高等可疑感染的症状，应立即使用抗生素。因危重患者多数存在不同程度的免疫力低下，感染的诊断一时难以确定，若不及时使用抗生素，则感染发展快、死亡率高。

（3）抗生素的选择和治疗方案的制订，应根据已经明确或最为可能的感染灶和该部位感染最常见的病原菌来决定，同时考虑当时社区和该医院内部常见细菌谱及其耐药情况。

（4）一旦选用一种或一组药物，应于72h后判断其疗效，一般不宜频繁更换抗生素，以免造成混乱。

（5）对严重感染经积极抗生素治疗未能取得预期效果，且疑有真菌感染者，应及时合理选用抗真菌药物。此时，原有的抗生素不宜立即全部撤除。

5.外科处理 早期清创是预防感染最关键的措施。对已有的感染，只要有适应证，外科处理也是最直接、最根本的治疗方法，如伤口的清创、脓腔的引流、坏死组织的清除、空腔脏器破裂的修补和切除或转流（如肠造口）。对MODS患者应当机立断，在加强脏器功能支持的同时尽快手术，以免丧失最后的机会。对危重患者，选择简单、快捷的手术方式，以迅速帮助患者摆脱困境。

6.选择性消化道去污染 研究表明，基于肠源性感染对高危患者构成威胁的认识，对创伤或休克复苏后患者、急性重症胰腺炎患者等进行消化道去污染，以控制肠道这一人体最大的细菌库，已在一定程度上取得确定的效果。故临床上采用口服或灌服不经肠道吸收、能选择性抑制需氧菌，尤其是革兰阴性需氧菌和真菌的抗生素，最常用的配伍是多黏菌素E、妥布霉素和两性霉素B。无论选用何种用药方案，都不包括抗厌氧菌制剂，因为研究表明，引起肠源性感染的几乎都是需氧菌或真菌，很少有厌氧菌。而作为肠道优势菌群的双歧杆菌、乳杆菌等是构成肠黏膜定植抗力的主体，能减少条件致病菌的黏附和移位，应当得到保护和扶持。

五、清除氧自由基、防止再灌注损伤

根据休克后自由基损伤在总体损伤中所占比例来看，抗氧化治疗在早期休克复苏中的意义较大。临床上推荐使用维生素C、维生素E、谷胱甘肽等。用药原则：早期和足量使用。

六、脏器功能保护

（一）呼吸系统保护

早期应用机械辅助通气，主要针对呼吸衰竭和ARDS。感染患者应密切注意并尽早进行机械通气、改善通气功能以及促进换气，保障氧合的同时使高碳酸血症得到降低。还需要注意的是主动湿化以及及时吸痰、清理气道等加强呼吸道保护的措施，积极氧疗（FiO_2: 30% ~ 50%；CPAP: 0.5 ~ 1kPa），降低在治疗过程中低氧状态发生概率。由于ARDS的出现率在MODS患者中很高，所以需要对呼吸频率、血氧饱和度等进行密切监测，及时行胸部X线片或肺部CT等检查，一旦出现ARDS，及时给予机械通气、肺保护性通气（根据患者情况可以调整潮气量、PEEP值及吸呼比），也可根据病情采用体位疗法改善通气；通过皮质激素的使用降低肺血管通透性；高氧通气时间需要进行合理的控制；肺水肿的发生率要通过利尿、给予清蛋白、严格控制输液量来降低。

（二）肾保护

维持足够的肾血流量和血容量。合并MODS患者的死亡率明显高于单纯急性肾功能不全的患者。由于脱水药物（如甘露醇等）的使用或其他可引起肾功能损伤的必需药物的应用可引起神经内科NCU的患者肾功能障碍。MODS的发生均与血流动力学、细胞生物学、炎症介质等因素相关。所以应该注意要治疗与预防并重。肾灌注治疗可以补充血容量以维持动脉血压、抗休克及抗DIC等，增加肾滤过则可以使用低分子右旋糖酐、利尿药（利尿合剂）。一旦患者出现肾衰竭，应主动的进行透析（腹膜透析或血液透析，MODS时主张采用后者）。

（三）血液净化疗法

1977年，Kramer首先将连续性肾替代疗法（continuous renal replacement therapy，CRRT）使用于临床，最初用于治疗单纯性肾衰竭患者。但是在最近几年，在治疗SIRS/MODS领域中，它作为新技术CRRT得到使用并逐渐发展起来。为有助于营养供给，减轻炎性反应，降低SIRS继续发展成MODS的风险，可使用去除炎症介质、心肌抑制因子，通过吸附清除内毒素、IL-10等方法；纠正代谢性酸中毒以及电解质平衡紊乱。可以使用的方法包括血液透析、免疫吸附、血浆置换、血液滤过和血液灌流等。血液滤过主要用于对于大分子物质（即分子量在15 000～20 000）。血浆置换主要用于内毒素的清除。大量资料证实及早进行CRRT，可以最大限度地减少肾等器官衰竭的程度；延长救治时间、增加救治机会，更好的提高患者的生存机会。目前广泛采用的为持续静脉血液透析滤过、高容量血液滤过等技术。

（四）肠道保护

应激性溃疡的预防，尽早通过经胃肠道进食，慎用抗生素。患者肠道最常出现应激性溃疡，治疗时，要维持血压及微循环，改善胃肠灌注，通过局部止血和全身使用H_2受体阻滞药、氢离子泵抑制药（洛赛克）。早期的肠内营养是最应该被注重的，它能够有效减轻胃肠功能不全，还可以降低细菌和毒素移位的发生、促进肠上皮的修复。要注意保持抗感染及维持肠道菌群这两者之间的平衡。

1.早期启动肠内营养以保证营养与热量摄入　MODS使患者处于高度应激状态，导致机体出现以高分解代谢为特征的代谢紊乱。器官及组织细胞功能的维护和组织修复有赖于细胞得到适当的营养底物，机体高分解代谢和外源性营养利用障碍，可导致或进一步加重器官功能障碍。因此，在MODS的早期，代谢支持（metabolic support）和调理（metabolic intervention）的目标应当是试图减轻营养底物的不足，防止细胞代谢紊乱，支持器官、组织的结构功能，参与调控免疫功能，减少器官功能障碍的产生；而在MODS的后期，代谢支持和调理的目标是进一步加速组织修复，促进患者康复。

治疗中加强营养更显重要。危重患者长期的营养不良不仅影响患者短期预后，同时也会对此类患者远期生存质量有严重影响。创伤、烧伤、感染等外科危重患者都处于高分解代谢状态，其基础代谢率增加50%～150%，由于热量不足、蛋白质出现分解、体内蛋白质下降，将影响组织的修复、伤口愈合及免疫功能，感染难以控制，营养不良与感染形成恶性循环。当患者的体重急速下降达到35%～40%时，病死率可近于100%。

相对慢性疾病和社会环境因素导致的营养不良，ICU里的急性及创伤患者引起的营养不良有着更长的住院时间，更高的30d的ICU再入院率及90d病死率。

目前普遍使用的主要是"代谢支持"，其总的原则和方法：①增加能量总供给，通常需要达到普通患者的1.5倍左右，用能量测量计测量。②提高氮与非氮能量的摄入比，由通常的1∶150提高到1∶200。③尽可能地通过胃肠道摄入营养。

胃肠道进食不仅有益于全身营养，也是保护黏膜屏障的重要措施。针对应激性溃疡的预防和治疗，可使用制酸剂或H_2受体阻滞药，不宜使胃内过度碱化。

（1）途径：只要胃肠道解剖与功能允许，并能安全使用，应积极采用肠内营养支持。通常是TPN→PN+EN→TEN或口服饮食。

（2）适度：至少给予患者1g/（kg·d）蛋白质，热氮比1∶（100～150）；非蛋白氮热量糖类∶脂肪热量70∶30；重症患者急性应激期营养支持应掌握"允许性低热卡"原则［20～25kcal/（kg·d）］；在应激与代谢状态稳定后，能量供给量需要适当的增加［30～35kcal/（kg·d）］。

2.肠外营养（parenteral nutrition，PN）　主要成分有氨基酸、糖类、脂肪乳、电解质、维生素和微量元素、胰岛素。

（1）氨基酸

①确定蛋白质需要量至少1g/（kg·d），危重患者1.0～1.5g/kg；或所需能量（kcal）/150=所需氮量；6.25×所需氮量=所需蛋白质量；多数配方是1g（氮）∶100～150kcal（非蛋白质热量）。

②蛋白质提供4kcal/g的热量，通常情况下总热量的15%～25%应由蛋白质提供。

③一般营养支持的治疗常选用平衡氨基酸，肝功能障碍时用支链氨基酸，肾衰竭时用高必需氨基酸。

④谷氨酰胺：为非必需氨基酸，但作用重要，常用制剂为丙氨酰–谷氨酰胺。每日剂量：1.5～2.0ml/（kg·d），每日最大剂量2.0ml/kg。每100ml活性药物成分：N（2）–L–丙氨酰–L–谷氨酰胺20g（约等于L–丙氨酸8.20g，L–谷氨酰胺13.46g），配制时必须以1∶5的体积稀释。供给的氨基酸量不应超过全部氨基酸供给量的20%。

（2）糖类：是非蛋白质热量的主要部分，应占到50%～60%。临床常用葡萄糖，提供4kcal/g的热量。每日最低需要量100～150g。葡萄糖的输注速度控制在<5mg/（kg·min），标准TPN含21%葡萄糖（21g/100ml）。

（3）脂肪乳：提供9kcal/g热量，占总热量的30%～50%，脂肪提供量一般1～2g/（kg·d）是安全的。应根据血脂廓清能力进行调整，脂肪乳剂应匀速缓慢输注。异丙酚乳剂提供1kal/ml的热量，需计算在内。

（4）电解质：每日电解质需要量为钠（氯化钠）4～6g、钾（氯化钾）3～4g、钙（如葡萄糖酸钙）1g、镁（如硫酸镁）1.25～2.5g、磷0.85g。何时容易发生电解质紊乱，各种电解质的补充不存在固定的参考值，用量因病、因人而异。应及时监测血电解质，调整用量。

（5）维生素和微量元素：为方便使用，用于PN的维生素（脂溶性、水溶性）及微量元素（锌、硒、铜、锰、铬、铁及碘）均制成复合剂，每支各种成分的含量是正常人的每天需要量。

（6）胰岛素：外源性胰岛素可很快被营养袋吸附而丧失作用，尤其是PVC袋，故需要时应旁路按比例补充。通常初始血糖>8.4mmol/L时需要10U/250g葡萄糖，血糖>11.2mmol/L时需要20～25U/250g葡萄糖，血糖>14mmol/L时需要30～50U/250g葡萄糖。

配置方法：①将电解质、微量元素、水溶性维生素加入氨基酸或葡萄糖液中；②将磷酸盐制剂加入另一瓶氨基酸中（与钙分开），有机磷制剂则应加入脂肪乳剂中；③脂溶性维生素加入脂肪乳剂中；④将上述含有各种添加剂的氨基酸液与葡萄糖液注入三升营养袋中。

3. 肠内营养（enteral nutrition，EN） EN途径有经鼻胃管、经鼻空肠置管、经皮内镜下胃造口术、经皮内镜下空肠造口术（图5-2）。

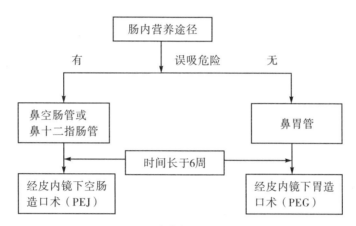

图5-2　肠内营养途径选择流程

（1）经鼻胃管：常用于胃肠功能正常、非昏迷以及经短时间管饲即可过渡到经口进食的患者，如气管插管机械通气、颌面（口腔）、鼻咽部大手术或创伤、烧伤后影响经口进食的患者。不适用于接受长时间EN支持及昏迷的患者。

（2）经鼻空肠置管：要求营养液的渗透压不能太高，滴注速度均匀，不宜过快，尤其是开始阶段。

（3）经皮内镜下胃造口术（PEG）：PEG是指在纤维胃镜引导下行经皮胃造口，将营养管置入胃腔。适用于昏迷、食管梗阻等长时间不能进食，但胃排空良好的重症患者。

（4）经皮内镜下空肠造口术（PEJ）：PEJ在内镜引导下行经皮胃造口，并在内镜引导下，将营养管置入空肠上段，可以在空肠营养的同时行胃肠减压，可长期留置。对不耐受经胃营养或有反流和误吸高风险的重症患者（图5-3），宜选择经空肠营养，适用于需较长时间肠道营养的患者。

投给方式有一次性投给、间歇重力滴注、连续输注。

（1）一次性投给：将配好的液体饮食用注射器缓慢地注入胃内，每次200ml左右，每日6～8次。仅适用于鼻饲管注入匀浆饮食。

（2）间歇重力滴注：将配制好的液体置吊瓶内，经输液管及墨菲滴管与EN喂养管相连，缓慢滴注。每次250～500ml，速率为10ml/min，每次持续30～60min，每日滴注4～6次。适用于鼻饲法输入要素饮食和混合奶。

（3）连续输注：借助肠内营养泵于20～24h连续性滴注。目前多主张用此方法，特别是危重患者及空肠造口喂养患者。

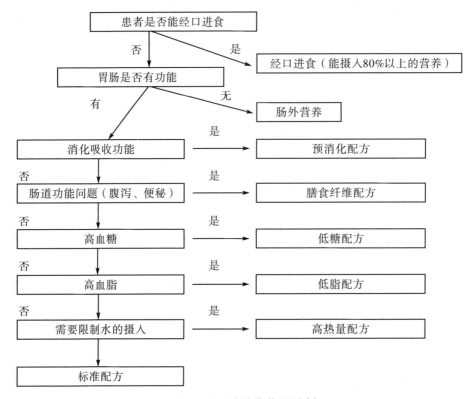

图5-3　重症患者的营养制剂选择

（五）循环功能保护

主要是纠正心功能不全和休克，以维持血流动力学稳定。液体复苏维持血管内容量（前负荷）和心排血量，保证重要器官灌注。MODS患者往往存在低蛋白血症，为防止容量负荷过重而导致的心源性和（或）非心源性肺水肿，故需要补充胶体液，如白蛋白或血浆。同时，根据患者的不同的CVC及入量与出量，来进一步调整患者液体量的平衡状态及输入的速度（建议1.0 ～ 1.2ml/min）。全面评价每例患者重要器官的动脉血氧合状态、血流动力学状态以及灌注状态，可以达到更好的治疗效果。心室充盈压合适、持续低血压的时候可使用血管活性药，特别适用于脓毒症性休克；多巴酚丁胺、多巴胺、肾上腺等药物为最常用的血管活性药，其中多巴胺最为有效，联合用去甲肾上腺素或肾上腺素时，不仅有直接正性肌力、血管收缩效果，还可增加肾和胃肠道组织灌注。

（六）凝血系统保护

维持充分的灌注是纠正凝血异常的最佳方法。近年来，在早期调节凝血与纤溶过程中，常规补充抗凝物且维持足够的灌注，也可以少量使用肝素和尿激酶。早期发生的DIC经常未被注意到，特别是容易忽略高凝期，导致开始干预的时候都已至消耗性低凝期，甚至纤亢期。因此，我们应当对凝血全套指标，如血小板数量、D-二聚体等进行观察，并纠正休克、改善微循环，可小剂量持续使用低分子右旋糖酐。也可早期小剂量肝素5 ～ 15 U/kg，首剂可50 ～ 100U/kg（纤亢期不使用）；在肝素化的基础上补充凝血因子；此时若有血栓形成，可以在先期使用尿激酶进行溶栓治疗。

（七）肝功能保护

肝功能测定，及时保护肝功能。首先入院时及定期要进行肝功能测定，同时保肝治疗（复方甘草酸苷、多烯磷脂酰胆碱等），尽早恢复经胃肠营养，补充凝血因子、维生素K、支链氨基酸等。

（八）中枢神经系统

预防颅压过高，减轻脑水肿是关键问题。使用甘露醇、甘油果糖、白蛋白、利尿药、吡拉西坦、激素可减轻脑水肿，降低颅内压。注意避免血压反复波动以及血氧分压明显下降，改善脑血流变化可以使用尼莫地平等钙通道阻滞药；镇静止痉，降低脑功能的代谢可以使用亚低温技术，用纳美芬、醒脑静等促进脑细胞功能恢复。密切注意患者的意识状态、呼吸频率及心率、血压的变化；维持动脉血压不低于50mmHg（最好在70mmHg以上）以保证脑血流灌注量的充足。

七、糖皮质激素治疗

1960～1990年30年间，许多针对大剂量激素治疗的医学研究，结果都是有益无害的。从理论上来说，糖皮质激素在阻断MODS发展上是可行的，但是对其可以降低病死率、提高疗效结果上一直没有明确的数据证明。直到近期，讨论的热点再次集中到关于肾上腺皮质激素使用问题上。最近的情况统计结果：①脓毒症和MODS的治疗不宜短期、大剂量使用氢化可的松，但感染性休克患者除外；②可以采用低剂量（即每日3次50～100mg或10mg/h持续输注）氢化可的松有效的长期治疗。

八、基因治疗

基因治疗目前主要仍在理论探讨阶段，我们可以通过基因修饰或插入基因等方式改变基因的表达或炎症刺激信号转导干预，从而来改变全身炎性反应和MODS的病程进展。炎症信号转导过程很复杂，其主要在免疫细胞内进行转导，而胞质内的核因子κB（NF-κB）应该是其中关键的控制"机关"。已经证实，多种炎性物质可以被激活，氧自由基是激活NF-κB重要因素，NF-κB的激活和抑制包括肾上腺皮质激素。基因治疗可能成为以后我们研究的主要方面之一。

九、免疫调节治疗

基于炎性反应失控是导致MODS的根本原因这一认识，抑制SIRS有可能阻断炎性反应发展，最终降低MODS病死率。免疫调控治疗实际上是MODS病因治疗的重要方面。目前临床上研究较多的连续血液净化（continuous blood purification，CBP）可能是一种较为理想的途径。糖皮质激素和非激素抗炎药，如布洛芬、吲哚美辛（消炎痛）等有利于减少过度应激反应。炎症介质拮抗药，如TNF与抗体，前列腺素，抗内毒素血清，理论和实验研究效果较好，临床研究尚未获得一致结论。

十、血糖控制

胰岛素加强治疗能显著改善脓毒症和MODS患者的预后。虽然胰岛素加强治疗降低脓毒症和MODS的病死率的机制尚不十分清楚，但在感染及脓毒症治疗过程中，将血糖水平控制在80～110mg/dl（4.4～6.1mmol/L）对于改善脓毒症和MODS患者的预后有重要的意义。

对危重患者及术后血糖不稳定的患者目前临床多选用小剂量胰岛素持续静脉滴注。普通胰岛素（正规胰岛素；regular insulin，RI）也称短效胰岛素，是唯一可经静脉注射的胰岛素。一次静脉推注胰岛素后其循环半衰期仅为5min，持续静脉滴注胰岛素在30min后可达到相对稳定的血药浓度。

1. 控制血糖的目标　无糖尿病的患者血糖值七八不见九（mmol/L），有糖尿病的患者血糖值八九不见十（mmol/l）。

2. 普通胰岛素泵的常用配制方法　20U/20ml，或50U/50ml，如血糖值很高，可配制成50U/50ml。因为胰岛素在室温下放置时间长会失效，影响治疗效果，干扰医师判断（表5-5）。

表5-5　ICU胰岛素剂量调整参考标准

初测血糖值（mmol/L）	胰岛素泵速
6.1～8	1～3U/h泵入维持
8.1～10	2～4U/h泵入维持
10.1～12	4～6U/h泵入维持
>12	*3～5U静脉团注，5～8U/h泵入维持

注：静脉团注之后30min测1次血糖，之后每小时监测血糖，稳定后可适当延长时间，血糖越高，静脉团注剂量可以适当加大

十一、防止二次感染

MODS时机体免疫功能低下，抵抗力差，易发生感染，尤其是肺部感染，应给予高度重视。压疮是发生感染的另一途径。为此，MODS患者最好住单间房间，严格无菌操作，防止交叉感染。注意呼吸道护理，定时翻身，有利于呼吸道分泌物咳出和ARDS的治疗；空气要经常流通，定时消毒，医护人员注意洗手，杜绝各种可能的污染机会。

十二、中医药支持治疗

我国学者从MODS的防治入手，对中医药进行了尝试。运用中医"活血化瘀""清热解毒""扶正养阴"的理论，采用以当归、黄芪、大黄、生脉等为主方的治疗取得了良好的临床效果，临床常用"血必净"。

第五节　重症监测

创伤后MODS患者病情危重，生命体征不平稳、病情变化快，临床需要密切监测、早发现、早干预，则有可能减缓或阻断病程的进一步恶化，提高抢救成功率，MODS的

监护与其他危重症的监护相同，通过先进的监护设备和技术，连续、动态、定量的对生命体征及器官功能的变化进行监测，并通过综合分析确定其临床意义，为临床治疗提供依据。

MODS的监测主要是ICU内常用的监测手段与设备。

常规生命体征监测：心率、血压、血氧饱和度、器官功能监测与评估。

（1）呼吸功能：血氧饱和度、血气分析、肺部CT等。

（2）循环功能：包括心功能（心脏彩超EF值）、血压、末梢灌注（perf值）。

（3）消化功能：腹胀、肠鸣音及消化道出血情况、血清转铁蛋白等。

（4）肾功能：尿量、尿素氮、肌酐、血电解质。

（5）凝血功能：凝血常规、血常规、D-二聚体。

（6）代谢情况：电解质（钠离子、钾离子、氯离子等）及血糖的监测。

对于合并MODS患者的病情观察，不仅要依靠先进仪器，更要注重临床观察。除了要动态监测危重患者的心、肺、肾、胃肠道等器官的功能外，还应密切观察患者的症状和体征等临床表现等症状。根据患者病情、个体差异，有的放矢、酌情处置。对MODS最初判断要尽早，以便可做到早期发现、早期诊断、早期给予脏器功能支持治疗，提高危重患者的抢救成功率，降低MODS的发展风险，从而降低病死率。

一、血气监测

代谢性酸碱平衡障碍时$PaCO_2$可代偿性下降或上升，但单纯代偿所造成$PaCO_2$下降或上升其值一般不会低于15mmHg或高于60mmHg。超过该范围提示有原发呼吸性酸碱平衡障碍的存在（表5-6～表5-9）。

表5-6　血气检查的常用指标

指标	缩写	名称
测定和计算指标	PaO_2	动脉血氧分压
	SaO_2	动脉血氧饱和度
	$PaCO_2$	动脉血二氧化碳分压
派生指标	CaO_2	动脉血氧含量
	$PA-aO_2$	肺泡-动脉氧分压差
	P50	血红蛋白氧亲和力
酸碱指标	pH	酸碱度
	HCO_3^-	碳酸氢根
	BB	缓冲碱
	BE	碱剩余
	CO_2-CP	二氧化碳结合力
	AG	阴离子间隙

表5-7 血气检查常用指标的含义

指标	正常值	含 义
派生指标		
CaO_2	8.55～9.55mmol/L（19～21ml/dl）	单位容积（L）动脉血液中所含氧的总量（mmol/L）或每100ml动脉血含氧的数（ml）
$PA-aO_2$	15～20mmHg	肺泡氧分压与动脉氧分压之差
P50		氧合血红蛋白解离曲线（ODC）位置反映血红蛋白与氧的亲和力，P50即血氧饱和度（SaO_2）50%时对应的PaO_2
酸碱指标		
pH	7.35～7.45	未分离血细胞的动脉血浆中［H^+］的负对数值
标准HCO_3（SB）	22～27mmol/L	在标准状态下说测得的血浆［HCO_3^-］
实际HCO_3（AB）	平均24mmol/L	实际$PaCO_2$、SaO_2下测得的血浆［HCO_3^-］
BB	45～55mmol/L 平均50mmol/L	是血液中一切缓冲作用的碱性物质的总和
BE	±2.3mmol/L	是在标准状态下，将血浆标本滴定至pH=7.4所需的酸或碱的量
CO_2-CP	22～31mmol/L	静脉血标本在室温下与含5.5%CO_2的空气平衡，然后测得的血浆中所含CO_2量减去物理溶解的CO_2
AG	8～16mmol/L	指血浆中的未测定阴离子（UA）与未测定阳离子（UC）的差值：$AG=Na^+-（Cl+HCO_3^-）$
检测指标		
PaO_2	12.6～13.3kPa（95～100mmHg）	判断有无缺氧 判断缺氧程度 判断有无呼吸衰竭
SaO_2	95%～98%	判断是否缺氧的一个指标，但反映缺氧不敏感，氧离曲线的生理意义
$PaCO_2$	4.7～6.0kPa（35～45mmHg）	判断呼吸衰竭类型和程度 判断呼吸性酸碱失调，$PaCO_2<35mmHg$——呼吸性碱中毒，$PaCO_2>45mmHg$——呼吸性酸中毒 判断代谢性失调的代偿
派生指标		
CaO_2	8.55～9.55mmol/L（19～21ml/dl）	反映动脉血携氧量的综合指标
$PA-aO_2$	15～20mmHg	$PA-aO_2=PAO_2-PaO_2$，是反映肺换气功能的指标
P50	3.55kPa（26.6mmHg）	降低表示氧离曲线（ODC）左移，氧亲和力增高 升高表示氧离曲线（ODC）右移，氧亲和力下降

表5-8　血气检查中酸碱指标的含义

酸碱指标	正常值	临床意义
pH	7.35 ～ 7.45	pH＜7.35——失代偿性酸中毒
		pH＞7.45——失代偿性碱中毒
		pH正常——无酸碱失衡
		代偿性酸碱失衡
		混合型酸碱失衡
标准HCO₃（SB）	22 ～ 27mmol/L	AB＞SB——呼吸性酸中毒
实际HCO₃（AB）	平均24mmol/L	AB＜SB——呼吸性碱中毒
		AB=SB＜正常值——代谢性酸中毒
		AB=SB＞正常值——代谢性碱中毒
BB	45 ～ 55mmol/L	减少——代谢性酸中毒
	平均50mmol/L	增加——代谢性碱中毒
BE	± 2.3mmol/L	反映代谢因素的指标，临床意义与SB相同
		大于+3.0——代谢性碱中毒
		小于-3.0——代谢性酸中度
CO₂-CP	22 ～ 31mmol/L	同时收呼吸和代谢影响
		增高——代谢性碱中毒和（或）呼吸性酸中毒
		降低——代谢性酸中毒和（或）呼吸性碱中毒
		必须结合临床考虑
AG	8 ～ 16mmol/L	高AG代酸——尿毒症、酮症酸中毒、酒精中毒、乳酸过多等
		正常AG代酸——HCO₃⁻减少排酸衰竭、过量使用含氯的酸
		AG减少的酸中毒——HCO₃⁻的消化道丢失（痢疾）、肾性丢失、其他

表5-9　血气分析其他（静脉）指标的临床含义

指标	正常值	含义及临床意义
混合静脉血氧分压（PvO_2）	4.7 ～ 6.0kPa（35 ～ 45mmHg）平均5.33kPa（40mmHg）	溶解于中心静脉血中物理溶解的O_2分子产生的压力。可作为组织缺氧程度的一个指标
动脉与混合静脉氧分压差（Pa-vDO_2）	8.0kPa（60mmHg）	反映组织摄取氧的状况。Pa-vDO_2变小，说明组织摄氧受阻，利用氧能力降低；相反，Pa-vDO_2增大，说明组织需氧增加
混合静脉血氧含量（CvO_2）	6.3 ～ 6.75mmol/L（14 ～ 15 ml/dl）	
SVO_2	约75%	
CaO_2-CvO_2	2.25mmol/L（5 ml/dl）	
PaO_2/FiO_2	400 ～ 500	动脉氧分压与吸入氧浓度比值，亦称为氧合指数或呼吸指数，是较为稳定的反映肺换气功能的指标
		低于300提示可能有急性肺损伤小于200为ARDS的诊断指标之一

诊断步骤

（1）酸碱平衡紊乱是否存在：根据临床症状和实验室结果判断，酸中毒伴低血压、意识模糊等，代谢性酸中毒有呼吸加深加快等；碱中毒常有肢体发麻、瘫痪、手足搐搦或抽搐等。实验室检查主要根据动脉血气分析（表5-10～表5-13）。

表5-10 判断呼吸衰竭类型

血气	Ⅰ型 （低氧血症型氧合衰竭）	Ⅱ型 （高CO_2血症型通气衰竭）
判断标准 PaO_2(mmHg)	<60	<60
$PaCO_2$(mmHg)	正常或稍低	>50

表5-11 呼吸衰竭严重程度判断

判断标准	轻度	中度	重度
SaO_2（%）	>85	75～85	<75
PaO_2（mmHg）	>50	40～50	<40
$PaCO_2$（mmHg）	>50	>70	>90
发绀	无	有或中度	严重
神志	清醒	嗜睡	昏迷

表5-12 单纯性酸碱失调判断总结

pH	$PaCO_2$	HCO_3^- SB=24mmol/L	类型
酸	高（>45mmHg）	正常/高（≥24 mmol/L）	呼吸性酸中毒
酸	低（<33mmHg）	低（≤22 mmol/L）	代谢性酸中毒
碱	低（<35mmHg）	正常/高（≤23 mmol/L）	呼吸性碱中毒
碱	高（>45mmHg）	高（≥27 mmol/L）	代谢性碱中毒

单纯性酸碱失调判断总结
一看pH

7.35～7.45			<7.35	>7.45
无酸碱紊乱	代偿性酸碱失衡	混合型酸碱失衡	失代偿酸中毒	失代偿碱中毒

二看$PaCO_2$值
（呼吸性指标）-35～45mmHg（平均40mmHg）

<35mmHg	>45mmHg
呼吸性碱中毒	呼吸性酸中毒

三看HCO_3^-值（代谢性指标）-22～27mmol/L（平均24mmol/L）

<22mmol/L	>27mmol/L	

代谢性碱中毒				代谢性酸中毒				
一看pH				二看$PaCO_2$值（呼吸性指标）–35～45mmHg（平均40mmHg）		三看HCO_3^-值（代谢性指标）–22～27mmol/L（平均24mmol/L）		
7.35～7.45	<7.35	>7.45	<7.35	>7.45	<35mmHg	>45mmHg	<22mmHg	>27mmHg
无酸碱紊乱	代偿性酸碱失衡	混合型酸碱失衡	失代偿酸中毒	失代偿碱中毒	呼吸性碱中毒	呼吸性酸中毒	代谢性碱中毒	代谢性酸中毒

表5-13 混合性酸碱失调看血气分析

计算代偿性pH（pH代）的原则			
$PaCO_2$每偏离10mmHg约造成pH偏离0.1（记作pH1）		HCO_3^-每偏离5mmol/L约造成pH偏离0.1（记作pH2）	
$PaCO_2$>40mmHg	$PaCO_2$<40mmHg	HCO_3^->24mmol/L	HCO_3^-<24mmol/L
偏离pH取正值	偏离pH取负值	偏离pH取负值	偏离pH取正值
计算代偿性pH（pH代＝实测pH+pH1+pH2）			
$PaCO_2$每偏离10mmHg约造成pH偏离0.1（记作pH1）		HCO_3^-每偏离5mmol/L约造成pH偏离0.1（记作pH2）	
pH代=7.35～7.45	pH代<7.35或>7.45	pH代<7.35或>7.45且｜pH代-7.4｜>0.15	
不存在两种方向相反代谢紊乱	与酸碱紊乱原方向相反	存在两种方向相反的代谢紊乱	

（2）原发或主要酸碱平衡障碍是什么：一般根据HCO_3^-的测定可以大致明确。无明确呼吸障碍的背景下HCO_3^-下降多提示代谢性酸中毒，呼吸性碱中毒时HCO_3^-也可下降，但低于10mmol/L者必有原发性代谢性酸中毒。同样HCO_3^-过高多反映代谢性碱中毒，呼吸性酸中毒时HCO_3^-也可升高，但高于40mmol/L必然存在原发代谢性碱中毒存在。

二、胃肠道功能监测

1.胃肠黏膜内pH监测：胃黏膜pH是预测死亡的最敏感单一指标，监测胃黏膜pH可以指导脱机，可以早期预防应激性溃疡。

2.急性胃肠功能损伤，常发生在危重症的过程中，是多器官功能障碍综合征的一个组成部分，当受累脏器越多，其发生率越高，病死率也明显增高。对胃肠道功能的评估，同时也是对危重患者指导进行早期营养支持的依据（表5-14）。

2012年，欧洲重症监护医学会（ESICM）正式提出急性胃肠损伤（AGI）的概念，将之界定为"由于重症患者急性疾病本身导致的胃肠道功能障碍"。

表5-14 营养状况评分

营养不良状况评估（分值越高营养不良状况越严重）	
0分	营养状况正常
1分（轻度）	3个月内体重下降＞5%或前1周饮食为正常需求的50%～70%
2分（中度）	2个月内体重下降＞5%或体重指数在18.5～20.5，一般状况差或前1周饮食为正常需求的25%～60%
3分（重度）	1个月内内体重下降＞5%或体重指数＜18.5，一般状况差或前1周饮食为正常需求的0～25%
疾病严重程度（营养需求增加程度）	
0分	营养需求正常
1分	营养需求轻度增加，不需卧床
2分	营养需求重度增加，需卧床
3分	营养需求重度增加，如机械通气
年龄评分	年龄≥70岁，加1分
营养不良状况评分+营养需求增加程度评分之和+年龄分=总分	
ESPEN评分总分大于3分	患者处于营养风险中，需进行营养支持
ESPEN评分总分小于3分	每周进行营养的再评估

3.急性胃肠损伤分级

AGI Ⅰ级：存在胃肠道功能障碍和衰竭的风险。

AGI Ⅱ级：胃肠功能障碍，需要干预重建胃肠功能。

AGI Ⅲ级：胃肠功能衰竭，干预难以恢复胃肠功能。

AGI Ⅳ级：胃肠功能衰竭伴有远隔器官功能障碍，威胁生命。

去甲肾上腺素<0.14 mg/（kg·min）的患者给予肠内营养是安全的（表5-15）。

表5-15 损伤分级及营养支持建议

AGI Ⅰ级	建议损伤后24～48h，尽早给予肠内营养
AGI Ⅱ级	开始或维持肠内营养；如不耐受，可尝试给予少量的肠内营养
AGI Ⅲ级	避免早期给予PN；需常规尝试性给予少量的肠内营养
AGI Ⅳ级	暂时不给予营养

4.此外还应进行一系列其他监测手段，例如进行超声引导下指导容量复苏等。存在下列症状或体征需要额外重视。

（1）体温：MODS多伴各种感染，体温常常升高，当严重感染时，体温可高达40℃以上；而当体温低于35℃以下，提示病情十分严重，常是危急或临终表现。

（2）脉搏：观察脉搏快慢、强弱、规则情况，注意有无交替脉、短绌脉、奇脉等表现，尤其要重视细速和缓慢脉现象，常常提示血管衰竭。

（3）呼吸：注意观察呼吸的快慢、深浅、规则等，观察有否深大Kussmaul呼吸、深浅快慢变化的Cheyne-Stokes呼吸、周期性呼吸暂停的Biot呼吸、胸或腹壁出现矛盾活动的反常呼吸以及点头呼吸等，这些常是危急或临终的呼吸表现。

（4）血压：血压能反映器官的灌注情况，尤其血压低时注意重要器官的保护。

（5）心脏：心电监测能很好地观察心率、心律和ECG变化并及时处理。尤其心律失常的心电图表现。

（6）神志：注意观察意识状况及昏迷程度，昏迷患者一般给予格拉斯哥评分。

（7）尿液：尿注意尿量、色、比重、酸碱度和血尿素氮、肌酐的变化，警惕非少尿性肾衰竭。

多脏器损伤及其导致的全身其他系统受累会使得腹部战创伤的患者的救治难度加大，通过对MODS的发生机制和处理进行研究，能够对急危重症的战伤患者进行有效地救治。及时发现MODS的风险因素，在火线即可有针对性地进行预防处理，发生MODS之后第一时间进行干预，是提高MODS伤员救治效能的关键。

参 考 文 献

陈德昌. 1996. 大黄对危重症患者应激性胃肠粘膜病变的治疗作用及其机制的研究［J］. 中国危重病急救医学，8：458-459.

胡森，盛志勇，周宝桐. 1995. 创伤后多器官衰竭发病过程的"双相预激"学说［J］. 解放军医学杂志，20（5）：325.

马钧，景炳文，杨兴易. 1995. 多器官衰竭患者白细胞糖皮质激素受体和血浆皮质醇变化的观察［J］. 中国危重病急救医学，7：371-373.

吴国明，王兴胜，钱桂生，等. 2006. TLR4基因表达及TNF-A在老年大鼠多器官功能障碍综合征作用的研究［J］. 中华老年多器官疾病杂志，5（2）：119-123.

艳秋. 2010. 缺血再灌注损伤. 病理生理学［M］. 2版. 北京：人民卫生出版社：248-261.

赵自刚. 2004. 多器官功能障碍综合征发病机制的某些研究进展［J］. 微循环学杂志，14（3）：80-83.

重症患者肠道功能障碍ESICM推荐意见［J］. Intensive Care Med，2012，38：384-394.

American College of Chest Physicians/Society of Critical Care Medicine Consensus Conference：definitions for sepsis and organ failure and guidelines for the use of innovative therapies in sepsis［J］. Crit Care Med，1992，20（6）：864-874.

Are we creating survivor or victims in critical care? Delivering targeted nutrition to improve outcomes［J］. Curr Opin Crit Care，2016，22（4）：279-284.

Badami CD，Senthil M，Caputo FJ，et al. 2008. Mesenteric lymph duct ligation improves survival in a lethal shock model［J］. Shock，30（6）：680-685.

Camateros P，Moisan J，Henault J，et al. 2006. Toll-like receptors, cytokines and the immunotherapeutics of asthma［J］. Curr Pharm Des，12（19）：2365-2374.

Carrico CJ，Meakins JL，Marshall JC，et al. 1986. Multiple-organ-failure syndrome. The gastrointestinal tract：the "motor" of MOF［J］. Arch Surg，121（2）：196-208.

Cavalieri B, Perrelli MG, Aragno M, et al. 2003. Ischaemic preconditioning modulates the activity of Kupffer cells during in vivo reperfusion injury of rat liver [J]. Cell Biochem Funct, 21: 299–305.

Clark JA, Coopersmith CM. 2007. Intestinal crosstalk: a new paradigm for understanding the gut as the "motor" of critical illness [J]. Shock, 28 (4): 384–393.

Cutrn JC, Perrelli MG, Cavalieri B, et al. 2002. Microvascular dysfunction induced by reperfusion injury and protective effect of ischemic preconditioning [J]. Free Radic Biol Med, 33: 1200–1208.

Deitch EA, Xu D, Kaise VL. 2006. Role of the gut in the development of injury and shock induced SIRS and MODS: the gut lymph hypothesis, a review [J]. Front Biosci, 11: 520–528.

Deitch EA. Gut-origin sepsis: evolution of a concept. Surgeon, 2012, 10 (6): 350–356.

Deitch EA. 1985. Spontaneous lymphocyte activity: an important but neglected component of the immunologic profile of the thermally injured patient [J]. Surgery, 98 (3): 587–593.

Demling RH. 2009. Nutrition, anabolism, and the wound healing process: an overview [J]. Eplasty, 9: 9.

Difference in Composite End Point of Readmission and Death Between Malnourished and Nonmalnourished Veterans Assessed Using Academy of Nutrition and Dietetics/American Society for Parenteral and Enteral Nutrition Clinical Characteristics [J]. Journal of Parenteral and Enteral Nutrition, 2016.

Fink MP. 2003. Intestinal epithelial hyperpermeability: update on the pathogenesis of gut mucosal barrier dysfunction in critical illness [J]. Curr Opin Crit Care, 9 (2): 143–151.

Fredenburgh LE, Velandia MM, Ma J, et al. 2011. Cyclooxygenase-2 deficiency leads to intestinal barrier dysfunction and increased mortality during polymicrobial sepsis [J]. J Immunol, 187 (10): 5255–5267.

Kaukonen Kirsi-Maija, Bailey Michael, Pilcher David, et al. 2015. Systemic inflammatory response syndrome criteria in defining severe sepsis [J]. N Engl J Med, 372 (17): 1629–1638.

Kim NH, Kang PM. 2010. Apoptosis in cardiovascular diseases: mechanism and clinical implications [J]. Korean Circ J, 40 (7): 299–305.

Klingensmith Nathan J. 2016. Coopersmith Craig MThe Gut as the Motor of Multiple Organ Dysfunction in Critical Illness [J]. Crit Care Clin, 32 (2): 203–212.

Marshall JC, Cook DJ, Christou NV, et al. 1995. Multiple organ dysfunction score: a reliable descriptor of a complex clinical outcome [J]. Crit Care Med, 23 (10): 1638–1652.

Mittal R, Coopersmith CM. 2014. Redefining the gut as the motor of critical illness [J]. Trends Mol Med, 20 (4): 214–223.

Multiple organ failure syndrome in the 1990s. 1994. Systemic inflammatory response and organ dysfunction [J]. JAMA, 271 (3): 226–233.

Oda S, Hirasawa H, Sugai T, et al. 2000. Comparison of Sepsis-related Organ Failure Assessment (SOFA) score and CIS (cellular injury score) for scoring of severity for patients with multiple organ dysfunction syndrome (MODS) [J]. Intensive Care Med, 26 (12): 1786–1793.

Severe sepsis and septic shock. 2013. N Engl J Med, 369 (9): 840–851.

Tolerability of Enteral Nutrition in Mechanically Ventilated Patients With Septic Shock Who Require Vasopressors [J]. Journal of Intensive Care medicine, 2016.

Tran DD, Groeneveld AB, van der Meulen J, et al. 1990. Age, chronic disease, sepsis, organ system failure，and mortality in a medical intensive care unit［J］. Crit Care Med，18（5）：474–479.

Tsukamoto H. 2002. Redox regulation of cytokine expression in Kupffer cells［J］. Antioxid Redox Signal，4：741–748.

Vincent JL，Moreno R，Takala J，et al. 1996. The SOFA（Sepsisrelated Organ Failure Assessment）score to describe organ dysfunction/failure. On behalf of the Working Group on SepsisRelated Problems of the European Society of Intensive Care Medicine［J］. Intensive Care Med，22：707–710.

Wischmeyer PE，San-Millan I. 2015. Winning the war against ICU-acquired weakness：new innovations in nutrition and exercise physiology［J］. Crit Care，19（3）：6.

第6章

腹部创伤初诊及分拣技术

无法识别的腹部损伤是造成创伤患者死亡的主要原因之一。由于院前鉴定有其局限性，对于疑似腹部战创伤的患者应及时运用转运工具运送至后方医院或基地进行系统性的检查。

腹部严重创伤造成的早期死亡通常是由于穿透伤或钝伤引起了大出血；应假设任何不明原因的休克患者都有腹腔内出血状况，除非能够证明（在医院）没有此类出血；最初未检测到的肝、脾、大肠、小肠、胃或胰腺损伤也可能导致并发症和死亡。没有出现局部体征和症状并不能排除腹部创伤的可能性，尤其是当患者的意识受到乙醇、毒品或创伤性脑损伤的影响时。运动学机制方面的考虑将提高院前救治人员对可能存在的腹部创伤和腹腔内出血的警惕级别。院前救治人员对腹部创伤确切伤势的关注不应只限于对临床检查结果的关注。

第一节　腹部创伤的初诊

一、解剖

腹部包含消化、内分泌和泌尿生殖系统的主要器官及循环系统的主要血管。腹腔位于膈膜下方；其边界包括前腹壁、髋骨、脊柱、胁腹和腹部的肌肉。腹腔分为两个区域。腹膜腔包含脾、肝、胆囊、胃、一部分的大肠（横结肠和乙状结肠）、大部分的小肠（主要是空肠和回肠）和女性生殖器官（子宫和卵巢）（图6-1）。腹膜后间隙（位于"真正的"腹腔后方的潜在空间）包含肾、输尿管、下腔静脉、腹主动脉、胰腺、大部分的十二指肠、升结肠和降结肠以及直肠（图6-2）。膀胱和男性生殖器（阴茎、睾丸和前列腺）位于腹膜腔下方。

腹部的很大一部分位于胸廓下部。这是因为圆顶形的膈肌允许上腹部器官上升至下胸部。这一部分腹部，被创伤外科医师称为胸腹部，在胁腹前方和沿胁腹分布的部分由肋骨保护，而后方由脊柱保护。胸腹部前半部包含肝、胆囊、脾和胃，后半部则是肺下叶，中间由膈膜隔开。由于这些器官位置的原因，造成肋骨骨折的力，可能同时伤及下面的肺、肝或脾。

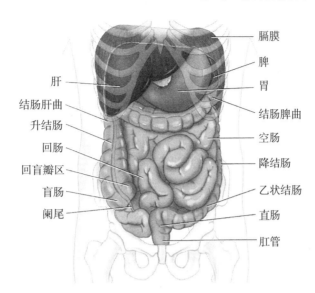

膈膜
脾
胃
结肠脾曲
空肠
降结肠
乙状结肠
直肠
肛管

肝
结肠肝曲
升结肠
回肠
回盲瓣区
盲肠
阑尾

图6-1 腹膜腔内的器官受到损伤时经常会出现腹膜炎。腹膜腔内器官包括实质器官（脾和肝）、胃肠空腔器官（胃、小肠和结肠）以及生殖器官

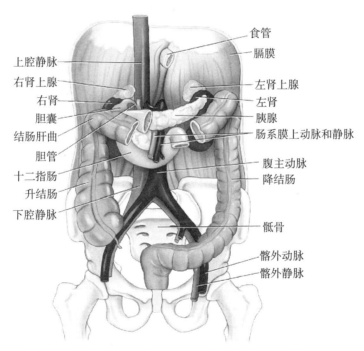

食管
膈膜
左肾上腺
左肾
胰腺
肠系膜上动脉和静脉
腹主动脉
降结肠
骶骨
髂外动脉
髂外静脉

上腔静脉
右肾上腺
右肾
胆囊
结肠肝曲
胆管
十二指肠
升结肠
下腔静脉

图6-2 腹部被划分成两个区域：腹膜腔和腹膜后间隙。腹膜后间隙包括位于腹膜后面的腹部。因为腹膜后器官不在腹膜腔内，这些组织的损伤一般不会导致腹膜炎

　　这些腹部器官与胸腔下部的相对关系随着呼吸周期而变化。在呼气流量峰值，松弛的膈膜圆顶会上升到第4肋间空间的高度（男性的乳头高度），胸腔为腹部器官提供更多的保护。相反，在吸气流量峰值，收缩的膈膜圆顶位于第6肋间空间高度，充气的肺组织几乎填满胸廓，并大幅度地将这些腹部器官从胸腔下部推出。因此，胸腹部穿

透伤时伤及的器官可能有所不同，这取决于患者受伤时处于哪个呼吸阶段（图6-3）。

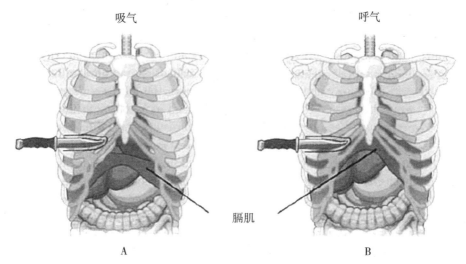

图6-3　受到刀伤的患者在呼吸过程中腹部器官与胸廓的关系

A.吸气；B.呼气

腹部最下面的部分四面都受到骨盆的保护，此区域包含直肠、小肠的一部分（特别是当患者处于直立位时）、膀胱与女性生殖器官。在这一部分腹腔中，骨盆骨折造成的腹膜后出血是需要关注的主要问题。

胸腔和骨盆之间的腹部在前方和侧向仅有腹部肌肉和其他软组织的保护。在后方，腰椎和厚实有力的脊柱旁肌肉以及腰大肌能够为膜部提供更多保护（图6-4）。

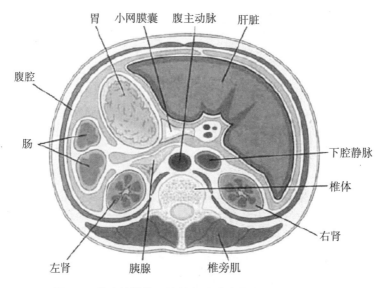

图6-4　腹腔的横截面能够帮助确定器官的前、后位置

为了便于评估患者伤情，腹部的表面被人为地划分成四个象限。这些象限是通过绘制两条直线形成的：一条在中间，从剑突尖端到耻骨联合；另一条经过脐垂直于此中线（图6-5）。解剖知识在腹部创伤伤情的判断中是很重要的，这是因为器官的位置和疼痛反应有高度相关性。右上象限（RUQ）包含肝和胆囊，左上象限（LUQ）包含脾和胃，右下象限（RLQ）和左下象限（LLQ）主要包含肠、输尿管末端（女性包括卵巢）。在所有四个象限中都存在一部分肠道。膀胱及子宫是左下象限和右下象限的中线。

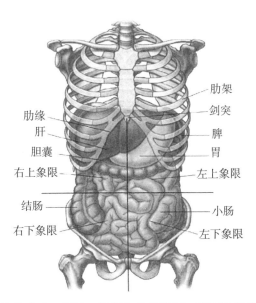

图6-5 对于身体任何部位的疼痛、压痛、活动和其他体征，都应该认真进行描述，描述得越好，诊断就越准确。最常见的识别系统是将腹部划分为四个象限：左上、右上、左下和右下

二、病理生理学

将腹部器官分成空腔器官、实质器官和血管可帮助理解分析这些组织损伤时的症状与体征。当受到损伤时，实质器官和血管（肝、脾、主动脉、腔静脉）会出血，而空腔器官（小肠、胆囊、膀胱）则主要向腹膜腔或腹膜后间隙溢出其内含物。损失的血液进入腹腔，无论其来源如何，都会导致低血容量性休克或成为其发展的主要原因。如果不及时进行手术干预，从胃肠道释放到腹膜腔的酸、消化酶或细菌会导致腹膜炎（腹膜或腹膜腔局部炎症）以及脓毒症（全身感染）。因为尿液和胆汁一般是无菌且不含消化酶的，所以胆囊或膀胱穿孔不会像肠道内物质溢出一样迅速引发腹膜炎。同样，由于血液中不含酸、消化酶和细菌，所以在腹腔内的血液不会在几小时内导致腹膜炎。除非肠系膜上的大血管受损，否则肠道损伤出血的症状通常比较轻微。

穿透伤或钝伤都可能造成腹部损伤。穿透伤（如枪伤或刀伤）比钝伤更明显可见。穿透伤患者可能出现多器官损伤，不过枪伤出现多器官损伤的可能性要比刀伤更大。模拟想象致损物（如子弹或匕首）可能的轨道，能够帮助我们识别更多可能受伤的内部器官。

在呼气流量峰值，膈膜会优先向前扩展到第4肋间空间，侧向扩展到第6肋间空间，向后扩展到第8肋间空间（图6-3）。胸廓穿透伤位于这条线以下的患者也可能出现腹部损伤。胁腹和臀部受到的穿透伤也可能会涉及腹腔内的器官。这些穿透伤可能会导致大血管或实质器官出血以及部分肠穿孔，肠道是患者受到穿透伤时最常累及的器官。

就诊断难度而言，钝伤患者往往要比穿透伤患者更具挑战性。这些腹部脏器损伤或是压力或是剪切力造成的。压力性损伤，腹腔脏器被坚硬物品碾压，比如方向盘和脊柱。剪切力和支持韧带产生反作用力，引起实质脏器和血管的破裂，肝和脾容易撕裂和出血，失血导致心率增快。通过压迫增加腹腔压力可使膈肌破裂，腹腔脏器上移至胸腔。挤入胸腔的腹腔内容物影响肺扩张，进而影响呼吸及心功能（图6-6）。尽管现在认为左、右两侧膈膜的破裂机会是均等的，不过在实际中左半膈膜出现破裂更常见。

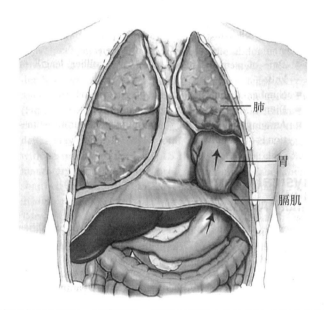

图6-6　随着腹腔内压力增加，膈膜破裂，腹腔内脏器（比如胃和小肠）通过疝气进入胸腔

骨盆骨折患者可能出现大量出血，这是由于许多毗邻骨盆的小动脉和静脉破裂所致。骨盆骨折患者可能出现的其他损伤包括膀胱和直肠破裂，以及男性尿道损伤和女性阴道损伤等。

三、鉴别诊断

腹部损伤的鉴别诊断可能很困难，尤其是在前线等待转运的条件下，诊断能力有限。腹部损伤的可能性大、小应根据各种不同来源的信息确定，包括运动学机制、体检结果和病史（伤者及目击者的叙述）。

（一）运动学机制

与其他类型的创伤一样，院前救治者对损伤机制的了解对于其确定腹部创伤的可能性具有非常重要的作用。腹部创伤可能会导致许多类型的创伤，包括穿透伤和钝挫伤。

1.穿透伤　大多数穿透伤都是刀伤或者手枪造成的枪伤，偶尔被物品刺伤，比如，一个人摔到突起的木头或金属上。这些低、中等度的动能会沿匕首、抛射物或子弹轨迹撕裂或割伤腹部器官。高速的损伤，例如那些强力步枪和攻击型武器造成的损伤，往往会造成更严重损伤，因为子弹在通过腹膜腔时会形成更大的瞬时空腔。子弹可能击中骨头（肋骨、脊柱或骨盆），产生的碎片也可能导致内部器官穿孔。与手枪、步枪或散弹枪发射的子弹造成的损伤相比，刀伤不太可能穿透腹膜腔。

当腹膜被穿透时，刀伤最有可能伤及肝（40%）、小肠（30%）、膈膜（20%）和结肠（15%），而枪伤最有可能伤及小肠（50%）、结肠（40%）、肝（30%）和腹部血管（25%）。与前腹壁损伤相比，背部的穿透性创伤不太可能导致腹膜内组织受损，这是由于背部肌组织较为厚实。总体而言，只有约15%的腹部刀伤患者需要手术干预，而约85%的枪伤患者需要手术对其腹部损伤进行确定性治疗。枪伤擦伤可能经过皮下组织，但一般不会进入腹膜腔。爆炸装置也可能发射碎片，穿透腹膜并损伤内脏器官。

2.钝挫伤　多种机制产生的压力和剪切力可能会伤害腹部器官。当遇到机动车相撞事故、被车辆撞击或碾压或高处坠落伤时，患者可能会受到相当大的惯性力或压力。尽管腹部器官损伤最常见于那些涉及严重运动损伤的事件，比如迅速减速或严重挤压，但腹部损伤可能由一些看似无害的机制造成，比如受到攻击、从高处跌落等。

实质器官受到挤压，可能会导致其组织撕裂（如肝裂伤），而压力作用于空腔组织和器官，如一段肠道或膀胱，可能会导致组织破裂，从而使其内容物进入腹腔。剪切力可能在组织连接处造成裂伤，比如小肠与固定在腹膜后腔上的升结肠连接处。腹部钝挫伤最常造成的器官损伤包括脾（40%～55%）、肝（35%～45%）和小肠（5%～10%）。并不是所有实质器官损伤都需要外科手术干预（图6-7）。许多实质脏器损伤可以在医院密切观察，因为他们常可以自行停止出血。

（二）病史

患者、家人或旁观者都可能提供病史，病史应记录在患者的救治记录中并提供给接收机构。除了SAMPLE（S.症状；A.过敏症和年龄；M.用药；P.过去的药物/手术史；L.上次进食；E.事件前损伤）病史中的项目之外，还应专门根据损伤类型设计问题。有关火器伤的问题包括4项内容：①武器的类型（手枪或步枪的口径、刀的长度）；②患者被击中或刺中的次数；③患者被击中的距离；④现场的血迹多少（虽然精确估计很难）。

（三）体格检查

1.初步评估　大部分严重的腹部损伤会在初步检查中表现出异常，主要是在呼吸和循环检查中。除非有相关损伤，腹部创伤患者一般情况下气道是畅通的。在呼吸、循环和残疾评估中发现的变化通常与休克的程度相对应。早期、代偿性休克患者的呼吸频率可能略有加快，而那些严重低血容量性休克的患者则会表现出明显的呼吸急促。偏侧膈破裂往往因腹腔内脏器疝入胸腔，会影响呼吸功能，而在听诊呼吸音的时候，可能在胸廓听到肠鸣音。同样，腹腔内出血导致的休克症状可能从轻度心动过速伴随几项其他症状，到严重心动过速、明显低血压和苍白、皮肤冷湿。

腹腔出血的最可靠指标是由于不明原因造成的低血容量性休克。在进行残疾评估时，院前救治人员可能只注意到细微的迹象，如由于腹部创伤出现代偿性休克患者的轻度焦虑或激动，而危及生命的出血患者的心理状态可能出现严重抑郁。当在这些系统评估中发现异常，以及准备立即转移患者时，应暴露腹部，并检查创伤证据，如擦伤或穿透伤。

2.二次评估 二次评估期间应对腹部进行更仔细地检查。这次检查主要包括腹部的望诊、触诊、听诊、叩诊，检查应当系统化进行。

（1）望诊：检查腹部是否有软组织损伤和腹胀。当腹部、胁腹或背部出现软组织创伤时，可能有腹腔内损伤。这种损伤可能包括挫伤、擦伤、刺伤或枪伤、明显出血和不常见现象，如内脏被取出、体内被刺入物体或有轮胎压痕。"安全带"标志（横跨整个腹部的瘀斑或擦伤，是由于腹壁被挤压在肩吊带或腰部安全带上造成的）能够表明腹部曾受到严重压力（图6-7）。在成年人中，带有安全带标志的患者出现腹腔内损伤的概率是20%左右，在儿童中这一概率可能会接近50%。与减震设备相关的损伤一般都发生在肠和肠系膜上，且通常会延迟出现。格雷·特纳征（胁腹的瘀斑）和卡伦征（肚脐周围瘀斑）表明腹膜后出血；然而，在损伤后的最初几个小时，可能看不到这些表征。

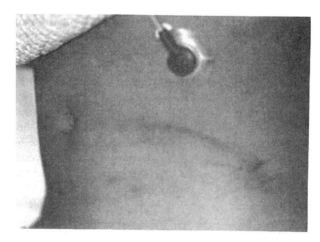

图6-7 由于患者受到腰部安全带阻拦减速而形成的腹部"安全带"标志

（来源：Courtesy of Peter T. Pons，MD，FACEP）

应注意腹部的外形，检查腹部是扁平还是膨胀的。腹胀可能表明内部严重出血；不过，在显示出任何膨胀的迹象之前，成年人腹膜腔内可以容纳多达1.5L的液体。腹胀也可能是由于胃部充气造成的，当使用气囊面罩进行人工换气时可能出现这种情况。尽管这些迹象可能表明腹腔内损伤，但是一些实际有内部损伤的患者可能检查不出这样的结果。

能够支持做出腹膜炎诊断的体格检查结果：触诊或咳嗽时感到剧烈压痛（局部或整体），无意识防卫，叩诊压痛，肠鸣音减弱或消失。

（2）触诊：进行腹部触诊是为了识别压痛区域。理想情况下，触诊应从患者没有抱怨疼痛的区域开始。然后，对每个腹部象限进行触诊。在触诊一个触痛区域时，救治人员可能注意到患者这一区域的腹部肌肉"紧张起来"，这种反应被称为自动防卫，是为了保护患者免受触诊造成的疼痛。无意识防卫是由于腹膜炎造成的腹壁僵硬或痉挛。

不同于自动防卫，无意识防卫在患者分心时（如谈话时）或腹部暗中触诊时（如在听诊肠鸣音时受到来自听诊器的压力）仍然存在。尽管反跳痛长期以来被视为一项能够表明腹膜炎存在的重要检查结果，但现在许多外科医师认为这一动作——深深地按上腹部，然后快速释放压力——会导致过度疼痛。如果出现反跳痛，那么当腹部受到压力释放的时候，患者会感到更剧烈的疼痛。

对有明显损伤的腹部进行触诊时，应避免深度或侵略性触诊，因为触诊可能使出血点移动，造成再次出血，如果胃肠道有穿孔还可能造成胃肠道内部物质外溢。如果腹部有物体刺入，在进行触诊时也需要非常谨慎。实际上，对腹部有物体刺入的患者进行腹部触诊仅能得到很少量有用的信息。

尽管压痛是腹腔内损伤的一个重要指标，但几个因素可能会造成压痛评估不准确。患者精神状态失常，例如那些受到外伤性脑损伤（TBI）或受到药物或乙醇影响的患者，检查结果可能不可靠；也就是说，即使存在严重内部创伤，患者也可能不报告压痛或回应触诊。儿童及老年患者的腹部检查更有可能不准确，这是因为他们的疼痛反应被削弱。相反，下肋骨骨折或骨盆骨折的患者的检查结果可能非常模糊，因为压痛可能由骨折造成也可能由内部损伤造成。如果患者有其他损伤导致令人分心的疼痛，如下肢或脊柱骨折，触诊可能不会造成腹部疼痛。

对于院前患者，骨盆触诊提供的少量信息可能会改变对该患者的处置方法。如果进行骨盆触诊，最好只进行一次，因为不稳定骨折处的血凝块可能会被破坏而导致出血加重。对骨盆触诊应轻柔，检查是否有骨盆不稳和压痛。这项评价分为三个步骤：①向内压髂嵴；②向外拉髂嵴；③向后压耻骨联合。

在检查过程中，如果发现骨盆不稳定，就不要进一步进行触诊。

（3）听诊：腹腔内出血和肠道内物质溢出可能导致肠梗阻，造成肠蠕动停止。这会使腹部很"安静"，因为肠鸣音会减弱或消失。一般来说，听诊肠鸣音在院前鉴定时并不非常有用，不应浪费时间在确定是否有肠鸣音上，因为这个结果不会影响对患者的院前救治。但是，如果在胸部听诊呼吸声时听到了肠鸣音，就可以考虑出现了膈肌破裂。

（4）叩诊：尽管腹部叩诊可能出现鼓音或沉闷声响，但是这个结果不会影响对创伤患者的院前救治。叩诊时剧烈疼痛或者当患者被要求咳嗽时感到疼痛可以作为腹膜炎的重要表现。

（四）特殊检查和关键指标

在许多情况下，大多数腹部损伤患者仍必须进行手术检查和干预；不应浪费时间在试图确定损伤的具体细节上。对于许多患者来说，在腹部进行计算机断层扫描（CT）

或手术探查之前，是无法确定具体器官的损伤的。

在急诊科，使用超声波已成为检查创伤患者腹内出血的主要床边治疗模式。创伤重点超声检查（FAST）包括三张腹膜腔影像、一张心包影像，检查是否存在流体，假定其为血液（图6-8）。由于液体不会将超声波反射回设备，因此液体表现为无反响（声像图为黑色）。在一个或多个区域都出现液体是很令人担忧的；但是超声检查不能区分血液和其他液体（腹水、尿液等）。与其他用于评估腹膜腔状况的技术相比，FAST可以在患者床旁进行快速操作，不会影响复苏，具有非侵袭性，且成本大大低于CT扫描。FAST的主要缺点是它无法确切诊断损伤，而只能表明液体的存在，且不能确定液体是否为血液。其他缺点包括成像依赖于操作人员的技能和经验，且如果患者较为肥胖、出现皮下气肿或之前接受过腹部手术治疗，则检查结果可能受到影响。也许最重要的，FAST检查阴性结果不能排除损伤的存在，其中有些损伤可能需要外科手术治疗。

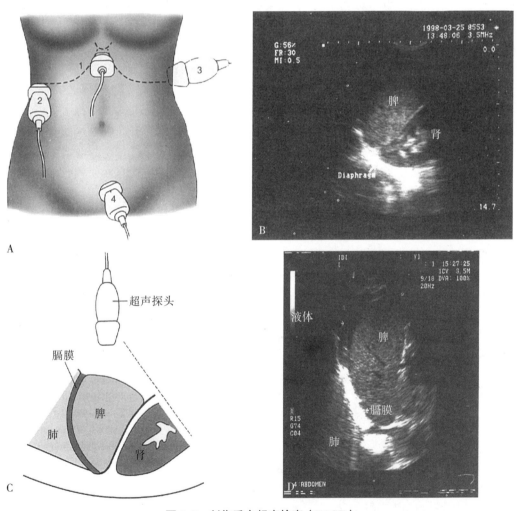

图6-8 创伤重点超声检查（FAST）

A.四张（1～4）影像构成FAST；B.正常脾、肾的影像；C.正常脾、肾影像器官标志；D.异常影像，可以看到有流体（血液）（脾旁边的黑色条纹）

阴性的FAST结果仅仅提示检查当时腹腔内不存在流体，这个结果可能是因为没有损伤，也或者是因为出血还没有达到足够的量而不能被观察到。

由于FAST使用方便和超声波技术的进步，一些地面和空中紧急医疗服务和军事小组已经在院前环境中研究FAST的使用。在战场条件下，已经表明FAST检查是可行的，但是没有数据证明使用这项技术能够改善腹部创伤患者的处境。FAST在严峻的环境中或集体性事件中都非常实用。然而，不建议在常规院前急救中使用FAST，尤其是当使用FAST可能延迟将患者转移到接收设施的时候。

尽管有这些不同的检查办法，但是腹部损伤的鉴定仍可能很困难。评定腹部损伤可能性的关键指标：明显的外伤（如软组织损伤、枪伤），无明显原因造成的低血容量性休克，其他损伤（如骨折、外部出血）无法解释的严重休克程度，出现腹膜炎表征。

FAST对于损伤患者的价值在于因为最严重的腹腔内损伤都与出血进入腹膜腔有关。尽管超声不能区分流体的类型，但是创伤患者体内的任何流体都应被推定为血液。

1.操作方法

（1）形成四个声窗（影像），其中三个可用来评估腹膜腔：心包，肝周（摩里逊陷凹），脾周，骨盆。

（2）积累的液体无反响（声像图为黑色）。

（3）在一个或多个区域都出现液体表明检查为阳性。

2.优点　操作速度快，可以在床旁进行，不会影响复苏，非侵袭性，成本低于CT。

3.缺点　如果患者较为肥胖、出现皮下气肿或之前接受过腹部手术治疗，则检查结果可能受到影响；成像技能依赖于操作人员。

四、治疗

腹部创伤院前治疗的关键在于认识到可能存在的损伤并及时、快速将患者转移到最近的、能够为患者提供恰当治疗的救护设施机构。

在转移过程中，应对初步检查时发现的生命功能异常采取支持措施。为患者补充供氧，保持饱和度在95%或更高，并根据需要进行辅助换气。使用直接加压或加压包扎控制外部出血。如果患者遭受钝挫伤，应将患者固定在一块长底板上。躯干遭受穿透伤的患者不需要固定脊柱。

应为患者进行快速包扎并及时转移。因为腹部创伤患者往往需要外科手术干预，以控制内部出血并修复损伤，因此当出现以下检查结果时，如果可能的话，患者应该被转移到能够立即进行手术的机构，如创伤中心。腹部损伤的检查结果包括低血压或腹膜炎表征相关的证据，能够证明出现腹部创伤；或者内脏被取出及体内被刺入物体。将腹腔内损伤患者转移到一个没有手术室或手术人员的机构内，是与快速转移的目的相悖的。在农村地区，如果医院没有配置普通外科手术医师，应当考虑直接通过地面或空中交通将患者转移到创伤中心。早期手术干预对于情况不稳的腹部创伤患者能否存活是极为关键的。

在转移期间，应进行静脉输入；是否在途中给患者补充晶体液取决于患者的临床表现。腹部创伤是使用平衡液复苏的一种主要情况。正如在休克章节中讨论过的那样，强力的液体静脉输入可能造成之前由于血液凝固和低血压停止出血的部位再次出血。因此，院前救治人员必须取得微妙的平衡：既要维持血压达到一定水平，保证主要器官的供血，又不能使血压达到正常水平（可能造成腹部出血点再次出血）。在没有出血外伤性脑损伤（TBI）的情况下，目标收缩压为80～90mmHg（平均动脉压为60～65mmHg）。对于疑似腹腔出血和外伤性脑损伤患者，收缩压应保持在至少90mmHg。

五、特殊注意事项

（一）体内刺入物体

由于取出刺入的物体可能会导致更多的创伤，且该物体的远端可能有效控制（压塞）出血，所以在院前环境下不得取出刺入体内的物体（图6-9）。院前救治人员不应移动或者取出刺入患者腹部的物体。在医院里，只有使用影像学检查确认刺入的物体形状和位置后，并在补充血液和手术人员能够保证的前提下，才能取出刺入体内的物体。通常在手术室（OR）中取出这些物体。

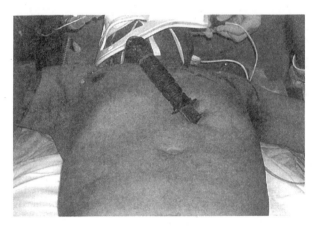

图6-9　刀刺入腹部

院前救治人员可以手动或机械固定刺入体内物体，防止其在战场条件下或转移过程中进一步移动。在某些情况下，可能需要切断刺入体内的物体以解救伤者并将其转移到创伤中心。如果刺入物体附近有出血现象，应使用手掌在物体周围伤口上施加直接压力。对患者的心理支持很重要，尤其是当患者能够看到刺入体内物体的时候。

对于这类患者，不应进行腹部触诊或叩诊，因为这些操作可能使得刺入物体的远端对患者其他的器官造成损伤。不需要进行进一步检查，因为体内刺入物体已经表明需要外科医生治疗了。

（二）内脏流出

在一个腹部内脏流出的案例中，一部分肠管或其他腹部器官从一个腹腔上的开放伤口中流出，并向外凸出（图6-10）。最常见的组织就是肠上覆盖的脂肪网膜。不应试图将腹腔中凸出的组织放回原处。内脏应该按原样保留在腹部表面或凸出状态。

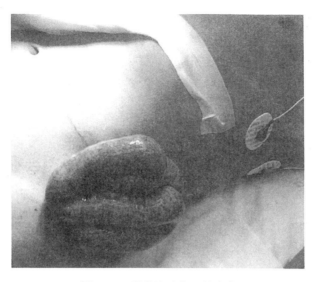

图6-10　肠从腹壁伤口处流出

应当着重保护凸出部分的肠管或其他器官免受进一步损伤。大部分腹腔内容物需要潮湿的环境。如果肠管或其他腹部器官变得干燥，会出现细胞死亡。因此，应使用盐水（可以用普通生理盐水）沾湿的清洁或无菌敷料覆盖被取出的腹内物质。这些敷料应定期用盐水反复沾湿，防止其干燥。可以用大块干燥的敷料覆盖这些湿润敷料，使患者保持温暖。

对于腹部内脏被取出的患者，心理支持是极为重要的，应采取措施使患者保持镇静。任何增加腹部压力的行为，比如哭泣、尖叫或咳嗽，都可能促使更多器官外移。这类患者应被尽快转移到具备手术能力的机构。

第二节　野战条件下的拣伤分类

战场和灾害现场救援救护包括三个主要时期：伤员分拣（triage）、后送和确定的医疗管理。精准的伤员分拣使得救援人员能够将资源最优化，挽救尽可能多的伤者，而这是高度依赖于既往经验的。没有任何一本书或者培训项目能够提供足够多的关于分拣人员培训的信息。尽管如此，本章将基于从事灾害分拣工作的经验，以及在此方面可用的科学数据提供一些个人观点。

一、传统观点

"triage"一词来源于法语"trier"，意即"分类"。患者被"分拣"或"分类"的方法方式同人类历史一样漫长。现代分拣制度可以追寻到拿破仑时代。当时，Baron Dominique Jean Larrey（1766—1842年），一位拿破仑军队中的外科医师，开发并推广了一套系统，不论伤病员职务级别的高低，最危重的军人将首先得到救治。此系统在战场上同样发挥作用：在将伤者转运到后方医院之前，对其进行最基本的处理。在Larrey之前，所有的伤员在战争结束之前只能在战场上等待，之后才能被集中并转运到医院进行初步救治。这种医疗滞后性导致了不必要的战斗减员。

1846年，John Wilson开创了现代分拣的新理念。他指出：必须给那些最需要的患者开展紧急地救命手术，以真正提高效率；一定不能对那些受到致命性伤害的患者和可以延期进行治疗的患者同时进行诊治。

第一次世界大战和第二次世界大战对急性创伤患者的救治观念转变是一个促进。第一次世界大战期间，患者通过中央伤病员收容点进行分拣，之后被直接送往最合适的救治机构。第二次世界大战引进了一种分拣的分层观念：伤员在战场上接受医护人员的初步救治，然后根据不同病情送往后方接受更好的救治。这种观念，在第二次世界大战中挽救了更多生命，尤其是那些腹部创伤的患者。

朝鲜战争期间，伤员在战场初步处理后由医疗航空器后送的方式成为一种常规，这极大地提高了伤员的生存率。此系统在越南战争中得到了完善，伴随着直升机的快速后送，战场上的快速分拣和高级复苏成为可能。这些先进的分拣、后送技术使得士兵的病死率由第二次世界大战期间的4.7%降至越南战争期间的1%。因为分拣变得更加科学，患者的预后得到了很大的改善。从受伤到最终治疗期间，救治的波动明显降低。第二次世界大战期间，受伤-最终救治的平均时间是12～18h，这一时间窗在越南战争期间至少减少了2h。

二、伤员分拣原理

文献和医疗实践都提及多种分拣方法。大多数分拣方法学关注于伤员院前分类和分配，在院前分拣完成之后，并没有一种对于分拣连续性的教育和实践。

对于理解分拣流程，有一种模型将其区分为5种概念性范畴：日常分拣、事故分拣、灾害分拣、军事分拣以及特殊条件下分拣。

1. 日常分拣　由急诊医疗系统在日常工作中完成。分拣策略在各家机构中各有不同，但是总体的目标都是确定最危重病员以提供早期评估和治疗。此外，对最危重的患者提供最集中的治疗，即使这些患者生还的可能性非常低。

2. 事故分拣　一般或大规模群体伤亡事故（mass casualty，MCI）的分拣是传统分拣理论的延续。当受灾地域急诊医疗系统进入应急状态，但是还没有超负荷时，开始运用这一理论。在这种形势的分拣中，最高密度的医疗仍然是提供给最为危重的患者。灾害应对计划或许不被激活，但是可以使用额外资源（医疗听班或者后备人员）。伤情最轻的患者以及可以延期处理的患者都可以等待更长的时间进行治疗，而不需要进行每天专门的分拣，但是他们获得治疗的权利不容剥夺。

3. 灾害分拣　当灾区现场的医疗资源不能够提供即刻的、规律的、必需的医疗服务时，则启动灾害分拣。医疗卫生人员的理念从为最危重的患者提供高密度的治疗到最优化原则，尽可能做好工作，挽救尽可能多的生命。当患者数量过多，超出了可用资源的使用限度，资源管理开始发挥作用。焦点转移至确定那些通过有效医疗资源积极干预能够有机会存活的患者身上。这是通过确定受难者损伤程度的方法实现的（图6-11）。初始目标是将受难人员分为轻度损伤、能够无风险等待治疗、生存无望等几个方面。上述这些完成的同时，将确定患者的躯干骨是否遭到严重损伤。下一项工作是根据伤情和资源，对受难者转运和治疗进行优化。治疗无望及生还微乎其微的患者，只能得到关心、解除疼痛和监护等治疗。

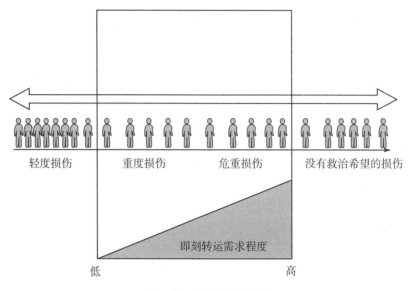

图6-11　拣伤分类的重点

4.军事分拣　战术上军事分拣同其他形势分拣非常相似，唯一的不同因为一些军事任务导向而产生。一些分拣决策必须主要基于任务的完成，而不是常规的医疗指南。本质上，这种理念仍然遵从最优化的分拣原则，因为军事任务的失败将导致更为严重的、产生更巨大人员伤亡的事件。

5.特殊条件下分拣　通常用于受难者人群中一些不常见条件下。这通常同大规模杀伤性武器（weapons of mass destruction，WMD）的使用相关。此类武器能造成核、化、生污染。这样的伤病员也因此受到伤害，如射线污染创伤患者病死率的增加。此外，消毒剂的使用是必需的，同时要对医疗卫生人员提供防护设备。

必须理解分拣不足和过度分拣的概念。

1.分拣不足　在确定需要重症监护干预患者的过程中，分拣不足同分拣敏感度密切相关。这将导致分拣低估损伤严重程度，并将患者送至非重症监护区域进行治疗。这样对人群罹患率和病死率有显著影响。因为没有任何一种分拣体系是完美无缺的，能够接受的分拣不足应当确保在5%以下。

2.过度分拣　即将非危重患者分拣至重症监护区域。高达50%的过度分拣率被认为是可以接受的，并且是为降低分拣不足而做的努力。但是，对于因为非危重患者的的误分拣而加重的急危重症治疗体系负担，过度分拣作用不明显。高比率的过度分拣被证实增加了危重患者的罹患率和病死率。

三、伤员分拣体系和组织

不同的分拣体系已经出现了很多年，并在世界范围内广为应用，但是共性的东西仍然存在。大部分分拣体系将患者按照不同颜色分为4类。

1.第一优先等级或称即刻处理患者（红色标记）是分类中最为危重的。这些患者将耗费最好的时间和医疗资源，经过治疗后能够幸存。比方一个大出血患者经过简单手术处理就可以控制病情，又如一个张力性气胸患者经过胸腔闭式引流就可以稳定病情。

2.第二优先等级或称延期处理患者（黄色标记）包括了那些损伤严重但是允许暂缓治疗而不危及生命的患者。简单的股骨干或肱骨干骨折可以归于此类。

3.第三优先等级病情最轻等级或称非急救患者（绿色标记）指的是那些损伤足够轻微，能够等待的治疗者［俗称"自由移动的伤员（walking wounded）"］。这些患者可待处理过更重患者后再行治疗。表浅裂伤、挫伤、扭伤、轻微骨折或伴可控出血的撕脱伤（没有出现失血性休克）的患者均可归于此类。

4."听天由命"患者（黑色标记）包括那些损伤严重仅有微乎其微的生存希望，即使动员所有医疗资源也无能为力的患者。严重头部损伤或平均95%体表面积三度烧伤患者。

现在有学者认为，应当增加"深入治疗"（蓝色标记）分级的讨论，以包括那些可能不能存活，但是应当被及时转运，并在第一优先等级之后第二优先等级之前给予处理的患者。这种思考的逻辑在于大多数第二优先等级的患者病情允许等待，而一些归于最差等级的患者将被分拣于此类。此外，如果资源还有富余，这个级别患者就可以获得恰当的干预。这种分类尚处于讨论中，没有被完全接受。

另外，无反应、无脉搏、无呼吸的患者在分拣时将被认为死亡（表6-1）。灾害条件下，复苏将不是治疗思路的最初选择。死亡受难者应当即刻做好记录，并将遗体尽快转移至远离生存者的分离的区域。

表6-1 伤员拣伤分类类别

有效的伤员拣伤分类需要分类恰当。这些类别决定了治疗和后送的优先级。战场伤员拣伤分类的4个类别分别为轻度、中度、重度、濒死

轻度：这一类别的伤员通常指"伤后仍能行走的伤员"。尽管这些伤员最初表现可能情况很差，但他们的生理学状态最能说明一切。这些伤员有轻伤（比如，小的烧伤、撕裂伤、擦伤以及轻微骨折）并通常可以通过自救或战友互救进行救治。这类伤员仍然可以执行一定的任务（比如，现场警戒）或帮助救治受伤更严重的伤员

中度：这一类别包括了那些需要手术的伤员，但他们的整体情况允许他们适当推迟手术治疗且不会过度危害伤员性命、肢体或视力。他们需要持续治疗（如口服或静脉输液、夹板疗法、抗生素治疗以及疼痛控制），但也能等待。这一类别的伤员包括那些没有休克征兆但患有大型软组织损伤、主骨骼骨折、腹内和（或）胸腔受伤以及烧伤总面积（TBSA）不超过20%的伤员

重度：这一类别包括那些需要紧急救生干预（LSI）和（或）手术的伤员。如果医疗救助措施不及时他们就可能会死亡。对于这类伤员的分类的关键在于要及时发现和定位伤员。伤员不会在这一期长时间停留。他们要么被发现、分类和治疗，要么就死亡。例如，血流动力学不稳定且气道阻塞、胸部或腹部损伤、严重外出血或休克的伤员都应归类于这一类别

濒死（明显的死亡迹象）：这一类别的伤员受伤过重，即使他们是唯一的伤员且可以使用最佳的医疗资源，他们的生存概率依然渺茫。即使这样，濒死伤员也不应被忽略。他们应该尽可能地得到舒适和镇痛处理，且可以酌情再次进行伤员拣伤分类。因穿透性头部创伤造成严重脑损伤的神志不清的伤员是濒死伤员的实例

四、伤员分拣的实施

虽然培训可以提供一个框架，野外的实地经历可能才是一位真正的老师。精准确定一个患者需要何种医疗资源、在什么时间进行何种治疗是一个令人望而却步的复杂的过程。尽管实战是最好的老师，却不是唯一的老师。繁忙的创伤中心和艰苦环境中的工作经历能够提供一个很好的知识背景。对急诊医学、创伤、手术原则的全面掌握，加上临床经验在急危重症患者伤情快速判断中是缺一不可的。Burkle 等在灾害医学教材中指出，灾害和战场的经历是成为一名优秀分拣人员必备的要素。这些信条至今仍然如此。具体如表6-2所示。

表6-2　一名优秀的分拣人员所具备的特质

具备丰富的临床经验
经过严格选拔
具备良好的判断力和领导能力
在压力之下能够保持冷静
果敢坚定
能够利用现有资源发挥最大效力
具备幽默感
解决问题具有想象力和创造力
有充足时间
根据伤亡预期敏锐地做出决断

修改自Burkle等编著《灾害医学：军事和非军事灾害中的快速管理和伤员分拣的应用》（新海德公园，纽约，医学考试出版社，1984年）

分拣中创伤评分的应用是基于解剖学和生理学数据而进行的。但是，仅仅使用创伤评分存在降低初始分拣敏感度的风险，因此增加分拣不足的数量。评分系统预测创伤后死亡的可能性，但是在区分转运和治疗优先顺序上敏感度不足。有经验的分拣人员能够将复杂临床表现同生理、解剖相结合，在脑海中勾勒出伤亡的整体画面。在对波斯湾战争中分拣方法的研究中，Burkle 等指出，一系列解剖和生理方面的参数能帮助分拣人员改进分拣敏感性。如表6-3所示。

灾害状态下，卫生人员会遭遇在日常条件下不易发现的许多困难。单位时间内到达的伤者都可能会使卫生系统满负荷运作。另外，初始医疗资源的使用往往是相当受限的。对患者的解救和后送对于治疗来说也是一种延误。从历次灾害中的经验产生了一些基本的救援理论。表6-4列出了灾害分拣实施的一些细则。

分拣并非一成不变。经过分拣人员最初的患者分类之后，患者将留在固定地点等待再次分拣。其实，为稳定病情在转运或给予明确治疗之前采取（诸如给氧、静脉输液等）措施。分拣人员或者首诊人员指导上述基础治疗，并将重点落于对抗休克、纠正机体内环境紊乱、早期创伤治疗程序的确定、病情变化的监护。分拣确认工作会根据患者病情、可用的医疗资源情况等方面而不断变化。可能会对初次分拣的患者重新标记。

表6-3 改进分拣敏感性的线索

生理方面
　精神状态的改变
　　焦虑
　　担忧
　脉搏检查
　　柔滑
　　不扩张
身体结构的改变
　创伤部位
　　胸部
　　腹部
　　截肢
特殊测量
　静息心动过速
　收缩压<100mmHg
　脉压<30mmHg
　静息心动过缓

修改自Burkle FM，Newland C，Orebaugh S，等.编著《波斯湾战争中的急诊医学—第二部分：分拣方法学及经验教训》(急诊医学年鉴，1994，23：748-754)

表6-4 成功进行灾害分拣的原则

绝不将伤员向后移动（同移动人流逆向）
绝不对危重患者立即实施高级治疗措施
水中救援应当以上臂将伤者托起
分拣人员不能停下来救治患者
在分拣之前绝不移动患者，除非发生如下情况
　因为坏天气产生的风险
　深夜或者夜幕降临
　存在损伤继续加重的风险
　配备及时能用的分拣设备
　军事条件下必须转移

修改自Burkle FM，Newland C，Orebaugh S，等.编著《波斯湾战争中的急诊医学—第二部分：分拣方法学及经验教训》(急诊医学年鉴，1994，23：748-754)

五、伤员分拣的文件编制

分拣之后，患者将被标记明确的治疗区域及治疗顺序。写在标牌上的内容或许将是对于急诊室人员唯一有用的信息。许多有用的标牌已经商品化，具有各自的优势和

弊端。

　　完美分拣标牌的出现尚待时日，但是标牌应该具备多种特质：易于在防水防雨材料上书写、对患者具有直接的保护作用、不是患者衣服的一部分。此外，标牌还应至少包括患者的身份信息（姓名+编码）、性别、主诉、院前救援的基本情况、EMS单位号、病情分拣归类不同社区的急诊医疗系统提供的其他信息或审核清单。综上所述，标牌必须简单实用，否则将只是患者身外鲜艳的装饰。

　　虽然分拣研究长足进步，目前的分拣文件编制仍然十分落后，需要无纸化数字化系统。正因为现在只能以分拣的精准性进行评估，这方面研究困难重重。只有对分拣现状的深刻了解才能促进现有分拣体制的改进。只有这样才能更好地促进分拣记录工作，研究者才能更加科学地评判分拣工作。

六、院前分拣

　　院前救援人员的分拣水平对腹部战创伤伤员的救治效果至关重要。他们经常地进行着熟练地分拣工作。灾害发生之时，院前救援人员第一个到达现场，建立分拣和救治区域。也因为如此，强调对他们进行分拣培训。近来出现的简单分拣快速治疗体系（system titled simple triage and rapid treatment，START）开始受到重视（图6-12）。这种体系有限考虑呼吸、容量情况以及患者的精神状态。START有很多优势，譬如教学简

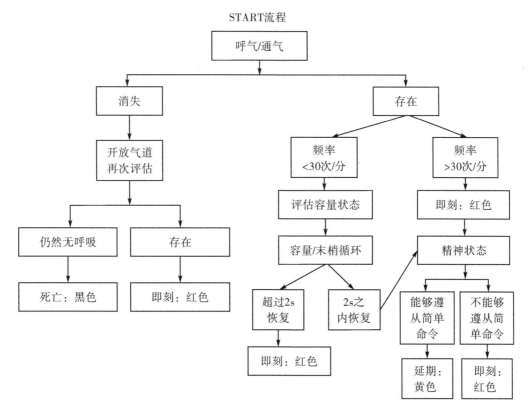

图6-12　简单分拣快速治疗体系（system titled Simple triage and rapid treatment，START）基本过程（参考Newport Beach，CA：Hoag Memorial Hospital Presbyterian，1984）

单，并配备野外简单实用的医疗设备。START的工作流程见图6-12所示。所有能够活动的患者将首先被要求离开现场到指定区域。此类患者被定位第三等级（绿色，代表最不需要处理），对其他更危重患者进行评估后将对他们再次评估。之后，对留在现场的患者进行评估。经过呼吸频率、脉搏、遵嘱活动能力等项目评估后分为第一等级（红色）、第二等级（黄色）和死亡（"听天由命"患者，黑色）。使用该体系，初始治疗包括开放气道、外周止血。START导致了过度分拣。但是，这种负担的加重，会因为卫生人员的大量参与而被抵消。

七、战伤拣伤分类的算法

精确的伤员拣伤分类会辅助战地医师判断哪个伤员有最大的存活概率和权衡伤员对救生干预（LSI）的相对需求，进而决定治疗和后送的优先级和急迫性（表6-5）。使用标准化的战场伤员拣伤分类方法将帮助战地医师在尽可能最短的时间内进行正确地隔离、治疗和后送。伤员拣伤分类能确保最大程度地利用医疗人员、设备和设施为最大数目的伤员提供最好地救治，特别是在大量伤亡事件中。高级拣伤分类能最大限度地提高存活率。为了最大限度地提高效率，伤员分类应由当时最有经验的战地医师进行初始的伤员拣伤分类并给予直接地治疗。因为他（她）通常最熟悉伤情的本质，最清楚何种情况下需要紧急救助或救治可能无效以及哪些伤员能够返回战斗。更高级的支持则需要直接分配战地抢救员、急救员等资源以帮助进行治疗和转运伤员至集中点或转运平台。

表6-5　战术战斗伤亡救治伤员拣伤分类（TCCC）

火线救治阶段的伤员拣伤分类

1. 尽可能地救治所有未出现明显死亡迹象的伤员

2. 控制威胁生命的失血

3. 继续执行任务/战斗

战术救治阶段的伤员拣伤分类

1. 对伤员进行快速初始评估以便于伤员拣伤分类。每个患者最多耗时1min

2. 如果伤员能够行走，如果其不存在缓慢内出血、外出血或呼吸困难，可以认为他状况良好

3. 立即进行救生干预（LSI），例如，使用止血带来控制致命性肢体部位出血、在无法使用止血带的位置使用作战纱布（Combat Gauze™）来控制致命性外出血或者对张力性气胸进行穿刺减压。快速转移

4. 将救治顺序从ABC颠倒为CBA。战场上大部分可预防的死亡都是未能控制外出血导致的。若伤员失血过多，保证气道顺畅对于伤员的存活没有任何作用

5. 在检测桡动脉脉搏时，要与伤员说话。如果伤员能够听从命令且桡动脉脉搏有力，那么其将有极大的存活可能性。这样的伤员通常属于轻度或中度类

6. 如果伤员能够听从命令，但是桡动脉脉搏微弱或无法检测，则死亡的风险增大，需要进行紧急救生干预（LSI）。这样的伤员属于重度类

7. 如果伤员不能听从命令，且桡动脉脉搏微弱或无法检测，伤员死亡的可能性极大（>92%），紧急救生干预（LSI）也许会起到一定的作用。这样的伤员属于重度类，在资源受限转移时间较长的情况下，甚至可能归为濒死类

8.准备将伤员撤离现场。防止体温过低

战术后撤阶段的伤员拣伤分类

1.再次进行伤员拣伤分类。伤员拣伤分类类别和治疗需求能够并且也将发生变化

2.在这一阶段可以使用任何可用的先进诊断设备来辅助伤员拣伤分类

3.软组织损伤很普遍且看起来很糟糕，但其实它不会造成死亡，除非伤员陷入休克

4.极其严重的肢体部位创伤出血可通过止血带或止血敷料来控制。如果流血情况完全被控制住的话，战术后撤的时间延迟并不会增加病死率

5.应尽快转移休克伤员

6.患有穿透性胸部创伤的伤员，如果穿刺减压后依旧呼吸紊乱，则需尽快后送。如果可以的话，插入胸管

7.若患有穿透性胸、腹部创伤的伤员处于休克状态，则死亡风险较高。需尽快将其后送

8.患有面部钝挫伤或穿透性创伤且呼吸困难的伤员应立刻接受确定性气管治疗并尽快将其后送

9.因面部钝挫伤或穿透性创伤造成严重脑损伤且意识不清的伤员，无论是否对其进行紧急后送都不可能存活下来

10.患有面部钝挫伤或穿透性创伤的伤员，若颅骨被穿透但仍旧意识清醒，需尽快将其后送

11.最初未休克的患有胸部或腹部穿透性创伤的伤员，在15min的后送过程中，可能因缓慢内部创伤出血而出现后期休克的状况。需对其进行严密监控观察并尽快将其后送

　　因为战地环境不适合大规模监控设备的运行，最佳的战场治疗和后送依靠的是简单的伤员拣伤分类工具。当前，大部分民用伤员拣伤分类算法以解剖生理数据为基础，因为这些数据可以直接在伤口处采集并能快速提供伤员现状的概况。精确的拣伤分类是建立在那些能预测后果并采取立即干预措施的指标之上的。这些指标包括大体评估、生理学状态和解剖标志等。大体评估的目的在于迅速地选择那些轻伤或有致命伤的伤员。

（一）生理学状态

　　进一步的，运用格拉斯哥昏迷指数（GCS）判断神志情况和测量生命指征（收缩压和呼吸情况），评定伤员的生理状态。这些指标对严重伤情的预后有着很重要的预测作用。一项自2006年开始的基于平民伤情分类的系统综述研究也支持这一处理过程。

　　由于战地的艰苦和危险限制了精良的监护设备的运用，而战地转运则依赖于简单的处理工具。在战地伤员分类中，有两个重要的指标对结局的预测有很高的预测价值：伤员能否服从简单的指令（根据GCS评分中选择）以及桡动脉搏动的特点和频率（用于对收缩压的表征）。基于这几点以及其他一些已发表的观点，人们提出了一套战场伤员验伤分类决策算法（图6-13）。

　　除非有明显的外出血、气管或呼吸障碍、躯干枪伤，拥有正常行走能力的伤员最初一般会被归入轻度或中度类别，而明显的死亡迹象会使伤员被归入濒死类别。对于那些不属于这几个类别的伤员需要进行进一步评估。所有需要救生干预（LSI）的伤员都会被首先归入重度类。然而，完成救生干预（LSI）后，需再次进行伤员拣伤分类。此外，伤员拣伤分类是一个连续的过程，需要频繁的再评估，而每次评估都可能使伤员从一类级

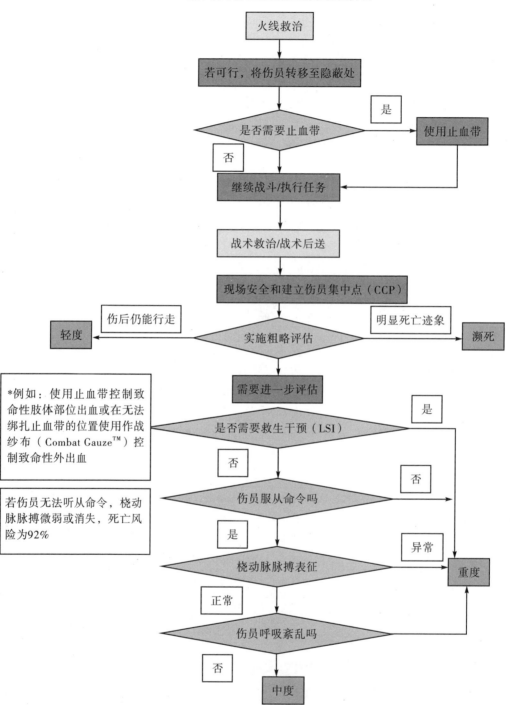

图6-13 战术战斗伤亡救治伤员拣伤算法

别变更到另一类级别。下一步骤，要能够从视觉伤评估伤员的呼吸困难情况。对于每分钟呼吸少于10次和大于30次的伤员被认为严重受伤。如果伤员能够听从命令、有强有力的桡动脉脉搏、没有呼吸紊乱且没有严重外出血，可将其初步归入中度类。

（二）解剖学指征

在平民创伤救助中，单纯运用生理学和解剖学指征进行拣伤分类会使得更多比例的伤员被降低分类或是比实际情况风险更低的等级。在转运至高级创伤中心时特殊考虑的纳入能够有效地减少上述情况的发生。这种特殊考虑的需求在战伤救护过程中也很重要。例如，伤员的生理学指标正常而有解剖伤则需要最高级别的护理。

战地医师应该降低为存在以下伤情的伤员进行早期介入和转运的门槛。

1.头部、颈部、躯干或邻近膝关节和肘关节的严重贯通伤。

2.胸壁不稳定或缺损。

3.2处以上的近端长骨骨折。

4.挤压、脱套、离断及无脉的四肢伤。

5.腕关节或膝关节以下截肢。

6.骨盆骨折（要考虑内出血的可能）。

7.开放性或凹陷性颅骨骨折。

8.瘫痪。

损伤原理在钝性伤的病死率和伤残率的估计上有着十分关键的作用。从20ft（1ft=0.3048m）以上高处摔落、高危险性车祸或在爆炸现场受伤都被认定为严重的创伤。严重损伤和急需转运至高级救护中心的患者应当被优先考虑。

（三）计划和保护

在战斗准备过程中，因为存在出现大量伤亡事件的固有风险，许多因素必须在任务计划和训练预演阶段进行考虑，以确保在完成任务的同时士兵也得到适当地救治（表6-6）。环境、任务和时间表是影响伤员拣伤分类执行方式的重要因素。如何设置伤员集中点（CCP）、在哪里设置、如何保证安全？可用的转移设备是什么、时间框架是什么样的？

表6-6　大规模伤员拣伤分类的准备步骤

1.保护该区域并保证现场安全
2.设立现场指挥官和医疗顾问
3.建立指挥所（CP）、一个或多个伤员集中点（CCPs）以及到达路径
4.估计初始数目、严重性
5.判断额外风险（如烟雾、NBC等）
6.初步确定伤员验伤分类类别
7.实施所需的救生干预
8.若时间允许，应实施二次检查并重新进行伤员拣伤分类

进行伤员拣伤分类时，要记住保护自己和其他救助人员的安全并防止伤员受到进一步伤害是非常重要的。负责伤员拣伤分类的人员应时刻记住，伤员拣伤分类都不是

最终的治疗过程，且需要不断地重新评估来判断伤员的情况是否出现恶化或改善。

小结：分拣是群体伤亡事件和灾害反应的第一步。这个时间做出的决定对于提高救治率和改善个体预后都是很关键的。在过去的100年中分拣得到了很好的发展，并且将会随着对医疗科技理解的加深而得到更进一步的发展。实施灾害条件下的分拣需要站在医疗救援人员的角度对转运和治疗中的优先处理事项。尽管经验是最好的老师，经常的日常培训能使我们面对灾害更加从容。

1.伤员拣伤分类是一个根据伤员对紧急医疗救治的需求或者可能受益将伤员分类的过程。

2.应由最有经验的战地医师进行最初的拣伤分类，因为他们对创伤的来源、本质以及什么情况治疗无效最了解。

3.共有四种伤员拣伤分类类别：轻度、中度、重度以及濒死。

4.对于没有分清轻度和濒死的伤员就需要及时的转运。

5.轻度类别伤员包括患有轻伤且通常可以通过自救或战友互救进行救治的伤员。

6.能够正常行走的伤员应被立即归入轻度类别，除非伤员有明显的外出血、气道阻塞或呼吸困难或穿透性躯干创伤。

7.如果伤员能够听从命令、有强有力的桡动脉脉搏、没有呼吸紊乱，他（她）应该被归入轻度类别或中度类别。

8.中度类别包括需要手术的伤员，他们的整体情况确保他们不会因手术治疗延迟而危及性命。但他们需要接受持续治疗。

9.重度类别包括需要紧急救生干预（LSI）和（或）手术治疗的伤员。

10.所有需要救生干预（LSI）的伤员最初都被归入重度类别，实施救生干预（LSI），需再次进行伤员拣伤分类。

11.濒死类别包括受伤过重，即使接受最佳的医疗救治，都几乎不可能存活下来的伤员。

12.出现明显死亡迹象的伤员应被归入濒死类别。

13.未被归入轻度类别和濒死类别的伤员需接受进一步的评估。

14.伤员拣伤分类是一个连续的过程。需要不断的重新评估来判断伤员的情况是否出现恶化或改善。

15.伤员拣伤分类并不是最终的治疗过程。

第三节　战术条件下腹部创伤的医疗组织和准备

紧急条件下给伤员提供医疗服务已经不是战术急救医学的最新概念了。然而，近年来，这种实践工作已经逐步建立起来，并且比以前具有更好的证据基础。战术医学的要素被很多其他的原则共享，包括灾害医学、野外医学、人道主义医学以及城市搜救。其主线就是在资源匮乏、转运条件恶劣的情况下达到医疗救助最大化的同时尽可能降低医疗服务提供者的风险。

战术急救医疗支持（tactic emergency medical support，TEMS）被认为是急救医学一个特别的分支，其可适用于战争条件下的火线伤员救治与后送。TEMS是一种院外医疗的实践，致力于加强在特殊环境下完成任务的能力。法律部门明确向军警巡逻单位指出了哪些活动过于危险，过于复杂和（或）过于要求高技术。这些任务由经过重点训练、协作并掌握迅速、秘密、强制手段的特殊队伍来确保完成。他们经常使用先进的设备，例如低致死性武器、通信设备、盔甲等，必要时需要依靠图像及声音捕捉设备。特别行动队由最合适、最快速、最优秀、最有积极性的个人组成。对这种行动队的称呼有很多，包括特警队（SWAT）、特别响应队、反袭击队、紧急响应队或特种作战队。TEMS的原则和其他的队伍一样，比如高官保护、潜水救援以及爆炸物拆除。

TEMS的首要任务在于保证战术、战场目标的完成。医疗资源是战术环境下一种珍贵的资源，应该合理分配医疗资源使得在战术环境下的大多数人受益最多。然而，从事该专业人员要认真防范，防止出现违反社会道德乱用药品的情况。战时，人类的尊严也是人类文明社会的惯例，要求伤员得到人道主义救助，包括医疗救助，而无论伤员效忠哪一方，都有权利享受到及时有效的救治。由经过专门训练的人员组成的特殊医疗支持可以最大限度地保证战斗人员达到极限时的安全。

不同于和平时期的创伤急救，对日常训练的坚持、对应急流程的熟稔才是战时，特别是战场、战术条件下，保证救治效率最有效的方法，才能保障战术医疗队不会成为成功完成任务的负担或障碍。

一、战术医疗队模式

现在美国提供战术医疗队支援有很多模式。通过分析提供者以及他们是怎样和战术队进行的整合，可以更好的理解他们。SWAT的医疗提供者包括从医师到基础急诊医士（EMT-B）。医师虽然更加专业，但是雇佣费用可能更昂贵，同时由于没有经过必需的战术经历或野外训练，不一定能在野战条件下实现和平时期应该达到的医疗目的。

经过训练的医务人员能够掌握野战条件急救的方法和技能。对部队卫生员或卫生士兵的培训，不仅能够降低费用，还可以全天候在战斗序列中待命，能够在战区内提供必要的紧急医疗服务。因为传统的紧急医疗服务系统的沟通方式往往受到现场安全与后勤条件的限制无法实现，经常性的教育与临床实践才能够可以保障这种技巧与能力的维持。不同于常规急救医疗，战术条件下更加强调的是队伍中职责的明确、战场环境的判断以及非和平时期战救技能的熟悉。

战术急救队的装备是一个有争议的话题。战术急救队要在高危环境下运作，应该配以合适的设备与训练，包括防御性武器。对于我军的战术急救而言，最主要的目标在于协助减少战斗减员，而不是成为部队行军作战的累赘。结合我国目前的国防需求，对于基本武器装备应用的实际掌握应当成为战术急救队考核的重要指标；同理，对于军事素养的考量，也是战时少流血的关键因素之一。

二、战术救治区域的划分和功能

野战条件下，医疗的介入和实施高度依赖伤员所在特殊环境的威胁程度。救治区域常用三级描述法：热、温、冷。救治区域同战场中心可能不等距，区域形状可能不规则，不同战场环境下，战场形势的定义，如威胁下的掩护与隐藏能力（一面子弹无法穿过的墙）、无有效隐藏（相对于攻击者）、敌我双方使用的武器、地形特点、威胁与目标的距离、可视性、反狙击掩护以及反击活力的强弱等，对于战术救治都有着不同要求。

1.**热区**　是指威胁直接且迅速的地方。它包括主观决定的快速直接的威胁，它可以被先前提到的各种变量所影响。然而，大体上来说，热区是指对伤员、救援人员保护较少，带来额外伤害可能性很高的区域。热区是极其危险的区域。通常来说，尽管条件可能允许行紧急的救命措施，比如气管切开，但唯一正确的救助可能就是转移到安全地点。自救也是可能的，尤其是在医疗队的引导下，或者已经在战斗序列中培养了合格的卫生兵等随军医疗辅助人员。自救应该等到现场安全之后。

2.**冷区**　是指不存在威胁的区域。因为火力或其他战场威胁同医疗行为存在着有效屏障；冷区内的医疗救助和一般的院外医疗救助几乎一样。

3.**温区**　是指威胁存在，但并不存在直接火力暴露。威胁的严重程度变化很大。TEMS必须据此进行调整。传统的急救医疗支持介入做不到这点。例如，脊柱固定对于颈部贯通伤的作用较小，它要花费时间，会增加救援人员和伤员的暴露时间，给他们带来额外的危险。此外，在战术条件下是不对继发外伤后的心搏骤停的患者进行心肺复苏的（在溺水、电击、低温以及毒物情况下暴露人工气道可能是一项有效的复苏措施），但是类似外伤的止血措施其实才是真正救命的。

不但要考虑伤员所在危险区域相关风险，还要将整个转运救治过程中的所有相关风险进行通盘考虑。这种危险通常称作运输风险，包括三个部分：①移动患者所花费的时间。一些区域下的活动可能经过很多热区或温区，因为敌方有自主的攻击区域，这会造成运输时间延长。例如，在1966年美国德克萨斯塔狙击兵事件中，一个退役士兵把自己封在德克萨斯管理学院大楼28层的观察板上，并且杀害了挡路的人。因此，这就形成了一个包括校园中心地带大部分区域在内的热区。②转移的路线。因为护理区的划分是不规则形状的、不连续的地理分区，热区内可能会包含有温区；这种情况下，从一个温区转移至另外一个温区要比横穿热区的风险小。有时，为了到达更冷的区域可能要不得不穿过相对更热的区域，这时要考虑就地治疗和转移的风险与收益。③运输过程中的救治能力。一些救治方法在转运过程中是实现不了的，这时中断治疗的结果就是要考虑的因素之一了。例如，在跑步将患者转移出热区途中是不可能保证气道通畅技术实施的，因此在转移之前放置人工气道可能就是必需的了。运输风险的概念可以总结成公式：运输风险 $= t \times R \times C$。t：转运时间风险；R：转运路线风险；C：转运过程中提供基本救治的难度风险。

三、战术医疗指挥员的职责

战术医疗指挥员的所有决定会影响全队，包括医疗资源的时间、空间分配等。战术医疗指挥员要向战术现场的最高军事指挥员提供信息与建议，让其明确将任何个人暴露在战术条件下所面临的医疗风险。他需要维持战术医疗的基本运转，并承担相应的战场责任。因此，战术医疗指挥员应当参与战术制定，以明确是否能够将战术医疗在战场中的作用发挥到最大。战术环境被定义为高风险，战场医疗资源匮乏。战术医疗指挥员必须根据不同的战场环境、不同的战术特点制定战术医疗。用最少的装备，完成最好的转运，并指导医务人员熟知可能发生的伤员类型、整个行动的大概轮廓，并且根据情况选择预案。医务专业人员应当随时评估战场环境、评估医疗有效性和风险性，并及时向战术医疗指挥员汇报，以明确进一步的战术选择。一味等待军事行动人员对医疗提出建议是不明智的。

任务过程中，战术医疗指挥员应该向最高军事指挥员汇报每次行动的成果和不足，并总结改进的建议。某种程度上来说，战术医疗队员是处于伤员与健康救治准入系统之间的纽带。在某种地理位置和环境下，恰当的准入系统可能是在院前水平，然而另外一些情况可能是在地区、国家或国际中心水平。战术医疗队员对患者的职责在患者转移至稳定的健康救治系统后也没有停止。作为知情者，应当向后方医疗机构提供所需的信息，确保患者接受的是正确、有效、一致的治疗。战术医疗队员也可以充当患者家属与行政部门间重要的纽带。例如，参加手术的信息可以通过战术医疗队员在5min内用专业术语转达给其他的医疗救援者，同样战术医疗队员可以用更加详细的解释将信息提供给其他人，而术者可能根本没有时间来做这件事情。

四、战术紧急医疗支援和紧急医疗服务的区别

日常EMS和TEMS之间的原则性不同并不在于如何处置不同的伤病。例如，出血首选的办法仍然是直接压迫。不同之处在于医疗决定下达的环境。对于未控制的出血患者，EMS队员可能为需要转移的患者使用止血带而不是直接压迫，因为直接压迫不易实施且效果不明。TEMS人员接受更多的扩展练习，包括损伤控制、预防医学、野外环境卫生、移动救护（疾病呼叫）以及其他的技能，例如，缺乏麻醉、镇痛药情况下牙伤的处理等。TEMS所需技能对于传统的院前救护来讲并不是必需的，在常规院前急救的基础上，应当制定针对战术情况的特殊训练。譬如，有学者认为紧急环甲膜切开术要比气管内插管更适合在战术情况下使用。这是因为战场环境中，喉镜的使用不能正常开展，特别是颌面损伤尤为如此。因此，在温区对患者进行气管插管是值得商榷的。但是，随着技术装备的升级，诸如数字化可视插管的微型化，列装之后能够在掩体环境中，完成快速插管。

如前所述，心肺复苏在战术急救环境中的意义一直存在争议：在温区进行心肺复苏会增加救援人员在危险情况下的暴露时间，并会占用有限的救援力量。继发创伤后的心肺复苏成功率很低，风险高得不能衡量。甚至很多非创伤心搏骤停患者都无法成功复苏。再加上环境条件的艰苦、疏散所需的时间以及缺乏严格的有效地复苏操作，所以只有在医疗资源充足，并且对医疗元素需求低的时候才去做复苏。然而，特殊情况下，包括心搏骤停继发于初始的呼吸功能不全，可能会保留心肺功能一小段时间，以允许正常功能的存留，这种情况包括溺水、低温、毒物暴露、电击或雷击伤。

同时，"与子同袍，岂曰无衣"的军队战场情感对救援的影响应当充分考虑：战场环境下，一方面可以看到医疗力量对阵亡人员不间断的救助，另一方面也可以看到当医疗力量努力靠近营救伤员时，伤员却自己行动寻找掩体。战场环境中，有限的医疗资源被"浪费"固然可惜，忽视军队战斗人员同袍之义在战术层面上依然不可取。

五、战术紧急医学与非战争军事行动

战术医疗队员具备各种能力，对于和平时期我军经常面对的非战争军事行动，最

常见的是灾难响应。作为一个整体，战术医疗队战术严明，适合在危险、资源匮乏、转运条件艰苦的环境下工作。他们在各种特殊条件下受过训，他们集综合医疗计划者、职业健康医师、预防医学官员、风险处置者、紧急医学提供者、公共健康官员以及野外卫生学者为一身。他们装备精良，这可以允许他们自给自足且具有高度的可移动性。他们习惯于处置连续、持久的状况，对紧急服务个人提供紧急救治。TEMS提供者以及他们的灾难响应队员应该互相计划、协调、整合，并且进行共同训练。

野战条件下的初诊及分拣后送需要运用灾害医学、野外医学、人道主义救助以及城市搜索与营救的共同理念。TEMS的理念是聚焦于战时等特殊时期加强某种院外医疗行动的成功。尽管通用的紧急救治医学对于战时来讲也是正确的，但是在救治决定的制定、救治的时间与资源上有很多不同。更多的例子不断地在证明，TEMS在损害事件（如损伤控制、预防医学）发生前很长时间就会明显影响到事件影响人员的伤害与疾病程度。它还可以明显减少伤者、救治者以及无辜人员的病死率与发病率，值得我军在战时腹部创伤救治中继续深入应用。

参 考 文 献

Arishita GI, Vayer js, Bellamy RE. 1989. Cervical spine immobilization of penetrating neck wounds in a hostile environment [J]. J Trauma, 29: 332-337.

Bellamy RE. 1984. The causes of death in conventional land Warfare: implications for combat casualty care research [J]. Mil Med, 149: 55-62.

Boehm TM, James JJ. 1988. The medical response to the La Belle Disco bombing in Berlin, 1986 [J]. Mil Med, 153: 235-237.

Buesching DP, Jablonowski A, Vesta E, et al. 1985. Inappropriate emergency department visits [J]. Ann Emerg Med, 14: 672-676.

Butler FK, Hagmann JH, Butler EG. 1996. Tactical combat casualty Care in special operations [J]. Mil Med, 161: 3-16.

Cloonan C. 1999. Panel discussion: operational medicine in the 2lst century. in: Proceedings of the Third International Conference on Tactical Emergency Medical Support [J]. Bethesda, MD: Uniformed Services University of the Health Sciences: 97.

Contoms Database System. 2002. Bethesda, MD: Uniformed Services University of the Health Sciences [J]. Available at: http://www. usuhs. mil/ccr/index. html. Accessed.

Delorenzo RA, Porter RS. 1999. Tactical emergency care [J]. Upper Saddle River, NY: Prentice-Hall.

Department of Health and Human Services, Centers for Disease Control and Prevention. 1999. Bioterrorism alleging use of anthrax and interim guidelines for management—United States. 1998 [J]. MMWR, 48: 4, 69-74.

Department of Justice, Federal Bureau of Investigation. l999. Terrorism in the United States, 1997 [J]. Washington, D. C.: United States Government Printing Offce,

Department of State, Office of the Coordinator for Counterterrorism. 1999. Patterns of global terrorism, 1998 [J]. Washington, D. C.: United States Department of State.

Dolev E. Medical aspects of terrorist activities [J]. Mil Med, 1988, 153: 243-244.

Editor's comment on the inclusion of physicians in civilian tactical law enforcement operations [J]. The Tactical Edge, Fall, 1993.

Emergency medical technician tactical course mannual, 14th ed [J]. Bethesda, MD: Uniformed Services University of the Health Sciences, 1995.

FedeM Emergency Management Agency. 2002. terrorism incident annex. Federal response plan [J]. Available at: http: //www. fema. gov/r-n-r/frp/frpterr. htm. Accessed April, 5.

Hadden WA, Rutherford WH, Merrett ID. 1978. The injuries of terrorist bombing: a study of 1532 consecutive patients [J]. BrJ Surg, 65: 525-531.

Hardwick WC, Bluhm D. 1984. Digital intubation [J]. J Emerg Med, 1: 317-320.

HeisKelI LE, Camona RH. 1994. Tactical emergency medical Services; an emerging subspecialty of emergency medicine [J]. Ann Emerg Meg, 23: 778-785.

Heiskell LE. 1996. SWAT medical ream [J]. Law and Order: 70-74.

Hogan DE, Waeckerle JE, Dire DJ, et al. 1999. Emergency department impact of the Oklahoma City terrorist bombing [J]. Ann Emerg Med, 34: 160-167.

Holdsworth N. 1994. Expanded-scope paramedics [J]. JEMS: 92-93.

Jagoda A, Pietrzak M, Hazen S, et al. 1992. Prehospital care and the military [J]. Mil Med, 157: 11-15.

Jone5 JS, Reese K, Kenepp G, et al. 1996. Into the fray: integration of emergency medical Services and special weapons and tactics (SWAT) teams [J]. Prehosp Disaster Med, 11: 202-206.

Kanable R. 1999. Peak performance [J]. Law Enforcement Technology: 78-82.

Kolman JA. 1982. A guide to the development of special weapons and tactics teams [M]. Springfield, IL: Charles C Thomas Publishers.

Kowalski B, Frazier J, Grande CM. 1998. TACMED vs. MEDTAC: the basis of medical support for tactical operations [J]. The Tactical Edge.

Lavergne GM. 1997. A sniper in the tower [M]. New York: Bantam Books.

Lessenger JE. 1985. Prisoners in the emergency department [J]. Ann Emerg Med, 14: 179-183.

Macintyre AG, Christopher GW, Eitzen E, et al. 2000. Weapons of mass destruction events with contaminated casualties [J]. JAMA, 283: 242-249.

Madsen M. 1998. Use of an emergency medical information card by a tactical team [J]. The Tactical Edge.

Maniscalco PM, Christen HT, Rubin DL, et al. 1998. New weapons of mass effect [J]. JEMS, 23: 12, 41-50.

May J. l999. Michigan school bombing in 1927 was even more deadly [J]. The Detroit Free Press. Available at: http: //www. freep. com/news/nw/qbath23. htm. Accessed.

McArdlc DQ, Rasumoff D, Kohman J. 1992. Integration of emergency medical services and special weapons and tactics teams: the emergence of the tactically trained medic [J]. Prehosp Disaster Med, 7: 285-288.

Myers C. 1997. In the line of fire Emergency: 16-19.

Olds MA, Grande CM. 1995. When minutes can mean a lifetime [J]. Counterterrorism and security reports: 26-28.

Posner Mj. 1992. The Estelle medical professional judgment standard: the right of those in state custody to receive high−cost medical treatments [J] . Am J Law Med, 18: 4.

Quinn M. 1987. Into the fray: the search and rescue role with special weapons teams [J] . Response, 6: 18−20.

Rooker N. 1993. The San Francisco shootings [J] . JEMS: 74−81.

Rosemurgy AS, Norris PA, Olson SM, et al. 1998. Prehospital traumatic cardiac arrest: the cost of futility [J] . J Trauma, 38: 468−474.

Smock W, Hamm M, Krista M. 1999. Physicians in tactical medicine [J] . Ann Emerg Med, 34: 73.

Stein M, Hirschberg A. 1999. Trauma care in the new millennium: medical consequences of terrorism−the conventional weapon threat [J] . Surg Clin Norht Am, 79 (6) : 1538−1552.

Stewart RD. 1984. Tactile orotracheal intubation. [J] Ann Emerg Med, 13: 175−178.

Sullivan K. 1992. Police shoot man in alleged ambulance hijacking in MD [J] . 7he Washington Post, 5: 7.

Vayer js, Ten Eyck RP, Cowan ML. 1986. New concepts in triage [J] . Ann Emerg Med, 15: 927−930.

Wound Data and Munitions Effectiveness Team Study. 1970. Vols. I −Ⅲ.Final report [J] . Alexandria VA: Joint Technical Coordinating Group for Munitions Effectiveness, Defense Technical Information Center.

Yoon RY, Harling M, Feldman JA, et al. 1993. Penetrating thoracic trauma: Prehospital resuscitation for all? [J] Abstract of scientific papers presented at The Ninth Annual Conference and Scientific Assembly of the National Association of EMS Physicians, Minneapolis.

Zajtchuk R, jenkins DP, Belfamy RF, et al. 1991. Combat casualty care guidelines for operation desert storm [J] . Washington DC: Office of the Army Surgeon General.

第7章

常见腹部脏器损伤转运前的腔镜处理技术

现代战争是在地面、海洋、空中、太空等多维度空间下的高技术常规武器的局部战争。高技术武器杀伤精度和破坏力都有大幅度的增强，战伤伤情的特点主要表现为炸伤及烧伤增多，并以肢体伤、躯干伤、颅脑伤、血管伤为主，这其中30%～40%的伤员死亡是由于出血及休克引起的。而在所有可预防的死亡事件中，由出血导致的比例占到了79%。因此，战（现）场的快速止血技术是目前战伤救治中的最重要的环节之一。除了战伤，平时由于交通伤、自然灾害等原因导致的严重腹部创伤同样较为多见，腹部战伤及平时严重腹部创伤常伴有较大的腹壁缺损及严重的腹内脏器、血管损伤，是导致伤病员死亡的重要原因之一。据统计，胸、腹部受伤概率约占所有创伤部位的13%，仅次于肢体伤；另一方面，腹部伤情较重，致死率高，常因出血性休克、感染等导致死亡，在汶川地震中死亡率为7.5%，仅次于重度颅脑伤，而重度胸腹部创伤的死亡率甚至高达50%～60%。战（现）场的治疗条件较为局限，明确的诊断和确定性手术的实施机会和条件较少，随着救治时效性日益受到重视，如何在第一时间控制出血，减少损伤是世界战创伤医学关注的焦点之一。

第一节　快速止血技术

常规的战（现）场快速止血器材有止血带、止血敷料和绷带等。

一、止血带

多用于肢体出血控制尤其是动脉出血控制，通过压迫近心端血管阻断血行来达到止血目的，对挽救伤员生命尤为关键。止血带的止血效果与其宽度和加压方式有关，止血带越窄，止血所需的压力越大，越宽则需要的压力越小，当宽度达到13cm及以上时，止血所需的压力近似于该处的动脉收缩压。目前我军使用的一次性止血带仍为橡皮管止血带（宽约1.5cm）。橡皮管止血带是在第二次世界大战起开始广泛应用的，虽然挽救了无数生命，但也导致了许多肢体的缺血坏死及其他并发症。

有鉴于此，目前也出现了许多新型止血带，例如橡胶式（宽4cm）、局部充气式、环绕充气式和卡口式等类型的止血带。另有新型的数字式电动充气式止血带，可根据伤员血压变化自动充、放气，并具有报警功能，在平时使用效果良好，但是在战时的稳定性和准确性仍需实战检验。

止血带的应用需要掌握其适应证和使用方法。一般只有肢体较大的动脉出血或加压包扎法无法止血时才应用止血带止血。一般的静脉和小动脉出血及组织出血，普通的加压包扎即可达到止血目的。使用时，止血带应放置在肢体远端，距离伤口5cm处，并且尽量避开关节部位。止血带的压力需要仔细把握，以能止住血为目的，可以在下面放置敷料等衬垫，以减少其对局部组织的压力。使用时间方面，一般认为2h较为安全，如果超过6h则容易引发筋膜间隙综合征，甚至截肢的危险。因此，及时转运伤员至上级医院，尽早解除止血带，手术或改用其他方法止血是使用止血带后至关重要的处理（图7-1）。

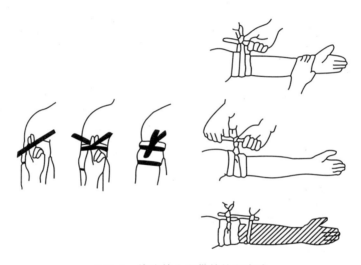

图7-1 橡皮管止血带的使用方法

二、止血敷料和绷带

多用于腹部创伤所致内脏或血管出血，可以对无法使用止血带的部位快速止血，且主要针对的是脏器破裂出血和静脉出血。

敷料作为止血材料，是指盖在伤口上、有保护性作用的覆盖物，可以协助控制出血，防止感染并吸收分泌物，因此敷料的合理选择与应用对及时止血有重要意义。随着战创伤伤情的变化和材料技术的发展，目前止血敷料的研制更新十分迅速，现在可用于制作止血敷料的材料如下。

1.传统棉制品 一般指的是灭菌后的脱脂棉、纱布，用于加压止血。最为常见，历史最长，用量也最大。但由于没有凝血因子，只是对创面起到物理保护作用，且容易粘连创伤面。

2.生物医用高分子材料 高分子材料是指许多重复单元共价连接而成、分子量很大的一类大分子，也可称为聚合物。一般有天然高分子和合成高分子之分，前者以从海藻植物中提取的海藻酸盐为代表，其顺应性良好，与血液和伤口分泌物中的钠盐接触时，即可形成凝胶样物质，对控制出血、渗血非常有效；后者包括聚乙烯、硅橡胶、硅凝胶等，其中硅凝胶有3层结构，内层为高分子材料，中层为塑料薄膜，外裹一层胶合材料，含有止血因子，对渗血有良好的控制作用，且具备刺激和疼痛相对较小的优点。

3. 人工纤维蛋白　主要见于人工合成的纤维蛋白敷料，纤维蛋白作为一种凝血因子，可以更好地起到止血作用，人工合成来源也避免了从人体血浆中提取纤维蛋白原。

4. 矿物质敷料　常见的有沸石、石墨、无机生物活性玻璃材料等，一般具有良好的吸附性和引流线，能够迅速止血，且兼具抗炎、抑菌的作用。

5. 液体类敷料　常见的有α-氰基丙烯酸酯类、纳米壳聚糖颗粒喷雾敷料等，液体敷料使用时可以不受伤口面积、部位或形状的限制。

6. 金属类敷料　临床上常用的有银敷料、锌敷料和铝敷料，可与纤维混织或真空蒸镀形成一层金属膜，或者将金属与黏合剂混合。金属在与伤口创面接触时，可不断释放金属离子，形成一种利于伤口愈合的生理环境，促进创面愈合。

7. 其他　另有专门应用于内出血的止血敷料，如结合明胶颗粒和凝血酶的Floseal，这是一种高黏度的凝胶止血剂，可用于局部或挤压受伤引起的大面积弥漫性出血，但不能用于血管出血。微孔聚合物颗粒（如Hemadex）可加速血液的分子筛脱水和自然凝血过程，可达到加速止血的效果。

三、器械止血或者缝合

对于本身有开放性伤道的伤员，可以通过伤道进行腔镜探查，在腹腔探查中对小血管的出血可以采取器械止血或缝合止血。由于战场或者前伸外科手术队缺乏大型设备，故能量设备（如超声刀、激光等）应用较为受限。

临床上常用的止血器械包括了钛夹和内镜用切割闭合器。这两种器械在腹部战创伤止血中需要避免损伤周围组织器官，故主要应用于游离的血管。

而缝合止血的效果可靠，适用于比较大的血管或其他方法无法止血时，在损伤控制手术中常用。但是腔镜下确切地缝合需要较高的手术技巧，故术者应当具有一定的腔镜基本操作能力。

在探查中处理不同的血管损伤应采取以下不同的策略。

1. 可见的中小血管损伤　可行钳夹、结扎。

2. 髂总静脉血管、下腔静脉损伤甚至是肝后静脉损伤　既可行结扎，也可填塞止血。因这些部位的静脉血管压力较低，一般填塞便可获得满意的止血效果。

3. 髂总动脉、肠系膜上动脉和静脉损伤　在控制出血的同时还应注意供应区的血运，小的侧壁破裂口，可行单纯缝合；较大的裂口或是断裂，可以用套管暂时连接。如战（现）场无专用的连接套管，紧急时可截取一段塑料静脉输液管套接。

4. 门静脉损伤　出血时不可结扎，单纯的小裂口可做简单缝合。损伤较大时也可用口径合适的乳胶管或硅胶管暂时套接。

经过转运前处理的血管，一般可以在6h内保持血流的良好通畅。但在后期患者情况稳定后，需要首先修复这些破损的重要血管，并保持其通畅性，延迟修复可能会增加血管壁损伤，以及发生栓塞、血管闭塞的风险。

小结：腹部战伤和平时的腹部创伤往往伴随着不同程度的出血，所以快速止血技术和器材的发展具有重要意义。不同的创伤部位和类型，需要合理选用转运前止血技术，包括止血带、止血敷料和绷带等。目前的快速止血技术和器械也同样融入了新材料、新科技，具备了更为科学的设计和应用方法，不仅能够止血，还能够修复创伤和促进愈合，对患者的康复起到积极的促进作用。

第二节　空腔脏器破口暂时封闭技术

空腔脏器（消化道器官等）损伤甚至破口多见于开放性腹部创伤，常由枪弹伤和刺伤造成，腹部钝伤致胃肠道损伤较少，多以局部打击（高空坠落、车把和方向盘撞击腹部）为主。对于胃和十二指肠开放性损伤患者，均应尽早进行手术，如火线进行确定性手术（如胃大部切除术或十二指肠切除术及Roux-en-Y吻合术等）较为困难时，则可先行紧急处理或施行简单的修补术后，先行转运待条件成熟再行确定性手术。

一、胃十二指肠损伤

开放性损伤临床表现类似消化道穿孔，诊断一般不难，常有上腹部疼痛、腹膜炎体征、白细胞升高等，在术中同样易发现。闭合性胃十二指肠损伤则需要结合受伤原因、病情特点和辅助检查来综合分析。

大部分胃十二指肠损伤患者需要手术治疗，转运前的微创处理同样应遵循损伤控制性手术的原则。判断患者的病情与损伤情况对转运前的处理较为关键。胃的损伤分级目前国内尚无明确的分级标准，故临床上仍较多借鉴国外的经验，如美国创伤外科学会（American Association for the Surgery of Trauma，AAST）公布的器官损伤分级标准（organ injury scale，OIS）（表7-1、表7-2）。

表7-1　胃损伤分级

损伤分级	伤情描述
I	挫伤或血肿
	胃壁部分裂伤
II	贲门或幽门部裂伤≤2cm
	胃近段1/3裂伤≤5cm
	胃远段2/3裂伤≤10cm
III	贲门或幽门部裂伤>2cm
	胃近段1/3裂伤>5cm
	胃远段2/3裂伤>10cm
IV	组织缺失或失去血供≤2/3胃
V	组织缺失或失去血供>2/3胃

注：III级以下多处损伤，其级别增加一级

表7-2　十二指肠损伤分级

损伤分级	伤情描述
I	血肿限于一处
	裂伤，部分裂伤、无穿孔
II	血肿多于一处
	裂伤<50%
III	裂伤50%～70%周径（第2段）
	50%～70%周径（第1、3、4段）
IV	裂伤第2段>75%周径
	累及壶腹部或胆总管下段
V	裂伤，十二指肠、胰头广泛损伤
	血管、十二指肠完全失去血供

注：同一器官多处损伤，其级别增加一级

　　若患者仅为 I 级或 II 级损伤，可对胃壁进行直接缝合修补，若边缘有挫伤或失活组织，可修整后再行缝合修补，一般采用双侧修补，第一层为可吸收缝线全层缝合，第二层为丝线间断浆肌层缝合。对于贲门或幽门处损伤者，若直接缝合，可能会出现缝合处狭窄梗阻，需加做贲门或幽门成形术。靠近胃大弯侧的 III 级破裂，可以用上述方法缝合修补，也可使用切割闭合器直接切除破口或部分胃壁，同样靠近胃、食管结合部或幽门处时，应尽量避免修补后狭窄，必要时可行幽门成形术。处理 IV 级以上损伤，需要行胃近端或远端大部切除术，则可暂时使用纱布填塞及引流，待转运后再行手术。

　　在此期间，应处理好血管出血，使用器械或缝合止血；开放性损伤可选择不关闭切口，待后期确定性手术。后期腹腔探查或确定性手术，甚至胃肠道改道手术需要转运至野战医院甚至后方医院进行。

　　对仅有胃、十二指肠壁内血肿，或其诊断尚不明确，生命体征平稳，且无腹膜炎征象的患者，可以先给予非手术治疗，包括禁食、胃肠减压、补液、应用止血药物和抗感染药物等。单纯的十二指肠壁内血肿一般1～2周即可恢复。若非手术治疗1周无效，可在腔镜或开腹探查时切开引流。

　　无论哪种处理方式，有效的胃肠道减压对伤口的愈合都极为重要。另外，还应当常规留置腹腔引流，特别是吻合口或破裂口附近和腹腔低位的引流。

二、小肠或结肠穿孔

　　患者因肠液 pH 几乎为中性，并且含菌量少，早期小肠溢出液相对量少，还常伴有其他器官、组织的损伤（表7-3、表7-4），早期症状可不明显，故诊断较为困难，应注意在体征中往往可查见明显的腹膜刺激征。

表7-3 小肠损伤分级

损伤分级	伤情描述
I	血肿，不影响血供的挫伤或血肿
	裂伤，部分肠壁裂伤、无穿孔
II	裂伤<50%周径
III	裂伤≥50%周径，但未横断
IV	裂伤，小肠横断
V	裂伤，小肠横断伴节段性组织丢失
	血管节段失去血供

注：同一器官多处损伤，其级别增加一级

表7-4 结肠损伤分级

损伤分级	伤情描述
I	血肿，不影响血供的挫伤或血肿
	裂伤，肠壁部分裂伤，无穿孔
II	裂伤<50%周径
III	裂伤≥50%周径，但未横断
IV	裂伤，结肠横断
V	裂伤，结肠横断伴节段性组织丢失
	血管节段失去血供

注：同一器官多处损伤，其级别增加一级.

腹部开放性损伤一旦发现大、小肠破裂，可在战（现）场施行损伤控制性手术，根据损伤分级的不同使用的手术方法如下。

1.使用肠钳夹闭肠管破口或以粗线将肠管捆扎，防止肠液继续流出。

2.若探查发现肠破口或损伤较小（I级或部分II级损伤），可使用腔镜手术缝合或明胶海绵填塞再加用医用粘合胶封堵可获得满意疗效；对于III级及以上损伤，建议后送至医院后再行确定性手术。

3.若发现肠系膜血管破损，可行缝合结扎。开放的腹部伤口，往往在撤离战（现）场后需要再次行确定性手术，并且定期观察腹腔内肠管的活力，因此可以暂时不关闭腹壁切口。可以：①以多把巾钳夹闭腹壁切口；②以大块纱布垫填塞包扎切口；③使用腹部伤口暂时关闭装置。在不关闭腹壁缺口的情况下，迅速转运至后方医院进行进一步治疗。由于小肠、结肠破裂造成的瘘口容易造成腹腔污染甚至感染性休克等严重并发症，故一旦具备手术条件，就应及时手术，控制肠液外溢，行坏死肠段切除术，两断端造口或切除吻合，或者吻合口外置观察。

三、胆管、膀胱等脏器损伤致破口或瘘

可腔镜或开腹条件下放置相应位置的导管引流，并在邻近位置放置负压引流管引流漏出液。

四、其他

治疗主要包括禁食、胃肠减压、补液、应用止血药物和抗感染药物等。转运期间，必须密切观察病情变化和连续监测生命体征、血流动力学指标等，以便了解有无隐匿性活动性出血及合并其他腹内脏器的损伤。

小结：空腔脏器损伤或破口的战（现）场处理对伤员救治成功率具有重要意义，在转运前的微创手术应遵循损伤控制性手术的原则，简化手术，通过手术缝扎和血管夹闭等快速控制出血与污染；若发现有肠管破损，可使用肠钳夹闭破口或粗线捆扎以暂时封闭肠管。随后可考虑以腹腔暂时性封闭装置封闭腹腔，同时禁食和补液，待运送至后方医院再施行确定性手术。值得一提的是，空腔脏器损伤，往往会伴随着其他脏器的损伤，在战（现）场的救治中应当同样注意。

第三节　腹部伤口暂时关闭技术

腹壁缺损在平战时急救中仍沿用传统的钢盔、止血包、纱布等进行临时覆盖，但其顺应性及无菌条件差，极易导致腹内脏器重新暴露、污染及二次损伤，且对致命性腹内出血急救时无法进行有效处理，仍单纯依赖于大量补液、抗休克治疗及后送治疗，易丧失伤后黄金处理时机。

一、腹腔暂时关闭的意义

严重腹部创伤患者多为多发伤或复合伤，对于此类患者，往往需要采用损伤控制性手术（damage control surgery，DCS），但常因腹壁较大缺损、严重创伤后休克及再灌注损伤导致腹内脏器及腹膜后水肿、强行关腹易导致多脏器功能衰竭等原因导致腹腔不能Ⅰ期关闭，同时DCS的主要目的仅在于止血及限制污染而非根治性手术，常由于腹部创伤病情的特殊性，需要密切观察腹腔内情况，并施行二次甚至多次确定性开腹手术。因此，在治疗严重腹部战创伤病例时越来越倾向于采取腹腔暂时性关闭管理手段。据报道，腹腔暂时性关闭（temporaray abdominal closure，TAC）可以有效地预防或控制腹腔间隙综合征（abodominal compartment syndrome，ACS）和腹腔感染的发生。

严重腹部创伤，常会伴随腹腔感染以及后腹膜血肿，引起腹腔内组织肿胀、积液、积气，肠腔内也可发生积气、积液，可使腹腔内压力增加，致使膈肌上抬，心肺功能也可受到影响，腔静脉、肾静脉受压，血液回流受阻，机体出现一系列生理功能紊乱而引发严重的症状，称之为腹腔间隙综合征（TAC）。简单的腹内压测定方法为经膀胱测压，放置导尿管排空膀胱，注入50ml液体，以耻骨联合平面为"0"点，测量水柱高度。腹内压可分为四级：Ⅰ级，10～14mmHg，不需特殊治疗；Ⅱ级，15～24mmHg，根据患者情况治疗；Ⅲ级，25～34mmHg，多数需要开腹减压；Ⅳ级，>35mmHg，需要紧急开腹减压。同时可以针对性地进行扩充血容量、胃肠减压、利尿等治疗。

二、腹腔暂时关闭技术

理想的腹腔暂时关闭材料应满足以下条件：①使用便捷，经济安全；②组织相容性较好；③易于观察，且能够再次进入腹腔；④具有保护筋膜的作用，避免腹壁回缩，利于筋膜皮肤的一期缝合；⑤充分地容纳腹腔内脏器官。尽管目前存在多种腹腔暂时性关闭装置和技术，但是尚无一种装置可满足上述所有条件。现对数种腹腔暂时性关闭方法做一介绍。

1. 纱布包扎法　是最初使用的暂时性腹腔关闭技术之一，我军早期战场救治常采用。当有腹部外伤内脏脱出的伤员时，用等渗盐水浸湿的大块无菌敷料覆盖后，再扣上无菌换药碗或无菌的盛物盆，以阻止肠管等内脏的进一步脱出，然后进行包扎固定，一般不立即还纳（图7-2）。如果有肠管破裂，则直接用肠钳钳夹后一起包裹在敷料内。这种覆盖固定方式较为简单，但封闭效果不够确切，也不能维持较长时间，也无法对腹内情况进行观察，故效能一般。

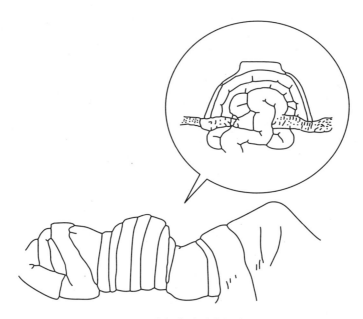

图7-2　腹部内脏脱出包扎法

2. 巾钳钳夹法　较为简单便捷的TAC技术，使用巾钳钳夹住伤口两侧的皮肤边缘，钳夹应夹住距两侧皮肤缘1cm的位置，巾钳之间互相间隔1cm，一般的缺口可能需要数把甚至数十把巾钳，然后用塑料薄膜粘贴在切口上，这种暂时性腹腔关闭技术在战场转运患者时条件局限时较为常用，平时及临床较少使用（图7-3）。

3. 补片封闭法　可以使用的补片有Star Surgical Inc公司的Wittmann补片或Groe-Tex公司的ePTFE（膨化聚乙氟乙烯）。

4. 可吸收网暂时性封闭法　可吸收网主要有羟乙酸乳酸聚酯（vicryl）材料和聚乙醇酸（dexon）材料的网，其抗拉强度可维持8周左右，可以暂时性覆盖腹壁，其可最终完全分解吸收，利于抗感染治疗。网上可再加用凡士林纱布或碘伏浸透的敷料覆盖其上。

5. Bogota袋法　利用临床上用于肠外营养或腹膜透析的3L无菌塑料袋，按照伤口的大小和伤情剪切成适宜大小（一般为椭圆形，超出切口边缘3～4cm），随后将剪好的单层袋放置于伤口下方的腹腔内，用缝合线将3L袋与腹膜及筋膜组织做连续或间断缝合，再用碘伏浸透的敷料覆盖其切口周围。

这些暂时封闭器材大多易于获取，可以满足简单急救需要。但是缺乏配套产品，效果一般，功能也较为单一，无法满足复杂伤情需要。

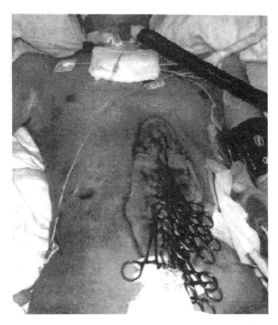

图7-3　巾钳钳夹法

6.其他　笔者团队设计提供了一种新型的暂时性腹腔关闭装置，并获得了国家发明专利（专利号200810239012.4）。该装置由透明气囊连接腹部气囊组成，通过腹部气囊中间的弹性环调节大小（图7-4），适用于不同大小创口，可有效快捷地达到暂时性关闭腹腔的目的，且可在急救情况下提供腹腔内活动性出血的止血手段，同时提供腹内脏器的观察窗口和便捷的再次手术通道，防止腹膜回缩及切口附近腹内脏器与腹壁粘连，为后期的腹腔关闭提供条件。

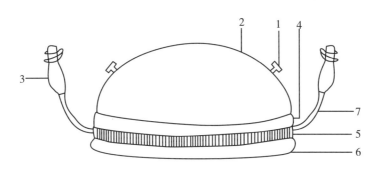

图7-4　暂时性腹腔关闭装置示意

1.充气、引流管口；2.透明气囊；3、7.上、下气囊充气管；4.上气囊；
5.弹性环；6.下气囊

改进后装置（图7-5）由透明半圆形顶盖和黏性底座组成，通过卡环调节封闭口大小，为无菌包装产品，便于携带和应用，自带黏性底座可保护周围皮肤，装置底部环形部分可根据伤口大小裁剪，气囊或透明顶盖可提供更大的腹腔空间，降低ACS的发生率，并且可以避免腹腔热量及液体丢失，同时可观察腹内情况，便于早期发现腹腔并发症并及时处理。若患者需要再次手术或进行确定性手术，该装置可以提供便捷的手术入腹途径。

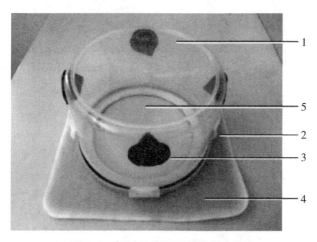

图7-5 暂时性腹腔关闭装置实物

1.透明半圆顶盖，直径15 cm；2.卡环，连接透明顶盖与黏性底座；3.水密性引流管口；4.黏性底座，25 cm×25 cm 大小，自带黏胶保护层；5.环内中央部分可根据腹部切口长短剪成相应大小缺口

小结：由战创伤导致的腹壁开放、腹壁缺损是威胁伤员生命健康的重要因素之一。如果转运前处理不当，将严重影响救治效果。在战创伤现场的救治往往需要因地制宜、分秒必争。选择合适的封闭材料和技术对已经开放的腹腔进行暂时性封闭，如果需要，可先行损伤控制性手术控制出血、瘘和感染后再行封闭。在封闭技术中，纱布包扎和巾钳钳夹法较为简便，可适用于现场无特殊补片或者特制暂时性封闭装置的救治现场。若条件允许，应当首选补片、网片修补或直接使用暂时性封闭装置进行封闭，再行转运。另外，腹腔暂时性封闭装置还兼具易观察、负压引流等功能，在现场救治中有其独特的优势，它的推广和应用必将使得腹壁损伤缺损的患者救治成功率得到显著提升。

总结与展望：腹部战创伤伤情的现场判断和转运前处理对伤员的救治成功与否尤为重要。以腔镜技术为代表的微创技术在转运前的处理中的作用越来越受到重视，同损伤控制手术相结合，对腹腔和脏器损伤的战（现）场处理进行科学地规划实施，同时尽快后送以行确定性手术，挽救伤员生命，最大限度地存留伤员生理功能。快速止血、暂时性脏器修补和腹腔关闭的器材与技术也在日新月异地发展，它们的研发和使用必将有效提高腹部战创伤的整体救治效能。

参 考 文 献

姜洪池，刘连新. 2010. 腹部创伤学［M］.北京：人民卫生出版社.

乔治，李荣，陈凛，等. 2013. 暂时性腹腔关闭装置对小型猪腹部开放伤并腹内高压的实验研究［J］. 解放军医学院学报，（7）: 774-776.

邵建川，韩岩. 2011. 暂时性腹腔关闭材料及技术在腹壁缺损中的应用［J］. 中国组织工程研究，15（3）: 523-526.

Beck-Razi N, Gaitini D. 2008. Focused Assessment with Sonography for Trauma［J］. Ultrasound Clinics, 3（1）: 23-31.

Howdieshell TR, Proctor CD, Sternberg E, et al. 2004. Temporary abdominal closure followed by definitive abdominal wall reconstruction of the open abdomen［J］. American Journal of Surgery, 188（3）: 301-306.

O'Malley E, Boyle E, O'Callaghan A, et al. 2013. Role of laparoscopy in penetrating abdominal trauma: a systematic review［J］. World Journal of Surgery, 37（1）: 113-122.

Vertrees A, Greer L, Pickett C, et al. 2008. Modern management of complex open abdominal wounds of war: a 5-year experience.［J］. Journal of the American College of Surgeons, 207（6）: 801-809.

Vertrees A, Kellicut D, Ottman S, et al. 2006. Early definitive abdominal closure using serial closure technique on injured soldiers returning from Afghanistan and Iraq［J］. Journal of the American College of Surgeons, 202（5）: 762-772.

第8章

腹部战创伤常用的辅助检查技术

现今，战争方式和武器系统不断更新，武器系统越来越精确而致命。然而，随着相应的防护急救设备的协同发展，躯干损伤的发生率和严重程度也相应的减少了。但是战争创伤是无法避免的，胸、腹部创伤无论在大规模战役还是小规模冲突中都仅次于头部伤。腹部脏器创伤在创伤中是最难诊断的，主要表现在肝、脾、肠道和血管损伤，漏诊并不少见。虽然伤口位于前腹壁很明显提示可能会是一个高风险性的损伤，但是其他位置（低胸部、盆腔、背部）的损伤，也可能导致腹腔内损伤。这取决于子弹或者炸弹碎片的轨迹。腹部枪伤大部分损伤在 Treitz 韧带到回结肠交界处的位置。对创伤部位或者严重程度的误判或者遗漏常常会造成致命的后果。所以，辅助检查的合理使用，对于创伤的诊断和治疗有着重要意义。尤其是在战场救护环境下，对患者准确的评估与筛查，可以迅速将患者按照治疗优先次序分类，同时为创伤的处理提供依据，让不稳定腹部创伤的患者尽早接受手术治疗。

第一节　腹部战创伤的辅助检查技术及作用

腹部创伤可分为开放性损伤和闭合性损伤两大类。开放性性损伤又可以分为穿透性损伤和非穿透性损伤。腹部的战创伤多为穿透性损伤，并且需要及时地进行手术处理。在战场环境中，需要用最简便可行的方式对创伤患者进行筛选和后送。这就要求对辅助检查手段应有的角色和流程有清晰的定位。在美国，被广泛接受并用来评估腹部战创伤患者的诊断技术有三种：诊断性腹腔灌洗、腹部X线断层扫描（CT）和超声检查（FAST）。这三者有各自的优、缺点，但是毋庸置疑的是，这三种方式的配合利用能够迅速准确的对腹部创伤患者进行诊断和治疗指导。下面对目前广泛使用的辅助诊断检查技术进行阐述。

一、辅助检查手段

（一）超声检查

聚焦于腹部的超声检查又称为腹部创伤超声重点检查（focused abdominal sonography for trauma，FAST）。由于战场环境的限制，FAST无疑是腹部战创伤中最重要的筛查和诊断手段。它应该定位为腹部体格检查的延伸，在有或者怀疑有腹部创伤的时候都应该进行，其能够初步检测有无腹腔出血，明确出血量和部位，起到筛查和决定治疗优先次序的作用。它能够辨别出100ml以上的腹腔游离液体，灵敏度与腹腔游离液体的量成正比。对于FAST阳性的不稳定患者，有必要及时地进行腹腔探查手术。

1.优点　无创，简单快速（＜5min）、可重复操作、能够可靠地识别出腹腔游离的液体、能够帮助快速确定穿透性损伤的手术优先次序及多发性损伤中的手术入路。

2.缺点　对腹腔空腔脏器的损伤可能会有遗漏、无法明确实体脏器的损伤及分期、准确度很大程度上依赖于检查者的操作和经验。

3.仪器的选择及检查方式　在战场环境中，首选便携式超声仪（图8-1）。3.5～5MHz的弯曲探头是最佳的选择。通过仰卧位四个标准的超声检查窗来对腹部战创伤进行诊断（图8-2，图8-3）。分别是剑突下、左肋缘下、右肋缘下、耻骨联合。

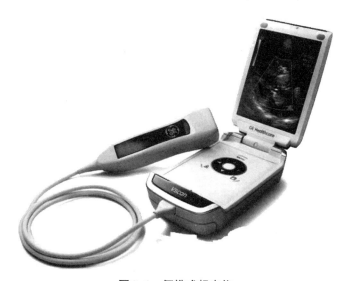

图8-1　便携式超声仪

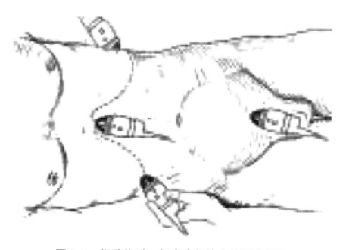

图8-2　仰卧位时，超声腹部检查的四个部位

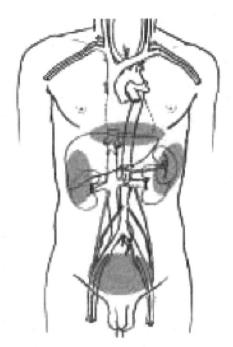

图8-3 超声腹部检查四个检查窗所覆盖的器官

腹水和血液在超声中显示为无回声区或低回声区。液体较少时候，可位于右肝下或者肝肾间隙，多表现为细带或者线状无回声区。液体较多的时候，可以在肠间隙或者盆腔内探及成片的回声区。但是要注意，有时候肠壁水肿形成的暗带易与腹腔内少量积液混淆。正常和异常的超声影像的对比见图8-4。

（二）诊断性腹腔穿刺和腹腔灌洗术

诊断性腹腔穿刺和腹腔灌洗术（diagnostic peritoneal lavage，DPL）是闭合性腹部战创伤常用的诊断手段，其诊断阳性率高达90%以上。是战场环境中，腹部战创伤筛查与诊断常用的辅助手段。通过对抽吸出来的液体的性状和成分进行分析，间接判断腹部损伤情况。定位：①多发伤、昏迷或者休克的腹部创伤患者，是首要选择的检查；②怀疑有活动性出血或腹部空腔脏器损伤的闭合性腹部创伤的患者，超声检查为阴性时考虑应用；③可以作为战场环境中腹部战创伤伤员分流的工具。但是在战场环境中，不会常规配备有能够进行细胞计数和液酶测定的显微镜。所以唯一能够从DPL中可靠获取的信息就是抽吸出来大于10ml的血液，说明有腹腔脏器的损伤，多为肝和脾。抽吸出血液，是诊断性腹腔穿刺术和腹腔灌洗术最常获得的阳性指标，其价值需要在腹部超声的补充下才能体现。

1.优点 简便易行、对少量的腹腔游离液体很敏感，能够很好地对超声检查进行辅助。

2.缺点 有创、可重复性差、比超声更加慢，对于腹腔胀气或者腹腔粘连的患者不适宜。诊断价值依赖于实验室设备。

3.操作方法 穿刺点选取脐和髂前上棘连线中上1/3交界处、经脐水平线与腋前线相交处或者脐与耻骨联合连线中点1～2cm处（图8-5）。皮肤常规消毒和2%利多卡因

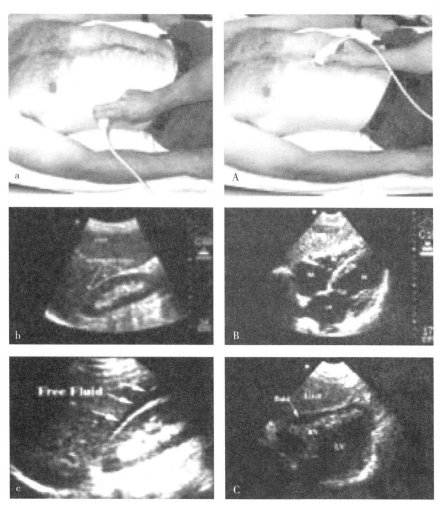

图8-4　a、b、c分别代表右上象限超声的检查窗，正常和异常超声。c图箭头指的位置可以看到代表腹水的无回声区；A、B、C分别代表心脏的检查窗，正常和异常超声

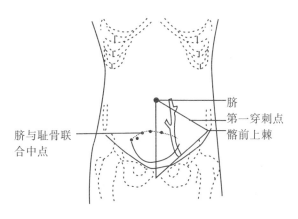

图8-5　诊断性腹腔穿刺示意

局部麻醉，垂直刺入皮肤后斜45°穿过腹肌，再垂直进入腹腔。将有多个侧孔的塑料管沿针孔插入腹腔深处，进行抽吸。腹腔灌洗术是在没有抽吸到液体的情况下进行的。向腹腔缓慢注入500～1000ml的无菌生理盐水，然后倒转输液瓶到床下，利用虹吸作用回输到瓶中。取液体进行肉眼或者显微镜下的观察，必要时测定淀粉酶含量。

穿刺后能够得到以下任意结果，都可以说明DPL阳性：①腹腔穿刺抽吸出来10ml以上的血液，说明有腹腔血管或者实质脏器的损伤；②抽吸液或者灌洗液中能够肉眼看到粪、胆汁、肠内容物，说明有腹腔空腔脏器的损伤或者胆道损伤；③在显微镜下发现RBC＞100万/ml、WBC＞500/ml或者有其他腹腔内容物；④淀粉酶超过100 Somogyi单位，提示可能胰腺损伤；⑤灌洗液中发现细菌的存在，提示空腔脏器的损伤。这些结果结合超声，可以迅速对患者的创伤类型做出判断，及时对腹部战创伤患者进行开腹探查手术。

（三）CT检查

腹部CT相较于腹腔穿刺灌洗特异性更高，口服或者静脉注射造影剂可以提供最佳的分辨力，能够有效地对腹部创伤的严重程度进行评估，是很多创伤中心的首选诊断方式（图8-6）。但是在战场环境中，这一方法难以实现。因此，其主要是由于稳定性的闭合性腹部战创伤的患者，探查实体脏器的损伤程度，及时地诊断出是否需要进行开腹探查或者其他手术治疗。有时也会用来检查那些穿透性战创伤，但是高度怀疑没有腹腔内损伤的患者。CT对于腹膜后损伤的诊断尤为重要，但是难以排除穿透性胸腹联合伤中膈肌的损伤和显著的闭合性创伤中空腔脏器的损伤。

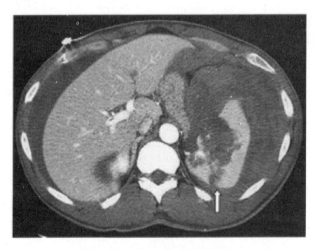

图8-6 脾撕裂，肝周围积液

1. 优点 无创、能够有效定位患者的解剖损伤、评估腹膜后间隙的潜在损伤。

2. 缺点 战场环境下，需要运送到后方才能获得，对造影剂和设备依赖大；对小的空腔脏器的损伤难以诊断。

3. 检查方式 针对腹部战创伤，对上述三种主要的检查方式的合理定位和运用（图8-7，图8-8），才能够快速有效的对患者进行治疗。

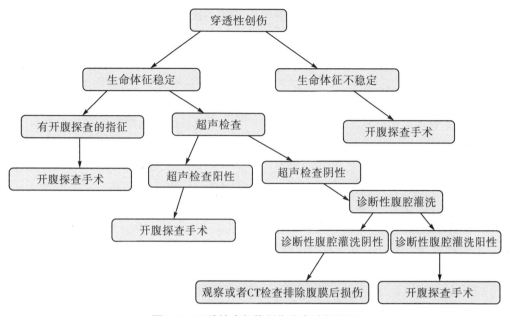

图8-7　开放性腹部战创伤患者诊断流程

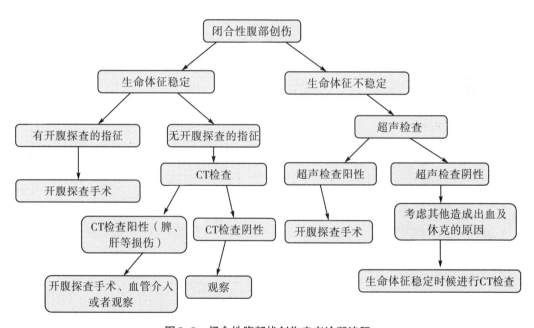

图8-8　闭合性腹部战创伤患者诊断流程

二、其他辅助诊断技术

1.实验室检查　常规的实验室检查也能给腹部战创伤的患者提供诊断依据，尤其是对于稳定性的闭合性损伤的患者，实验室检查的监测是很有意义的。在治疗初始，只要有条件的情况下都应该进行相应的常规实验室检查来评估患者的状态。其中血红蛋白、血细胞比容的持续下降、凝血功能的异常，说明有持续性腹腔出血的可能。但是在创伤早期，由于应激、血液浓缩等，血红蛋白和血细胞比容也可能无明显变化。血淀粉酶升高多提示有胰腺损伤；谷丙转氨酶（GPT）和乳酸脱氢酶（LDH）的升高，常提示肝损伤。血气分析能够反映创伤的严重程度及机体对治疗的反应。

2.X线检查　　对于怀疑有空腔脏器损伤的患者，在条件允许的情况下，X线检查是一个很好地选择。腹腔游离气体的表现是胃肠道破裂的确切证据。多表现为膈肌下新月形阴影或者侧卧位时候的"穹窿征"或者仰卧位时候的"双肠壁征"——胃肠腔内气体显示内壁的同时，气腹将胃肠道外壁显示出来，即内、外壁同时显示。这些影像学表现常为胃、十二指肠、结肠破裂所致。腹膜后积气会有典型的"花斑状"阴影，提示十二指肠或者结直肠穿孔。对于有穿透性胸腹伤的患者，可以通过X线片的细致检查来排除深层次的气胸。由于X线能够对金属物质进行清楚的定位，结合伤口的入路，可以推测异物运动的轨迹和造成的损伤，对于战创伤的诊断有一定的意义。

3.MRI检查　　MRI检查因其清晰的软组织对比度、无辐射、功能成像等多个优点，已经成为腹部及盆腔各器官重要的诊断手段。但是对于战创伤，MRI的有着天然的限制。首先，MRI检查对于骨组织病变显示不够清楚。其次，体内有金属物质的话，是MRI检查的禁忌证，易造成金属移位而造成进一步损害。再次，MRI检查要求不能移动，对胃肠道的显影也需要控制蠕动等，显影比不上CT。这三点缺陷，恰好就是腹部战创伤最可能出现的几种损伤情况，因而限制了MRI检查在腹部战创伤中的应用。现今，只有在其他影像学不能确诊，有相应的适应证的情况下，经过严密监视，可以进行该项检查。或者是需要利用其功能来进行诊断治疗的情况下，如胆道损伤，进行MRCP检查。

第二节　常见腹部战创伤的影像学表现

一、肝损伤

肝损伤主要表现为失血性休克、胆汁性腹膜炎和腹腔的感染。这些在体格检查以及实验室检查中都能够有一定的反映。战场环境中，主要依赖B超进行初步的判断和筛查。但是对于损伤的程度的准确判断还是要依赖于CT检查。

1.B超表现　　根据损伤的程度可有不同的表现，但是主要表现为血肿。

（1）肝实质内血肿：早期可能无阳性表现，局部形成血肿后，会有肝内不规则的回声增强区。恢复后变为低或者无回声区，有血液凝固形成的斑块状或者条块状的稍高回声（图8-9）。

（2）肝包膜下血肿：表现为包膜下条形或者新月形液性暗区，肝实质受压稍微内陷（图8-10）。

（3）肝撕裂：表现为向肝实质内延伸的不规则地或者无回声区，涉及肝包膜的，可以看到肝包膜连续性中断（图8-11）。

（4）腹腔积血、表现为破口附近肝膈间隙、肝肾间隙等有无回声区，形成血凝块后可为低回声区。出血量较大时可以在盆腔发现成片无回声区。

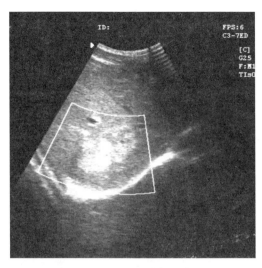

图8-9 肝实质内血肿

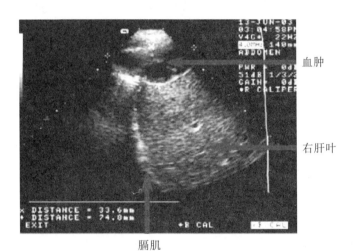

图8-10 肝包膜下血肿

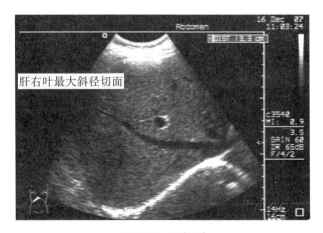

图8-11 肝撕裂

2.CT表现　在CT中，血液的密度随着血液的状态会发生改变。新鲜的血液密度和肝密度相近，表现为等密度影，一般发生在肝实质内出血，新鲜血液中有血凝块形成的话会显示较肝更高密度。包膜下血肿一般密度较肝密度低，表现为肝包膜与肝周缘间新月形或者不规则长条形低密度影（图8-12）。在肝增强扫描下，两者差异显著，血肿成低密度影。肝撕裂伤可以在肝实质内看到不规则的低密度线状、分支状影，边缘模糊，常沿着静脉分布（图8-13）。而肝挫伤多表现为肝实质局限性或片状不规则的低密度影，逐渐和正常肝组织相连。

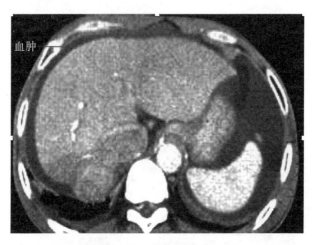

图8-12　包膜下血肿

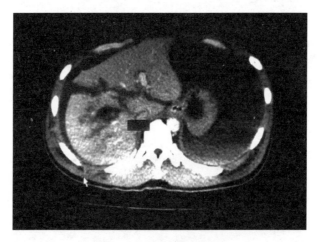

图8-13　贯穿肝的肝撕裂

二、脾损伤

脾损伤占腹部损伤中的40%～50%，是腹部脏器中最容易损伤的器官。脾损伤在腹部战创伤中多为闭合性钝器伤，常有多发性的损伤。临床上表现为失血性休克，实验室检查能够明显反映。诊断主要依赖于影像学检查，诊断性腹腔穿刺灌洗也能够有很高的诊断效能，准确性能达到90%以上。在战场环境中脾损伤主要依赖B超进行判断后及时进行开腹探查术。

1.B超表现　轻度的脾损伤在B超中可无明显异常，损伤较重但是包膜完整时可在脾内部看到血肿。表现为脾内局限性的高回声或者低回声区，在恢复期的时候为无回声（图8-14）。也可表现为包膜下血肿，即包膜与脾之间有半月形的无回声区（图8-15）。脾真性破裂可表现为脾及包膜的连续性断裂，有明显条带状的无回声区与断裂处相接（图8-16）。基本都伴有腹腔积血，少量积血常表现为脾周围无回声区，凝固时可以看到点状或者斑块状高回声影，大量积血则多分布在肝肾间隙、肠间隙、盆腔中，表现为成片状的无回声。但是要注意延迟性的脾破裂——发生在受伤后48h后的脾破裂出血，一般都会在2周内发生。所以对于初次B超检查无出血的患者，高度怀疑时，应该多次B超随访。

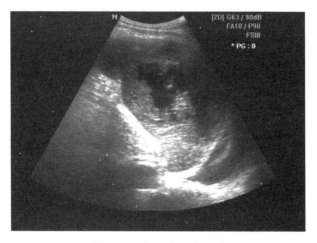

图8-14　低回声区为血肿

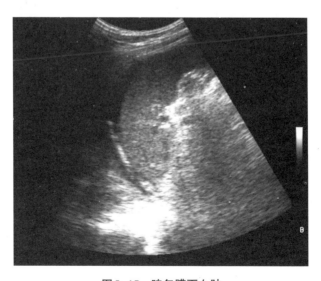

图8-15　脾包膜下血肿

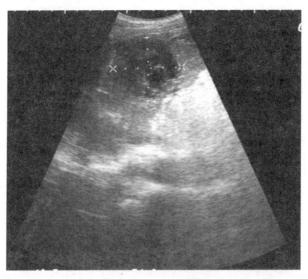

图 8-16 真性脾破裂

2.CT 表现 能够很清晰看到脾挫伤及撕裂的分支状、细线状影，多为脾等密度或者低密度影。脾包膜下血肿表现为脾周围新月形的等密度或者低密度影。在增强扫描中，可以有明显的密度差。脾实质内血肿，表现为局限性类圆形的等密度或者稍低密度影，但是难以诊断，需要增强扫描来辅助（图 8-17）。如果只发现脾周围或者左结肠旁沟内有血肿，也可以间接指示可能存在的轻度的脾破裂损伤。

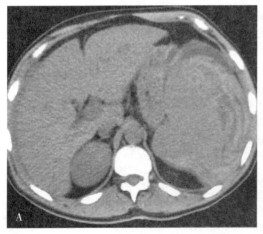
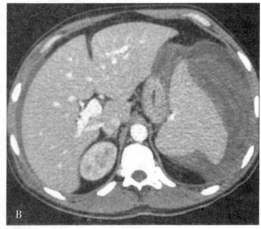

图 8-17 腹部平扫 CT

三、胰腺损伤

胰腺损伤常是因为挤压所造成的胰体部断裂，在战场环境中，常因为火器产生胰腺的贯通伤。由于胰液的存在，常伴发腹腔感染、肠瘘、胰瘘等。病死率高，是腹部损伤中最严重的损伤之一。胰腺损伤能够引起严重的腹部感染症状，同时血液淀粉酶等会有升高，有一定诊断价值。影像学诊断也大多是在间接征象下进行综合判断。

1.B超表现　B超在胰腺损伤中主要由于识别受损胰腺周围的血肿，在严重的胰腺断裂伤中，表现为胰腺轮廓不清、断裂处为低回声为主的混合性团块。胰腺损伤处或者周围的血肿主要表现为不规则形状的低回声为主的混合性团块。

2.CT表现　胰腺损伤影像学诊断主要依赖于CT检查。但是在损伤初期，损伤的表现可不显著，在较重的损伤中，能看到撕裂胰腺轮廓不清、密度不均。胰腺断裂可以看到连续性的低密度的条带状断裂影。胰液渗漏可以引起胰腺弥漫性增大，肾静脉反应性增厚。多数时候是依赖于间接征象来进行诊断，即胰腺周围血肿、腹水、左肾旁前间隙积液等发现。胰腺周围血肿表现为低密度为主的混杂高密度的团块影。

胰腺损伤的影像检查可能会延迟出现，所以怀疑胰腺损伤，应该在24h内进行复查。

四、胃肠道损伤

胃肠道损伤主要是指胃肠道穿孔或者破裂，胃肠道破裂会产生很强的腹膜刺激征，诊断方式比较多样。在战场环境中，主要为穿透性损伤所造成的，多直接进行外科手术治疗。在闭合性损伤，如胃破裂、肠撕裂等，也可以依赖诊断性腹腔灌洗得到指示。胃损伤还能通过胃管抽出血液来进行判断。针对胃肠道的影像学检查主要包括X线片、CT。

1.X线表现　胃肠道损伤X影像中最有意义的就是气腹征象，出现得最早、最有诊断价值。表现为站立位时膈下新月形清亮影，仰卧位时"双肠征"等多种特殊的影像。除此之外，在数个小时之后，还能看到肠腔扩张、腹水等。十二指肠的损伤常有血肿形成。

2.CT表现　胃肠道损伤CT检查的直接征象很少，多表现为气腹、腹腔积血、腹水、肠壁血肿等。肠道损伤主要表现为肠壁增厚，受损周围有低密度的积液存在。在造影剂下，可看到造影剂外溢。十二指肠损伤最可靠的指征是十二指肠周围有气体，表现为压缩的暗区。十二指肠腔狭窄，肠壁密度增高，说明有肠壁血肿。6～8h后进行CT的复查有助于诊断，但是在怀疑胃肠道破裂时，开腹探查会是更加有效的处理手段。

腹部战创伤因为其受伤机制及环境的特殊性，也就限制了辅助检查手段的选择。现今，对于腹部战创伤的诊治已经有了系统的思路和规范。从受伤的状态出发，以患者生命体征的稳定性为考量，选取最为合适的辅助检查技术。多种手段相结合让患者在最短的时间内获得诊断以及处理方案。其中，以B超和诊断性腹腔穿刺（灌洗）最为重要。因为除了诊断效能的优势，它们能够迅速普及，被没有医学背景的人员掌握。这对于战场环境中的救助有重要的意义。在未来，随着战场支援保障体系的发展，新的生命维持体系和后送系统的不断完善，更加精确和复杂的辅助检查必然会占据更加重要的位置，将会为士兵的生命提供进一步的保障。

参 考 文 献

王来根，徐志飞，景在平.2009.外科学及战创伤外科学［M］.上海：第二军医大学出版社.

Becker CD, Mentha G, Terrier F. 1998. Blunt abdominal trauma in adults: role of CT in the diagnosis and management of visceral injuries Part 1: Liver and spleen [J]. European Radiology, 8 (4): 553-562.

Brakenridge SC, Nagy KK, Joseph KT, et al. 2003. Detection of intra-abdominal injury using diagnostic peritoneal lavage after shotgun wound to the abdomen [J]. Journal of Trauma, 54 (2): 329-331.

Clemente N, Giorgini E, et al. 2011. Management and outcome of 308 cases of liver trauma in Bologna Trauma Center in 10 years [J]. Annali Italiani Di Chirurgia, 82 (5): 351-359.

Gordon RW, Anderson SW, Ozonoff A, et al. 2013. Blunt pancreatic trauma: evaluation with MDCT technology [J]. Emergency Radiology, 20 (4): 259-266.

Jamieson DH, Babyn PS, Pearl R. 1996. Imaging gastrointestinal perforation in pediatric blunt abdominal trauma [J]. Pediatric Radiology, 26 (3): 188-194.

Lane MJ, Mindelzun RE, Sandhu JS, et al. 1994. CT diagnosis of blunt pancreatic trauma: importance of detecting fluid between the pancreas and the splenic vein [J]. AJR American Journal of Roentgenology, 163 (4): 833-835.

Marmery H, Shanmuganathan K. 2006. Multidetector-row computed tomography imaging of splenic trauma [J]. Seminars in Ultrasound Ct & Mri, 27 (5): 404-419.

Prachalias AA, Kontis E. 2014. Isolated abdominal trauma: diagnosis and clinical management considerations [J]. Current Opinion in Critical Care, 20 (2): 218-225.

Raikhlin A, Baerlocher MO, Asch MR, et al. 2008. Imaging and transcatheter arterial embolization for traumatic splenic injuries: review of the literature [J]. Canadian Journal of Surgery Journal Canadien De Chirurgie, 51 (6): 464-472.

Rhea JT. 2006. Imaging of Abdominal Trauma: Part 1 [C]; proceedings of the Radiological Society of North America 2006 Scientific Assembly and Meeting.

Sherman S, Weber J, Schindlbeck M, et al. 2014. Clinical Emergency Medicine [J]. McGraw-Hill.

Yoon W, Jeong YY, Kim JK, et al. 2005. CT in blunt liver trauma [J]. Radiographics A Review Publication of the Radiological Society of North America Inc, 25 (1): 87-104.

第9章

腹部创伤麻醉

据国外研究报道，在野战条件下，约有20%的伤员为腹部伤，其中50%的伤员（特别是火器伤伤员）在受伤后短时间内死亡，剩下约10%的腹部伤伤员被后送至战地医院接受手术治疗，而常常由于路途或转运的原因，能有机会接受战地医院治疗的伤员可能更少。

常见的腹部创伤有开放性损伤、胃肠道穿孔、腹膜炎、肝脾破裂、肾挫裂伤、多发脏器伤等。伤员由于自身组织器官的损伤，其机体会产生一系列的临床症状和病理生理学改变，且战地伤员具有病情严重程度很不一致的特点，麻醉处理的难度也大不相同。接诊麻醉医师除了应具备完成一般手术麻醉的能力之外，还需具备紧急气道和循环的处理能力，同时还需要在第一时间对伤员病情的严重程度、伤员机体的病理生理学变化等有较为全面的理解，并在此基础上选择合适的生命支持、麻醉与复苏方法，维持伤员围术期生命体征平稳，预防可能出现的并发症，尽可能地减少伤员的痛苦。

本章节将从麻醉前评估及准备、常用麻醉技术、麻醉管理、麻醉苏醒与野战条件下麻醉四个方面，探讨野战条件下腹腔镜手术的麻醉。

第一节　麻醉前评估

一、麻醉前伤员评估

作为一名合格的战地麻醉医师，必须对战创伤伤员的特点有一定了解。战创伤伤员的特点包括如下三个方面。

（一）病情紧急、危重和复杂性

战创伤伤员来院后必须争分夺秒全力组织抢救，并按照伤员病情特点，有序地进行抢救，特别是对于有严重出血的伤员，必须抓紧手术时机开展手术。对于严重创伤的伤员，必须强调对呼吸和循环的早期复苏，以争取更多挽救生命的时间和机会。此外，在抢救伤员主要创伤的同时，还要注意诊断伤员潜在的复合性损伤，如胸腹联合损伤、腹部四肢联合伤等，并做出相应处理，复合伤越多，伤员的病死率也越高，若伤员还存在心、肺的基础疾病，围术期麻醉处理的复杂性将进一步提高。

（二）剧烈疼痛

腹部战创伤伤员，特别是合并骨关节损伤和胸廓损伤的伤员，常会出现剧烈疼痛。疼痛会给伤员带来多重的不良影响：首先，会给伤员的心理上带来极大的痛苦；然后，疼痛还能刺激机体产生强烈的应激反应，影响伤员正常的生理和心理功能；此外，疼痛还会显著减少（或增加）伤员的分钟通气量，对体内的酸碱平衡带来一定的影响。因此，在完善了对伤员的术前检查后，应适当应用一些镇痛药，如哌替啶25～50mg，缓解伤员痛苦，也可使伤员更好地配合相关检查及手术。

（三）饱胃

原则上来说，所有的战创伤伤员都应按饱胃处理，对伤员呕吐、误吸的防治非常重要。伤员因惊恐、疼痛、休克、药物等因素，常出现胃排空延迟，胃内容物潴留。因此，在术前，应常规对战创伤伤员行胃肠减压术，使用较粗的胃管，将胃内容物吸出，防止胃肠胀气及腹腔穿刺针误伤胃肠，有利于修补处愈合。胃管的使用应持续至术后患者肠蠕动恢复、肛门自行排气后。在麻醉的诱导阶段可肌内注射甲氧氯普胺（胃复安）10mg，抑制延髓呕吐化学感受器发挥镇吐作用，同时作用于胃肠壁胆碱能神经，促进胃的排空；在麻醉的维持阶段，应避免应用对胃肠道有刺激作用的药物；在麻醉结束后，要待伤员完全清醒、各种保护性反射恢复后再拔除气管导管。

二、术前评估

战地麻醉医师在将战创伤伤员的特点牢记于心的基础上，要对伤员的伤情做出尽可能详实的评估。若伤员的健康条件允许，还应像择期手术一样，完善各类术前评估和检查后再行手术治疗。战创伤伤员的术前评估应从以下这三个方面进行。

（一）创伤程度评估

在野战条件下和平时的临床工作中，有多种简单实用的方法对伤员的病情进行评估和分级，这些方法都是基于对伤员在受伤后的病理生理学表现而制定的。常用的创伤评分系统可以分为两大类：院前评分系统和院内评分系统。

1. 院前评分系统　包含多种评判方法，例如，院前指数、创伤指数、病伤严重度指数、CRAMS评分、创伤评分等，该系统主要基于伤员的各项生理参数，在简单易于操作的同时，也具备较好灵敏度和特异度，主要应用于伤员在向战地医院转送途中的现场分类，使得重伤员能尽快组织转运，优先得到战地医院治疗。

2. 院内评分系统　主要用于伤员到达医院后，根据受伤类型及程度对伤员的病情进行定量评估的方法，例如，APACHE、ASCOT法等，这些评估方法能够客观的估测伤员的预后，同时也能客观反映各医疗单位的救治水平。

（二）出血量估计

对于腹部创伤伤员，常用于诊断腹腔内出血的方法包括体格检查、超声检查、腹部CT扫描、腹腔灌洗等。麻醉医师在明确伤员存在腹腔内出血的情况下，必须对出血量有正确的估计，以便在围术期为伤员选择适当的麻醉方法及生命支持手段。常用评估出血量的方法主要有经验评估法、生命体征评估法和精确评估法。

1. 经验评估法　主要通过观察伤员的皮肤、口唇、结膜和手掌色泽等方法对其失血量进行快速评估。例如，可观察手掌大、小鱼际肌颜色判断失血量，若鱼际肌为红色时，血红蛋白至少在90g/L以上；若鱼际肌苍白，则血红蛋白小于90g/L。该方法仅适用于伤员外周循环良好时，若伤员出现低体温、微循环障碍时，该方法则会产生较大误差。

2. **生命体征评估法** 是根据伤员入院后即刻所测得的心率（heart rate，HR）血压（blood pressure，BP）及意识状况，结合伤员全身情况和创伤部位，进行评估。生命体征评估法的代表性方法主要有两种。

（1）通过计算休克指数（shock index，SI）评估，具体计算方法如下。

休克指数（SI）=脉搏（pulse）/收缩压（systolic blood pressure）

休克指数：0.5时，为正常，提示无休克；1.0时，为轻度休克，估计失血量占血容量的20%～30%；1.5时，为严重休克，估计失血量占血容量的30%～50%；大于2.0，为重度休克，估计失血量为血容量的50%以上。

（2）通过临床表现对伤员进行分级，可分为四级。

Ⅰ级：伤员仅脉搏增快，血压、呼吸均正常。失血量约占血容量15%以内，约<750ml。

Ⅱ级：伤员烦躁不安，脉搏>120次/分，呼吸加快，收缩压下降，脉压减小，毛细血管再充盈实验时间>2s，尿量尚可。失血量占血容量的15%～30%，750～1500ml。

Ⅲ级：伤员临床症状较Ⅱ级重，出现意识改变、少尿等。失血量占血容量的30%～40%，1500～2000ml。

Ⅳ级：伤员出现嗜睡、精神错乱或昏迷，血压低于52.5mmHg或测不出，无尿。失血量约占血容量的40%以上，约>2000ml。

3. **精确评估法** 是使用实验室测定方法以标记血浆蛋白或标记红细胞作为指示剂，并对指示剂实施稀释而进行容量测定。常用方法有伊文蓝法、吲哚菁绿法和一氧化碳法，这些方法同样存在一定误差，在常规临床工作中应用较少。

（三）麻醉前访视与检查

麻醉前访视应了解伤员的年龄、体重、末次进食时间，询问伤员的既往史及此次受伤过程。对伤员进行体格检查：一是检查其受伤部位、范围、复合伤等，尤其要注意是否存在颅内高压、皮下气肿、脊柱损伤、肋骨骨折和血气胸等；二是评估伤员意识情况、气道情况等，以避免麻醉中的困境。特别是要注意伤员的心肺功能情况，观察伤员咳嗽是否有力。同时还需对伤员的各类检验、检查结果进行仔细阅读，特别是血常规、肝肾功能、凝血功能、血型等检验结果和胸部X线、心电图、超声心动图、腹部CT等检查结果。此外，由于术中腹内压增高，影响下腔静脉回流，故麻醉前应开放上肢静脉或中心静脉，以供紧急补充血容量所用。

气腹本身和腹腔镜手术的绝对禁忌证比较少见，但若伤员合并有颅内压增高（脑外伤、水肿）血容量不足的症状或有青光眼病史，则应引起警惕。

在完成了患者访视后，麻醉医师还应与手术医师进行沟通，了解手术方案、手术时间、术中可能出现的问题、术后是否送ICU和对麻醉的特殊要求等。若因战地医院条件限制或伤员自身情况限制，必要时还可以与外科医师探讨为伤员实施无气腹的腹腔镜手术。当遇到多发伤伤员及危重症伤员时，麻醉医师还应积极参与术前讨论，与手术医师一起为伤员制定系统的诊疗救治方案。

第二节　麻醉前准备及麻醉技术

对于战创伤伤员来说，麻醉的目的不仅是为其手术提供必要的镇静、镇痛和肌松条件，更重要的是为伤员的生命保驾护航，调整和维持各重要脏器功能，改善全身状况，使其平稳地度过手术期，并为伤员的术后康复创造良好条件。野战条件下腹部创伤腔镜手术麻醉的总体原则是快速、短效、安全。

一、麻醉前药品及物品准备

在伤员腹腔镜手术麻醉前，除了准备一般麻醉所必需的药品（如咪达唑仑、丙泊酚、七氟烷、芬太尼、阿曲库铵等）之外，还建议特别准备好的药品：①抗胆碱能药。阿托品，以防治手术期间迷走神经张力增加所致的心动过缓和涎液分泌。②血管活性药物。去氧肾上腺素、多巴胺、尼卡地平等，以维持伤员围术期血压，控制围术期血压的剧烈波动，防止由于灌注压不足所致的重要脏器的缺血再灌注损伤。③α_2受体激动药。右美托咪定等，产生一定的镇静、缓解焦虑的作用，还能减少麻醉药物的使用量，改善术中血流动力学的稳定性，对肾起到一定的保护作用。④阿片类药物。舒芬太尼等，降低术后痛觉敏化程度，改善伤员麻醉苏醒期舒适度。⑤非甾体抗炎药。帕瑞昔布钠等，降低围术期机体的炎性反应，对术后认知功能和创伤后应激综合征具有一定保护作用。⑥抗胆碱酯酶药。新斯的明等，加快术后肌力恢复，降低术后腹胀和尿潴留的发生率。

此外，还需要准备容量复苏所需的液体，对伤员进行早期的容量复苏。液体复苏一般常用乳酸林格液，既可补充血容量，又可补充细胞外液，纠正酸中毒及低钠血症，有利于降低血液浓度和迅速恢复伤员尿量，但过度补充也易造成组织水肿和稀释性凝血功能障碍。另外，常用的容量复苏液体还有羟乙基淀粉，是一种人工胶体液，主要优点包括等容扩容、快速复苏、维持胶体渗透压、组织水肿轻等。目前推荐在容量复苏时联合输注晶体液和胶体液，比例以2：1为宜。

在麻醉所需物品方面，在常规准备机械通气相关物品、中心静脉穿刺相关物品、连续动脉血压监测相关物品以及常用的抢救物品之外，还推荐使用一些能够方便麻醉操作过程的物品，例如可视喉镜（如电子可视喉镜、Airtraq；图9-1）纤维支气管镜、便携式超声仪（图9-2）等，这样可以更安全、更便捷地进行麻醉操作。

麻醉设备方面，检查麻醉机的电源、气源，了解麻醉机有无机械、电子故障，回路是否存在漏气，钠石灰是否失效，挥发罐内麻醉药物余量；检查监护仪工作是否正常等。

二、常用麻醉技术

在野战条件下腹部创伤腹腔镜手术中，若使用腹腔镜仅为诊断目的，可采用局部麻醉，而在腹腔镜下需要手术时，多采用全身麻醉、椎管内麻醉或全身麻醉复合硬膜外麻醉。

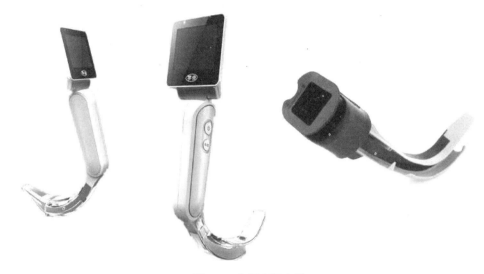

图 9-1 电子可视喉镜

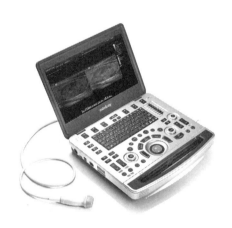

图 9-2 便携式超声仪

（一）全身麻醉

腹腔镜手术选用气管内插管控制呼吸的全身麻醉最为常用也最为安全。全身麻醉按照麻醉药物进入人体的途径不同，可分为静脉全身麻醉、吸入全身麻醉和静脉吸入复合全身麻醉（静吸全麻），广泛适用于各类腹腔镜手术的麻醉。

1.全身麻醉的主要优点

（1）麻醉深度可控且易于调节，解除人工气腹所带来的不适：在腹腔镜手术过程中，可以采用多种方式进行全身麻醉，包括靶控输注的静脉麻醉、静吸全麻等，这些方法麻醉医师平时应用较多，掌握熟练，可根据手术进程随时调节伤员的麻醉深度，也方便外科医师根据实际情况更改手术方式（腹腔镜转开腹）或实施多学科联合手术。此外，对于持续性出血或出血所致休克的伤员，宜将麻醉深度适当减浅，减少麻醉药物对心血管系统的抑制。

（2）有利于保持呼吸道通畅，维持有效通气：在麻醉诱导过程中，除了使用快速诱导气管插管外，还可使用健忘镇痛慢诱导的方式进行气管插管，这样可以尽可能地降低伤员呕吐误吸的风险。此外，对于不能确定是否存在颈椎损伤或佩戴颈托而不能使用"嗅花位"的伤员，推荐直接使用视频喉镜进行插管；当伤员有胸部外伤时，无论是否发生气胸或血胸，麻醉前都应做胸腔闭式引流，否则在正压通气时有产生张力性气胸的风险。插管完成后，特别是人工气腹充气完成后和腹腔镜手术过程中，由于在高腹内压和患者体位改变的作用下，气管隆突向头侧移位，气管导管易误入单侧的支气管，导致气道压升高、二氧化碳蓄积或血氧饱和度下降等。因此，在此类手术中，气管插管深度不宜过深，以导管尖端位于颈静脉切迹处为宜，并且在手术过程中要反复确认气管导管深度和听诊双肺。

（3）有利于控制膈肌活动，利于手术操作：全身麻醉过程中，麻醉医师可根据实际需要，通过应用肌松药和调整潮气量来控制膈肌活动，利于术者腹腔镜操作。肌松药常选用非去极化肌松药，如罗库溴铵、顺式阿曲库铵等，特别是顺式阿曲库铵，通过霍夫曼消除，尤其适用于肝肾功能不全的伤员。

（4）及时调节分钟通气量，控制血二氧化碳分压：腹腔镜手术人工气腹的过程中，可适度增加伤员的潮气量和呼吸频率，以控制呼气末二氧化碳浓度在40mmHg以内；此外，在伤员处于头低位且腹内压较高时，还应适当的给予一定的呼气末正压（positive end-expiratory pressure，PEEP），以对抗高腹内压所致的胸内压升高进而导致的功能残气量减少和肺萎陷，从而保持肺泡处于开放状态，保证伤员通气。

2.全身麻醉的主要缺点

（1）术后恶心、呕吐：是全身麻醉腹腔镜手术最常见的并发症，文献报道的发生率为20%～40%，常发生于术后12～24h，其发生与腹腔镜术中气腹、手术操作刺激、术后疼痛及阿片类镇痛药的应用均存在一定关系；目前认为其分子机制与多巴胺、5-羟色胺、阿片类、乙酰胆碱、神经激肽等神经递质与外周和中枢神经系统的相应受体相互作用有关。术后恶心、呕吐不仅给伤员造成主观感受强烈不适，还可引起水、电解质、酸、碱平衡紊乱及误吸、窒息等严重并发症。

（2）对呼吸系统有一定影响：腹腔镜手术时人工气腹压力过高、伤员存在肺功能不全或病态肥胖时，易发生低氧血症、高碳酸血症和酸中毒。因此，麻醉医师要积极根据呼气末二氧化碳浓度的变化调节伤员通气量。此外，在腹腔镜手术中，由于膈肌抬高或体位变动，使得气管导管较易滑入一侧支气管，质地较硬的导管尖端在造成气管壁划伤的同时，还可以造成伤员气道平台压、二氧化碳分压骤然升高，氧饱和度下降。

（3）对循环系统有一定影响：在全身麻醉腹腔镜手术中，由于麻醉药物对心肌的抑制及交感神经张力的降低、气腹对腔静脉的压迫、体位变化（如头高位、伤员血容量不足）等因素的影响，会导致心排血量减少，幅度为10%～30%。因此，在麻醉过程中应密切监测伤员血流动力学变化，控制充气速度、压力和持续时间，及时调整麻醉药物输注速度和麻醉深度，并适时应用血管活性药物（如去氧肾上腺素、多巴胺）等以维持伤员血流动力学的相对稳定。此外，腹膜牵张可导致迷走神经张力增加，故术前需要给予伤员阿托品，术中也要有随时静脉注射阿托品的准备。

（二）椎管内麻醉

应用脊髓穿刺的方法将局部麻醉药（或阿片类药物）注入椎管内使之与神经根接触以阻滞其传导作用的麻醉方法称为椎管内麻醉。若局部麻醉药被注入蛛网膜下腔，则称为脊髓麻醉或腰椎麻醉，若局部麻醉药被注入硬膜外腔，则称为硬膜外麻醉。椎管内麻醉适用于非气腹条件下腹腔镜手术及某些下腹部腹腔镜手术的麻醉，术中常需辅助应用一些镇静药物和麻醉性镇痛药。

1. 椎管内麻醉的主要优点

（1）术后恢复迅速，且利于伤员康复：椎管内麻醉免除了对伤员的气管内插管及肌松药的使用，伤员在手术全程自主呼吸，可有效地降低伤员术后呼吸系统并发症的发生率。

（2）减少阿片类药物用量：研究表明，与静脉全身给药及其他给药方式相比，椎管内麻醉在使用局部麻醉药的同时辅以阿片类药物，可以更大程度地减少药物剂量、减少副作用，增强镇痛效果，给伤员提供更为舒适的术中麻醉及术后镇痛体验。但是，在椎管内应用阿片类药物后，要时刻警惕伤员在术中和术后有发生呼吸抑制的风险。

（3）减少围术期恶心、呕吐：围术期恶心呕吐的发生机制目前尚未明了，诱发因素众多。椎管内麻醉可以减少阿片类药物的用量、避免气管插管操作和避免吸入性麻醉药的使用，故椎管内麻醉可有效降低围术期恶心、呕吐的发生率。

（4）无气道损伤：椎管内麻醉无须使用气管插管，避免了气管插管所带来的一系列并发症及围术期不良反应，如术后咽痛、恶心、呕吐等。

（5）易早期发现并诊断相关并发症：在椎管内麻醉过程中，伤员在手术全程都处于随时可唤醒状态，方便医师与之相互交流，利于防治围术期的相关并发症。

2. 椎管内麻醉的主要缺点

（1）对镇静药物的需求量较大：在腹腔镜手术时，由于椎管内麻醉无法完全阻滞手术所带来的疼痛感受和伤员的焦虑、恐惧情绪，常需要辅以镇静药物增加伤员对疼痛的耐受力，消除伤员的不良情绪，帮助其渡过手术难关。

（2）注意对循环呼吸的抑制：若椎管内麻醉平面过高时，会抑制辅助呼吸肌的作用，使伤员在术中呼吸困难，甚至需要辅助呼吸；若椎管内麻醉的平面过低时，伤员则需要更多的辅助用药（镇静、镇痛），这些用药可能会抑制气道的保护性反射，加重体内二氧化碳潴留。此外，腹内压的上升、膈肌的上移，都会加重对伤员自主呼吸的抑制。

（3）伤员长时间耐受困难：椎管内麻醉无法消除气腹对膈肌的过度牵张和二氧化碳直接刺激膈肌表面所引起的寒战及肩部的放射性疼痛。且遇到复杂手术时，反复的腹腔内操作不仅会给伤员在身体上带来强烈的不适感，而且在心理上也会极其痛苦。

（三）全身麻醉复合硬膜外麻醉

在腹腔镜手术中，多选择气管插管全身麻醉，但对伤员，尤其是存在腹腔内脏器出血的伤员，循环系统影响较大，气管插管全麻使交感神经-肾上腺髓质兴奋，儿茶酚胺分泌增加，心率加快，血压升高；若手术时间较长，全身麻醉药和肌松药蓄积可能会导致伤员苏醒延迟、术后恢复时间延长等。单纯硬膜外麻醉虽能有效解决伤员在术中的镇痛及肌松问题，但由于伤员体位变换及二氧化碳气腹的影响，其呼吸循环系统都会受到一定程度的干扰，而且伤员会有明显的不适感。

1.全身麻醉复合硬膜外麻醉的优势　①该麻醉方法可发挥全身麻醉和硬膜外麻醉各自的优势，做到优势互补，利于术后伤员的管理；②硬膜外阻滞复合喉罩通气可抑制手术引起的应激反应，且喉罩在置入过程中对麻醉深度要求浅、操作简单，在获得满意通气效果的同时不会造成声带及气管的机械性损伤；③有利于维持有效的肝血流，减轻对肝的影响；④利于防止或减少有冠心病病史伤员术后心血管不良事件的发生率。有研究表明，伤员在应用全身麻醉复合硬膜外麻醉方法后，自主呼吸恢复时间、拔除气管导管时间和清醒时间明显缩短、术后躁动和追加镇痛药物的发生率低，伤员对麻醉的满意度较高。

2.全身麻醉复合硬膜外麻醉的缺点　会增加麻醉医师管理伤员的复杂程度，麻醉准备的时间也会较长。

第三节　麻醉管理

良好的麻醉管理是协助外科医师完成腹腔镜手术、保证野战条件下伤员康复的关键。

一、野战条件下输血

输血在野战条件下和平时的伤员抢救中是非常重要的，目前还没有能够完全替代输血治疗的有效防范措施，战时输血治疗对挽救伤员生命具有非常重要的意义。在野战条件下，原则上采用同种输血，输血前必须进行交叉配血试验。不到万不得已的情况不允许向伤员输注O型红细胞和AB型血浆。

考虑到战场血液资源极其匮乏和伤员治疗的最优化，目前多主张成分输血，其优点主要包括浓度高、疗效好和副作用少。成分输血可以选择性的将伤员最需要的血液成分输注至体内，减少不良反应，节约血液资源。

许多学者建议制订大量输血治疗方案（massive transfusion protocol，MTP）来指导输血及相关治疗（图9-3）。MTP是以标准流程的形式指导大出血和创伤性凝血障碍的治疗，其主要涉及红细胞、新鲜冷冻血浆、血小板、冷沉淀和凝血因子的输注，主张在救治严重创伤所致活动性出血的同时，早期应用血液制品补充凝血因子和血小板。多项研究表明，MTP能够提高血液制品的使用效率、减少输血相关并发症、有效纠正创伤性凝血功能障碍和改善创伤患者的生存率。在野战条件下，各医疗单位应根据自身的实际条件，制定和实施MTP，努力挽救伤员生命。

二、患者体位

根据腹腔镜手术部位不同，患者在手术时体位也不同，上腹部手术患者常取头高足低位，而下腹部和盆腔手术患者常取头低位，有时取截石位。体位是腹腔镜手术患者术中循环系统和呼吸系统病理生理变化的重要原因。在完成麻醉诱导后，应妥善安

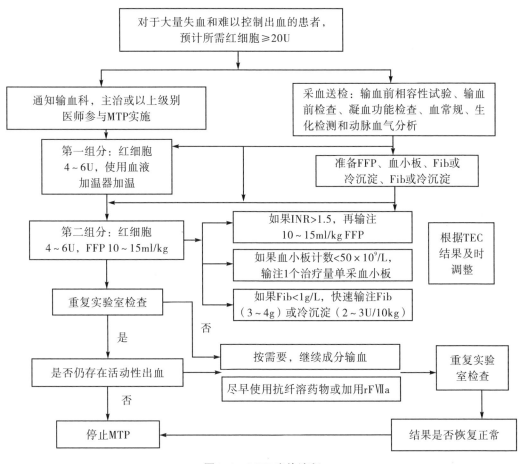

图9-3　MTP实施流程

MTP.大量输血治疗方案；Fib.纤维蛋白原；FFP.新鲜冷冻血浆；rFⅦa.重组活化因子；INR.国际标准化比值

置伤员体位，在保证手术能顺利进行的同时，应用体位垫、肩吊带等最大限度地为伤员提供舒适的手术体位，避免臂丛神经、腓侧神经等的神经损伤。在手术过程中，调整伤员体位时应轻柔、缓慢，避免因体位突变引起的血流动力学和呼吸的剧烈变化。在改变伤员体位时，麻醉医师都应注意保护气管导管，防止导管的脱出和移位，在体位变动完成后，还要反复确定气管导管的深度。对于头高位腹腔镜手术的伤员，要注意回心血量减少所带来的影响；对于头低位腹腔镜手术的伤员，要注意气腹所致肺容量、功能残气量下降对呼吸系统的影响；对于截石位腹腔镜手术的伤员，要注意预防腿部血流不畅和下肢静脉血栓形成。

三、术中监测

1.气腹压力监测　在腹腔镜手术全程，麻醉医师必须重视气腹压力，上腹部手术中，气腹压力以控制在 10 ～ 15mmHg 为宜；下腹部手术时，气腹压力以控制在 20 ～ 40mmHg 为宜；而且在气腹的充气过程中，应匀速、缓慢，避免腹内压力剧烈波动对伤员循环的影响，在术毕放气过程中，应充分排出腹腔内气体。

2.循环功能监测　对于战创伤伤员，循环功能的监测非常重要，主要包括无创血压（NIBP）、心率（HR）、心电图（ECG），必要时可监测中心静脉压（CVP）、有创动脉血压（IBP）、体循环阻力（SVR）和心排血量（CO）等。例如，有创动脉血压常使用桡动脉或足背动脉穿刺置管监测，该监测不仅可以测得每次心脏收缩时的压力，还可以通过波形计算伤员的每搏变异率，指导容量治疗，此外，还可供采集动脉血气；中心静脉压常使用颈内静脉、锁骨下静脉、股静脉置管监测，该监测可用于观察伤员的容量状态，并且结合心电图和有创动脉血压，能可靠地估计伤员的循环系统功能。

3.呼吸功能监测　在腹腔镜手术中，气腹会对患者的呼吸系统造成较大影响，故应常规进行监测，主要包括脉搏氧饱和度（SpO_2）、呼气末二氧化碳分压（$P_{ET}CO_2$）、气道压（Paw）、潮气量（TV）、呼吸频率（RR）、分钟通气量（MV）等。特别是呼气末二氧化碳分压监测，不仅有助于麻醉医师及时调整伤员的频率和潮气量，还可以早期发现和诊断二氧化碳潴留和皮下气肿等气腹所致的并发症。需要注意的是，由于呼吸无效腔和肺泡无效腔的存在，呼气末二氧化碳分压常低于动脉血二氧化碳分压 $3 \sim 6mmHg$；对于存在一些心肺基础疾病的伤员，呼气末二氧化碳分压和动脉血二氧化碳分压可能存在更大差异。因此，对于此类患者，应常规行动脉血气监测。

4.动脉血气监测（ABG）　战地医院手术室内应备有血气分析仪，重伤伤员应经常做动脉血气分析和酸碱度测定，大量输血、输液伤员应密切关注血细胞比容和血红蛋白浓度，以防止血液携氧能力下降所致的组织供氧不足。血乳酸含量的监测反映组织灌注状况，有助于了解休克与危重症伤员的治疗效果；同时，也要密切关注伤员电解质平衡情况，以预防由电解质紊乱所致的心律失常的发生。

5.尿量监测　对于合并有心肾疾病、危重症伤员和失血量/补液量较多的伤员，应在术前留置导尿管，监测术中尿量，判断心肾功能，$0.5 \sim 1.0ml/（kg \cdot h）$是组织灌注满意的指标。此外，留置导尿管还可以改善术野，降低术中膀胱损伤的发生率。

6.体温监测　多数战创伤伤员被送达手术室时常存在低温，而麻醉又可以进一步地损害伤员的体温调节机制，加之术中的出血和冲洗，使得伤员体温在围术期进一步降低。低体温时心肌对缺血、缺氧极为敏感，易诱发心律失常，若同时存在水、电解质、酸碱平衡紊乱时更是如此。因此，体温监测在野战条件下对手术非常有必要，尤其是对于需要大量输液和手术时间较长的伤员。此外，体温监测在心、肺、脑复苏时降温期间也非常重要。推荐使用食管温度探头和拇指皮温探头分别测定中心和外周体温，以反映伤员体温和末梢组织循环情况。

7.神经肌肉传递功能监测　在围术期可使用神经刺激仪，选择单刺激或四个成串刺激，监测全身麻醉过程中的肌松情况，并依据肌松情况和手术进程，合理适时地使用肌松药及其相应拮抗药。

8.麻醉深度监测　全身麻醉期间维持适当的麻醉深度对确保伤员安全和提供良好的手术条件是很有必要的。脑电双频指数（bispectral index，BIS）监测简单直观、使用方便，被认为是评估伤员状态，包括镇静深度最为敏感和准确的客观指标，术中的BIS检测可以反映全身麻醉镇静深度，指导麻醉医师根据伤员的实际情况使用镇静、镇痛药，做到个体化用药，从而避免传统经验用药所致的苏醒延迟、术中知晓等不良反应。此外，常用的麻醉深度监测还有听觉诱发电位（auditory evoked potential，AEP）等。

四、并发症处理

1.术后疼痛 传统开腹手术术后疼痛是伤口痛,虽然腹腔镜手术术后切口疼痛较开腹手术轻,但是有约63%的患者诉有膈下疼痛和肩周疼痛,且持续时间可达术后48～72h,成为腹腔镜手术患者术后最主要的不适。研究表明,腹腔镜手术术后疼痛的原因可能与气腹形成过程中的膈神经牵拉、充入气体的种类及腹腔内pH等因素有关。根据现有资料,对术后疼痛的防治方法主要包括五个方面:①在手术时尽可能使用小的Trocar进行手术;②在腹腔内操作结束后、缝合前,在切口周围给予局部麻醉药物;③控制气腹压力及充气速度(2.5L/min),避免不必要的压力高峰及延长充气时间;④伤口的引流应该个体化,尽可能少放置引流管;⑤术后可以给予患者镇痛泵、非甾体抗炎药或多模式联合镇痛。

2.术后恶心、呕吐 术后恶心、呕吐是腹腔镜手术后的最为常见的并发症,且持续时间较长,给伤员的康复带来不良的影响。其预防措施主要包括放置胃管减压、术前应用H_2受体拮抗药、术中应用糖皮质激素和氟哌利多、术后镇痛中减少阿片类药物的应用和预防性使用$5-HT_3$受体拮抗药(如昂丹司琼、托烷司琼等)。

3.二氧化碳皮下气肿 腹腔镜手术中,由于外科医师操作不当(如Trocar穿刺手法不当、套管反复滑脱)手术时间过长(超过200min)和患者体型瘦小等原因,使二氧化碳意外地进入皮下组织,造成皮下组织肿胀,触之有海绵样感觉和捻发音及踏雪感,则可诊断皮下气肿。文献报道的发生率为2%～3%,气肿的好发部位为疏松皮下组织,如切口附近、肋缘、颈部、腋窝、上肢、阴囊等。伤员发生皮下气肿时,由于二氧化碳在皮下吸收速度快,且增大伤员的潮气量也无法减低$P_{ET}CO_2$,因此皮下气肿常伴有顽固性的$P_{ET}CO_2$过高。此外,也有学者报道,腹腔镜时腹内气体可沿膈肌主动脉裂孔或食管裂孔周围组织进入纵隔,产生纵隔气肿。纵隔气肿常见的临床表现为胸闷或胸骨后疼痛,也可出现声嘶,严重者可影响静脉回流,出现颈静脉扩张、心动过速,甚至心力衰竭等表现。

针对皮下气肿的发生原因,应规范操作,建立气腹时先行注水试验,确定气腹针在腹腔内后再开始充入二氧化碳气体。麻醉医师在腹腔镜手术过程中要密切监测伤员呼气末二氧化碳分压,早期发现皮下气肿。伤员一旦出现皮下气肿,首先应检查Trocar位置有无位移或滑脱,此外,在条件允许的情况下暂停手术,并降低气腹压力至10mmHg以下,待各项监测参数基本恢复后,再以较低的气腹压力下继续手术,并尽快结束手术。手术完成后,可用手驱赶、挤压气肿部位皮肤或用粗针头穿刺气肿明显处皮肤,加快二氧化碳排出,而且,在手术结束后,最好待伤员的动脉血二氧化碳分压降至正常后再拔除气管导管。若伤员出现广泛的皮下气肿,要警惕气胸和纵隔气肿的可能,可通过肺部听诊和床旁X线胸片协助诊断。

4.气栓 由于建立气腹的气体二氧化碳很容易透过腹膜、脏器组织和静脉破口吸收进入循环系统,气栓已成为出血之外另一个最为严重的并发症。其主要发生于气腹充气的初期(充气速度超过11L/min时),气栓的发生率很低,文献报道为0.002%～0.02%,但一旦发生,患者病死率却可高达50%。气体栓塞的主要临床表现:气体阻塞下腔静脉和右心房,导致静脉回流受阻,心排血量骤减或心搏骤停;气栓还可能使右心室压力升高，重新打开原本闭合的卵圆孔；患者全身发绀、右心室劳损性心电图改变。

诊断气栓的可靠方法包括经食管超声心动图（金标准，精确度0.02ml/kg）漂浮导管和中心静脉内抽出气体或泡沫性血液等。气栓的救治原则是阻止气体进一步进入循环，并保持血流动力学稳定。伤员一旦被诊断为气栓形成，应立即停止腹腔充气，解除气腹，将伤员置于左侧卧头低足高位，使右心室的气泡不再进入肺动脉，同时要积极开始心肺复苏和电除颤，在维持循环的同时，胸外按压还可以使较大的气栓分解为细小的气栓，利于吸收。此外，还可使用中心静脉导管深入右心室进行抽气，缓解气锁效应。若伤员抢救成功后，可进一步使用高压氧治疗。

5.凝血障碍和弥散性血管内凝血（DIC） 在围术期经过大容量补充仍存在持续性低血压的患者，要警惕隐性出血和凝血功能障碍的发生，因外伤所致的凝血功能障碍的病死率可高达77%。此外，在机体受到创伤和失血性休克后，血小板因子Ⅲ、组织凝血酶等异常磷脂释放入血，可导致DIC的发生。DIC时循环内的凝血因子大量消耗，可导致手术创面不可控制地渗血，实验室检查可见血小板计数降低、纤维蛋白原水平下降等。对于围术期的DIC治疗，主要依靠输注血小板、新鲜冷冻血浆和冷沉淀等，与此同时还需积极抗感染、抗休克，以及纠正水、电解质、酸碱平衡紊乱和加强局部的止血治疗。

第四节　麻醉苏醒与野战条件下麻醉

一、麻醉苏醒

在腹腔镜手术即将结束前，麻醉医师可根据自身经验和手术的实际情况逐步停止各类麻醉药物的输注，并可适量应用静脉镇痛药物（如非甾体抗炎药、镇痛药等）或连接静脉镇痛泵输注降低患者术后疼痛。此外，外科医师还可以根据实际情况，在腹壁切口周围使用利多卡因浸润麻醉，降低患者术后切口痛。

麻醉医师要根据伤员状态和下一步治疗计划决定是否在手术结束后拔除气管内插管。对于尚未完全清醒，呼吸、循环尚未完全稳定的伤员，不能拔除气管导管。对于符合拔管指征的伤员，在拔除气管导管前必须清除口咽部的分泌物，以防止拔管后发生误吸。

无论是否拔除气管导管，麻醉医师都应注意腹腔镜手术对伤员循环和呼吸系统的干扰可持续至术后一段时间。对循环系统的干扰主要包括外周体循环阻力升高和循环高动力状态；对呼吸系统的干扰主要包括高二氧化碳和低氧血症。因此，腹腔镜手术伤员术后应常规行心电监护和吸氧。在对生命体征进行监测的同时，还应密切监测伤员的血红蛋白、红细胞体积比的变化，严防内出血和大量渗血的发生，并要密切关注腹腔引流管内液体颜色、引流量变化，酌情补充血容量。

二、术后伤员后送

重症伤员在完成急诊腹腔镜手术后，可通过陆地、空中、海上等多种方式进一步后送至大型综合性医院进行进一步地康复治疗。麻醉医师在伤员后送前应与后送军医就伤员的基本情况、伤情、手术方式、术中输血和输液情况、下一步治疗和需要注意的事项等进行详细的交接。接诊军医在伤员的后送过程中，应密切关注伤员的呼吸情况，谨防通气不足与反流误吸的发生；关注伤员腹腔引流管情况，早期发现和诊断术后出血；关注伤员的体温情况，积极预防伤员在后送过程中的热量流失；关注运输条件下的噪声、振动、低气压、缺氧等应激源给伤员带来的潜在影响。值得一提的是，在未配备增压座舱的飞机上，高海拔会对伤员氧合带来显著影响，在判读伤员血氧饱和度时应给予考虑。在伤员的搬运过程中，应尽量使伤员感到平稳和舒适，注意保护气管插管伤员的气管内导管、输液管路和伤员身上的各类引流管，以防管路移位或脱出，此外，还要经常检查止血带、辅料、固定夹板等。

三、野战条件下麻醉

在伤员转入野战医院和进一步从野战医院后送的过程中，需要麻醉医师全程参与"保驾护航"。

1. 野战条件下伤员的快速处理　麻醉医师在野战条件下的首要任务就是挽救伤员的生命，为伤员后送的进一步诊治创造条件。在接诊伤员后，要迅速对伤员的一般状况进行评估，对于有意识障碍的伤员，应当托起下颌，开放气道，并放置鼻咽通气道，同时应将伤员置于半俯卧位，防止发生呕吐误吸；若伤员存在颌面部损伤，在尝试气管插管不成功的情况下，应果断采用手术方式，开放伤员气道；若伤员在自主呼吸的情况下呼吸困难进行性加重且有躯干部损伤史，可考虑张力性气胸的发生，应及时使用粗针头穿刺排气，并给予伤员吸氧治疗；麻醉医师在保证伤员氧合的同时，应当积极维持循环系统功能，联合应用直接压迫、止血带、药物等方法控制伤员出血，使用静脉留置针建立静脉通路以补充血容量和应用血管活性药物；伤员的液体复苏必须持续进行，目标为保持伤员具有可触及的脉搏和清楚的意识。此外，还应早期对伤员应用抗生素，预防感染。

在面对野战条件下呼吸、心搏停止的伤员时，麻醉医师必须有选择性地行心肺复苏术，周全考虑战场上自身安全与心肺复苏可能结局之间的关系。对于重度创伤导致心搏骤停的伤员，由于大量失血和脏器损伤使得机体很难建立起有效的循环，心肺复苏的成功率极低，价值不大；而对于因体温过低、触电、溺水、热射病等特定原因所致心搏骤停的伤员，心肺复苏有一定的成功率，在确认战场环境安全的前提下，可考虑行心肺复苏术。

2. 转运途中镇痛　在转入野战医院的途中，麻醉医师另一大任务就是控制伤员的疼痛，因为战创伤后的疼痛不仅会给伤员机体带来诸多不良影响，还会增加卫勤人员的工作负担，占用更多的医疗资源；完善的镇痛不仅有助于伤员的快速康复，同时也是人性化医疗的一种体现。伤员转运过程中，镇痛药物的选择需取决于伤员的疼痛程度，常用的镇痛药有吗啡、哌替啶、曲马朵、氯胺酮以及利多卡因、布比卡因等局部麻醉药，这些麻醉药物可通过口服、肌内注射、静脉注射的方法或局部注射、区域阻滞的方法给药，达到镇痛效果。值得一提的是，大部分的镇痛药物都存在一定的呼吸抑制作用，应用后应对伤员的呼吸进行监测，谨防通气不足的发生。

国外资料提示，野战条件下，对于轻至中度疼痛的伤员，推荐使用口服的美洛昔康，这是一种非甾体抗炎药物，在选择性的抑制环氧化酶-2（COX-2）发挥镇痛作用的同时，无镇静作用；因美洛昔康对环氧化酶-1（COX-1）无影响，所以不会影响伤员血小板的功能，不影响止血过程，利于伤员随后的手术治疗。若无美洛昔康，亦可选择对乙酰氨基酚。对于存在严重疼痛又尚未建立静脉通路的伤员，建议单独或联合应用经口腔黏膜吸收的枸橼酸芬太尼。该药在临床试验中有着较好的安全性，可在发挥镇痛的同时不产生呼吸抑制，是一种野战条件下应用安全、起效迅速的理想的口服催眠、镇痛药物。对于存在活动性出血的血流动力学不稳定的伤员，应用剂量为0.8mg，含化口服。若伤员成功建立静脉通路，可以输注5mg吗啡镇痛。值得一提的是，在使用阿片类药物镇痛的同时，必须备有纳洛酮，以能随时拮抗其副作用。此外，若伤员出现失血性休克，则禁用麻醉性镇痛药物。

目前研究还主张在伤员转运途中应用多模式镇痛，联合使用不同药理学作用机制的镇痛药物，或不同的镇痛措施，利用其叠加或协同效应取得更加理想的效果，同时降低药物特别是阿片类药物的用量和相关副作用，常用方法是将阿片类药物与非阿片类药物联合应用，伴随（或不伴随）局部的神经阻滞麻醉。

3.野战条件下伤员保温　在伤员术前或术后转移的过程中，麻醉医师还需要对伤员进行保暖，尽可能地保持37℃的体温，以防止体温过低所致的凝血功能障碍威胁伤员生命。研究表明，约66%的伤员在到达急救中心的时候体温低于36℃，在死亡伤员中，约80%的核心温度低于34℃，究其原因，主要与三个方面有关：①在野战条件下，伤员从被发现负伤到转运工作的开始往往需要数个小时的时间，在寒冷的天气条件下增加了伤员低体温的症状；②在伤员转运开始后，直升机、冲锋舟、急救车等交通工具的运载体内温度较低，加重了伤员低体温的情况；③伤员自身存在大出血时，失血性休克直接导致机体产热能力的降低，无法维持正常体温。因此，对于野战条件下的低体温的预防应尽早开始进行，预防体温过低症状的出现要比纠正低体温症状的出现更为容易：①在解决了威胁伤员生命的主要问题后，应检查伤员衣物，用干爽保暖的衣服换掉被浸湿的衣服，并用毛毯包裹伤员，有条件的情况下还应给予伤员加温、加湿的氧气，并使用自发热的温毯、温帽等储热装置为伤员保暖；②有效地止血和液体复苏均可保持伤员体温的维持能力；③值得一提的是，在对伤员进行液体复苏时，应尽可能地使用加温的液体，保持伤员体温。

4.野战条件下与伤员的交流　战争对于所有参战人员都是一种创伤性的经历，对于伤员更是如此，常会使伤员产生恐惧、焦虑等情绪，严重者会发生创伤后应激综合征。无论是在战场还是在后送过程中，真诚、翔实的向伤员解释其病情及治疗方案，并对伤员进行安抚，帮助其建立康复的信心，都是伤员治疗原则的一部分，具有积极的意义。

野战条件较平时医疗环境更为复杂，麻醉的实施较为困难，除了常规的麻醉技术手段外，尚需针对腹部战创伤患者的整体情况进行判断，对麻醉的实施方法、维持和复苏等关键步骤进行重点把握。成功的麻醉对腹部战创伤微创手术的实施至关重要，并对伤员围术期的平稳与术后的恢复有着重要影响。因此，重视麻醉的实施和人员配置，将对腹部战创伤的成功救治起到重要的作用。

参 考 文 献

邓小明，姚尚龙，于布为.2014.现代麻醉学［M］.北京：人民卫生出版社.

王正国.2002.王正国创伤外科学［M］.上海：上海科学技术出版社.

文爱清，张连阳，蒋东坡，等.2013.严重创伤输血专家共识［J］.中华创伤杂志，29（8）：706-
　710.

熊利泽.2013.多发创伤救治手册［M］.西安：第四军医大学出版社.

Norman E. McSwain，2015.院前创伤生命支持［M］.赵铱民，黎檀实，译.西安：第四军医大学出
　版社.

Ronald D. Miller.2011.米勒麻醉学［M］.北京：北京大学医学出版社.

第10章

腹部创伤腔镜手术围术期管理及护理

近年来，创伤已成为中、青年死亡的主要原因之一，其中腹部损伤占有很大比例。腹部损伤严重威胁生命的主要原因是休克与感染，因此，创伤的早期诊断与处理是降低病死率的关键。腹部损伤中实质性脏器、大血管损伤引起的大出血，空腔脏器穿孔造成的腹腔感染都是引起休克与感染的常见原因。

进入21世纪以后，新的外科理念——微创外科（minimal invasive surgery，MIS）和损伤控制外科（damage control surgery，DCS）在创伤救治领域的提出，改善了创伤的救治效果，甚至改变了创伤救治的根本理念。而更进一步提出的加速康复外科（enhanced recovery after surgery，ERAS）再次提升了战创伤的救治水平，提高了治愈率和归队率，降低了伤死率和致残率，缩短了救治周期，维护了战斗力和劳动力，既是战创伤救治的临床需要，也是今后发展的研究方向，并有可能拓展成为战创伤救治的新思路。

腹腔镜技术借助其微创优势，在腹部钝性伤和刺伤中的应用愈来愈多，国外报道其应用率高达13%～49%。但由于存在误诊率高、无法探查腹膜后脏器损伤和气腹并发症，以及缺乏大样本的循证医学证据、尚未建立相关关键技术体系等原因，与腹部疾病相比腹腔镜技术在腹部创伤中的应用显著滞后，而腹腔镜在腹部创伤中的ERAS理念，更是鲜有提及，但其总体治疗原则与现有的ERAS理念有共性。

野战条件下，由于医疗资源的限制，腹腔镜创伤小、恢复快、在减少伤员感染等方面的优势尤为突出；而战时其在围术期管理和术后的护理方面具有一定的特殊性。

第一节　加速康复外科在腹部创伤腔镜手术中的应用

加速康复外科（enhanced recovery after surgery，ERAS）也称"快速康复外科"（fast track surgery，FTS），是外科医学领域的一个新理念和新实践，是采用一系列基于循证医学的证据优化传统围术期治疗模式，减少手术伤员围术期对创伤的应激反应并促进伤员术后的康复。其目的是采用各种已证实有效的方法改善围术期处理，以减少常见并发症的发生，减少患者的痛苦，加速患者术后的康复，如围术期营养支持、镇痛、不常规应用鼻胃管减压、术后早期进食、早期活动等。

ERAS由Kehlet教授于1997年首次提出，并于2007年由黎介寿院士引入中国，欧洲加速康复外科协会（ERAS Society）已在多个领域推广应用ERAS理念。ERAS可以称作21世纪一项重要的外科学进展。

ERAS不是简单的手术操作快捷化，而是应用目前临床上已成熟的理论与方法来减少甚至阻断患者机体的应激反应，尤其是负效应，以加速患者的恢复进程。其采取的措施有三个方面：①术前患者应有体质与精神两方面的准备；②减少治疗措施的应激性；③阻断传入神经对应激信号的传导。术前一日不禁食、不做清洁灌肠、少用鼻胃管和引流管、适当输液、有效镇痛、术后早期进食、早期活动、微创手术等都是减少应激的措施。简而言之，就是强化围术期处理，加速康复，缩短住院日，不增加并发症发生率，不增加返院率。其包括几个要点：①术前与患者交谈，告知手术计划以取得患者的合作；②适当的术前营养支持，但应避免过长时间应用；③选用合理的麻醉方法，胸段硬膜外麻醉；④积极采用微创技术；⑤不常规应用鼻胃管和引流管；⑥术前应用镇静、镇痛药，非阿片类；⑦围术期持续镇痛；⑧术后早用缓泻药、促肠蠕动药；⑨术后早期经肠进食（肠内、肠外营养）；⑩术后早期患者下床活动。

加速康复外科理念使许多外科疾病的临床治疗模式发生了革命性的变化，并已在多种疾病中成功应用，其中结直肠切除术的快速康复外科治疗方案是其中较为成功的典范之一。但加速康复外科在创伤救治的应用目前几乎空白，创伤的病理生理本质是应激，创伤后依据损伤程度不同机体会出现不同的局部或全身反应，实质上都是机体对致伤因子所产生的应激性保护性反应，但反应过度，就会给机体造成不良影响，引起并发症，影响预后及治疗效果，甚至导致伤员死亡。因此，尽快消除致伤因素以减轻应激，尽量控制手术损伤应激对机体的二次打击，成为创伤救治的重要原则；而ERAS新理念的核心也是控制围术期各种创伤所致的应激，以降低并发症的发生率，促进伤员快速全面的康复。因此，ERAS新理念与创伤救治原则不谋而合，并有可能在更加注重控制应激反应的创伤救治中，取得较其他外科疾病更好的治疗效果。创伤的腹腔镜应用技术就体现了ERAS的微创化原则，并注重损伤应激的控制，但ERAS更注重在术前和术后综合应用优化组合各种有效措施，尽可能减轻对机体生理的干扰，进一步降低和控制患者围术期的应激反应，促进伤员术后的快速康复。在此理念之上，全方位控制围术期应激反应的ERAS，应该适用并可进一步提升创伤救治的质量和水平。

一、加速康复外科在腹部创伤腔镜手术中的具体应用

战创伤患者往往处于极度焦虑、紧张、痛苦甚至恐惧之中，机体和心理都受到了严重创伤，积极的宣教和心理干预以及适当的镇静措施，将极大提高战创伤患者的手术耐受能力，有效缓解创伤疼痛，加速术后康复。良好而完善的组织实施是保证快速康复外科成功的重要前提，其必须是一个多学科协作的过程，不仅包括外科医师、麻醉师、康复治疗师、护士，也包括患者及其家属的积极参与。同样，快速康复外科也依赖一些重要围术期治疗方法的综合与良好整合。虽然目前腹部创伤腔镜手术中的ERAS理念尚无人提出，但我们认为，它也应该遵循以下流程、原则。

1. 对腹部创伤伤情进行正确评估以明确腔镜手术适应证和禁忌证　对于可能存在腹腔内脏器损伤的患者，首先应遵循高级创伤生命支持（ATLS）策略和技术，在"黄金时间"内给予确定性治疗，以避免严重并发症的发生和降低病死率，加速患者康复。

2.术前宣传教育　术前通过面对面交流，通过书面（展板、宣传册）或多媒体等方式，告知伤员围术期各项相关事宜：①告知伤员麻醉和手术过程，减轻伤员对麻醉和手术的恐惧和焦虑。②告知伤员ERAS方案的目的和主要项目，鼓励伤员术后早期进食、术后早期活动、宣传疼痛控制及呼吸理疗等相关知识，增加伤员方案施行的依从性。③告知伤员预设的出院标准。④告知伤员随访时间安排和再入院途径。总而言之，伤员应接受常规的术前宣传教育和咨询解答，且宣传教育应贯穿围术期的整个过程直至伤员出院。

3.术前肠道准备　术前常规肠道准备对伤员是一种应激刺激，可能导致脱水及电解质失衡，ERAS认为即便是择期结直肠手术，术前也不必常规进行严格的肠道准备。因此，在创伤救治的肠道手术时，无须因未进行肠道准备而轻易放弃Ⅰ期肠切除和肠吻合的机会。

4.术前禁食、禁饮　目前尚无证据支持术前过长时间禁食可避免反流误吸。现在许多国家的麻醉学会推荐对无胃肠道动力障碍者，麻醉开始的6h前允许进食固体饮食，2h前允许进食清流食。术前12h饮用800 ml、术前2～3h饮用400ml清亮糖类饮品。而创伤病员多数处于饥饿和脱水状态，在积极准备急诊手术前，给予口服适量的液态糖类，可以有效缓解伤员的饥饿和口渴，减轻术后的胰岛素抵抗让伤员处于一个更适宜的代谢状态，减少术后高血糖及并发症的发生。

5.术前麻醉用药　除特殊伤员，不推荐术前常规使用麻醉用药（镇静及抗胆碱药）。对于紧张型的伤员，给予短效的抗焦虑药可能有帮助。

6.预防性抗生素的使用　在腹部创伤手术中预防性地使用抗生素有利于减少感染，但需注意：①预防用药应同时包括针对需氧菌及厌氧菌而使用广谱抗生素。②在术前30min使用。③如果手术时间>3h，可以在术中重复一次剂量。

7.麻醉方案　腹部创伤腹腔镜手术多选择气管插管、静脉复合麻醉。应随时注意气管内插管的位置，避免气腹后膈肌抬高致气管插管移位造成单肺通气。

8.气腹的建立　术前应全面评估心肺等脏器功能。美国麻醉医师协会（ASA）分级Ⅰ～Ⅱ级患者多能耐受体位及气腹的影响，Ⅲ～Ⅳ级患者则可能因气腹或体位导致严重并发症。另外气腹可升高颅内压，降低胸腔腹腔脏器血流量，减少回心血量等，而存在失血性休克时可显著影响循环呼吸功能。气腹引起血流动力学波动的腹内压阈值为12mmHg，15mmHg以上的腹内压可影响呼吸和循环功能。合并膈肌裂伤、肝损伤等情况时，气腹则可导致张力性气胸、心包积气和空气栓塞等，故建立气腹后应先维持较低压力（8mmHg）、取较低气流量，确认无膈肌损伤、呼吸功能适应、血流动力学无显著波动后，可适当增加流量和气腹压力（12～15mmHg）。对伴有心脏疾病的患者，建议采用更低的压力（8～10mmHg）。免气腹腹腔镜技术可避免此类气腹并发症，但其手术视野尚不及气腹。

9.手术方式

（1）术中通过腔镜进行腹腔探查：综合使用无血术野技术、保护组织、轻柔操作、锐性分离等，尽量使手术微创化，进一步减轻手术所致创伤应激。

（2）Trocar的置入：穿透伤者可直接从伤口置入Trocar，也可与钝性伤一样于脐部做10mm切口，Veress针穿刺，注入CO_2根据腹壁及腹内脏器的受伤部位和程度，确定显示屏、手术人员及辅助孔位置，合理的Trocar位置及术者位置，有助于腔镜手术的顺利完成，缩短手术时间，降低应激反应。

（3）腹腔探查程序：先将腹腔内出血及积液抽吸（必要时冲洗）干净，腔镜旋转360°，观察全腹情况。穿透伤患者先确定壁层腹膜是否有伤口，然后逐一部位、有重点地观察。

推荐的标准检查程序：①先将患者置为反垂头仰卧位后，行上腹部检查；从左上腹始，观察左膈肌、脾、胃前壁；再到右上腹，观察肝、肝门、十二指肠，十二指肠有血肿、黄染或撕裂伤则行降段外侧腹膜切开完整探查十二指肠各段。②将患者回复到平卧位，探查小肠，要求从十二指肠空肠曲到回盲部、再从回盲部到十二指肠空肠曲检查两遍，也可经小切口将小肠提出腹腔检查。同样探查盲肠到直肠两遍，遇到腹膜外的结肠疑似血肿或是受损时，可打开后腹膜分离出结肠探查。③取垂头仰卧位，将肠道往上腹部移转，探查盆腔，包括膀胱、直肠及女性生殖器官。④若大网膜及胃后壁疑似有受损时，需要切开胃结肠韧带或分开网膜结肠附着处进入小网膜囊，探查胃后壁和胰腺等。⑤腹腔内积血聚集的部位，特别是血凝块堆积部位，常提示是出血部位。掌握合理的探查顺序，一是节省手术时间，最重要的是避免漏诊。

（4）有条件者可应用双下肢弹力袜或间歇性气泵装置预防下肢静脉血栓的形成。

10.放置鼻胃管　胃肠减压与手术并发症无相关关系。因此，鼻胃管的放置是不必要的。术前不放置鼻胃管不仅不会增加术后恶心、消化道瘘的发生率，而且能够减少鼻咽部刺激和肺部感染的风险，有利于术后早期恢复进食。根据ERAS原则，腹部手术患者不推荐使用鼻胃管。如果在气管插管时有气体进入胃中，可以插入胃管排出气体，但应在伤员麻醉清醒前给予拔除。因此，不推荐术后常规使用鼻胃管减压。

11.避免术中低温　创伤时的伤口和腹腔的大面积暴露、清创时凉水冲洗、因休克而大量输入未加温的液体等极易使创伤伤员术中处于低温状态，而低温是危重创伤的死亡三联征之一，因此现行ERAS的术中保温措施特别适用于创伤救治；避免术中低体温可以减少对神经内分泌、代谢、凝血机制的影响。推荐在术中常规监测体温及采用必要的保温措施，如覆盖保温毯、液体加温及气体加温等。

12.围术期液体治疗　创伤可合并失血甚至休克，既往多在术中大量输血、输液，但ERAS根据最新的循证医学结果表明，减少术中及术后的液体及钠盐的输入量，将有利于减少伤员术后并发症的发生，加速胃肠功能的恢复，缩短术后住院时间。术中以目标导向为基础的限制性容量治疗策略，是减少围术期液体过负荷、心肺过负荷的最佳方法。因此，提倡控制术中输液量，严格掌握输血指征，尽量采用血液代用品，减少异体血输入。因血管扩张引起的低血压的处理方法是使用血管收缩药而不是大量输液。对于高危伤员，术中使用经食管超声多普勒检查进行监测，可以帮助确定液体的需要量。

13.腹腔引流　患者术后适当使用腹腔引流可能有利于患者的康复，而对术后患者胃胀气、半流质饮食的摄入、住院时间及术后并发症有影响的证据尚不足。近年来Meta分析结果显示，吻合口周围引流管留置与否对患者术后并发症及结局并无明显影响，不适当地放置引流管可增加患者的心理压力和痛苦，而且增加了切口感染的概率，并且留置引流管可能影响患者术后早期下床活动，增加术后并发症并延长住院时间。因此，ERAS推荐不常规留置引流管；在手术创面存在感染，吻合口存在血供不佳、张力过大及可能导致愈合不良的其他因素存在的情形下，建议留置引流管。胰腺手术需要常规放置腹腔引流管。同时主张在无瘘、无感染的情况下早期拔除引流管。

14.尿道引流　放置导尿管也会影响伤员术后的早期活动。长期留置导尿管会增加尿路感染等风险。因此，建议术后1～2d拔除导尿管。

15.术后恶心、呕吐的治疗　为了能早期经口进食，需要有效地处理术后恶心、呕吐症状。应避免使用可能引起呕吐的药物，如新斯的明、阿片类药物，而应使用不良反应较少的其他药物。有呕吐风险的伤员应预防性地使用镇吐药，如昂丹司琼、地塞米松等。如果伤员发生恶心、呕吐，可以联合使用上述药物。

16.预防肠麻痹以及促进胃肠蠕动　应重视预防及治疗术后肠麻痹，方法包括避免或减少使用阿片类镇痛药、避免过量液体输入、早期恢复经口进食及术后早期口服缓泻药（如乳果糖）等。

17.术后镇痛　术后镇痛是ERAS的核心内容。充分的术后镇痛可以减少应激，有利于伤员康复。ERAS术后镇痛提倡多模式镇痛方案。镇痛的重要原则是非甾体抗炎药（NSAIDs）为术后镇痛基础用药，尽量减少阿片类药物的应用，以减少阿片类药物引起的并发症，如肠麻痹等，以促进伤员的早期康复。术前使用NSAIDs预防镇痛可能改善术后镇痛效果，加速伤员康复。

18.术后营养治疗　无证据表明术后禁食是有益的。早期肠内营养可以降低术后感染发生率及缩短术后住院时间。但早期肠内营养可能增加伤员呕吐的发生率，在没有多模式抗肠麻痹的治疗时，早期肠内营养可能会增加肠胀气，并且影响伤员的早期活动及损害肺功能。因此，有必要加强术后肠麻痹的综合治疗，这才有利于术后早期进食的实施。而在ERAS的计划中，经口营养在术前以及术后4h就开始。需要强调多模式治疗对维持手术营养状态的重要性，鼓励伤员在术后4h经口进食，进食量根据胃肠耐受量逐渐增加。对于营养不良的伤员应在回家后继续经口服用辅助营养物。

19.术后早期下床活动　长期卧床不仅会增加胰岛素抵抗及肌肉丢失，而且还会减少肌肉的强度、损害肺功能及组织氧合，也增加了发生下肢静脉血栓形成的危险。很好地进行术后镇痛，这是促进伤员早期活动的重要保证。目标是在术后1d下床活动1～2h，而以后至出院时每天应下床活动4～6h。

20.出院标准　恢复进食固体食物，无须静脉补液，口服镇痛药可以很好地镇痛，可以自主活动到卫生间。伤员达到以上全部要求并愿意出院时，应给予出院。确定的出院指征应充分遵守。

21.随访及结果评估　所有好的外科实践均依赖于良好的临床结果的监测与总结，这不仅有利于控制并发症及病死率，而且有利于对研究计划进行反馈，总结资料进行提高与教育。因此，应加强伤员随访，以及建立明确的再入院"绿色通道"。在伤员出院后的24～48h应进行电话随访及指导，术后7～10d到门诊进行复查，一般而言，ERAS的临床随访至少应持续到术后30d。

二、腹部战创伤腔镜手术应遵循的原则

ERAS方案的目的是加速伤员术后安全康复，并非仅追求术后住院时间的缩短。这意味着各种围术期处理措施的施行必须在循证医学证据的指导下进行，以达到使伤员受益的目的。方案的重点在于经过合理的处理措施，使伤员并发症发生率及严重等级下降，在此基础上术后住院时间才能安全缩短。

腹部创伤的救治应遵循"挽救生命第一，保存功能第二，微创效果第三"的原则。腔镜诊疗术有助于降低阴性开腹率，可指导开腹手术切口选择，并能在腔镜下完成膈肌、胃、小肠、结肠、膀胱、胰腺、脾和肝等的修补、止血、切除、吻合及造口手术。但应正视腔镜用于腹部创伤的局限性，如术前准备较费时，术中对出血、污染控制耗时费力，不利于紧急的严重创伤救治，切忌强行实施以威胁患者生命为代价的微创手术。开展高水平的、大宗病例的循证医学研究将确定腔镜诊疗术在腹部创伤救治中的地位。结合CT等影像学技术进展，发明新的腔镜下手术器械，开发新的手术技术等，有助于提高腔镜诊疗术在腹部创伤中的应用水平，从而真正达到促进患者快速康复的目的。战伤学有着系统的理论体系，其治疗的具体方案也因伤情和伤类不同而千差万别，任何一个理念或原则均无法覆盖创伤救治的全部内容。ERAS毕竟还只是个新理念，主要还在择期胃肠手术中实施，在野战创伤救治中的应用和研究近于空白，国内外迄今尚未在创伤救治中明确提出"快速康复创伤外科手术"的概念。现有的ERAS研究及文献还远不足以支撑并将其树立为创伤腹腔镜救治的新标准和新理念，我们只是基于ERAS理念的先进性及其在腔镜外科广泛的适用性而提出一个新的思路，后续工作任重而道远，需同道共同努力，加以验证和总结。

第二节　围术期输血

腹腔镜作为一种微创术式，创伤小、快速康复是其主要特征。在平时的工作中腹腔镜围术期输血并无特殊性，且需求量一般较开腹手术少。而战时对其围术期输血的要求则存在巨大的不同：战创伤的一个重要特点就是大量失血。普通创伤中的重度失血患者仅占1%～3%，而战时却增加到8%～16%。据美国军事回顾性分析总结，战伤中51.4%的伤员有救治可能，其中80%死于重度失血。可见野战条件下保证输血是战创伤救治的重中之重。

一、围术期严重出血管理

围术期严重出血可造成伤员对手术耐受性变差，增大手术风险、使发病率和病死率升高。因此，术前发现围术期出血高风险者，应采取适当措施及时纠正贫血，改善体循环和微循环功能就显得十分必要。

（一）术前凝血功能评估

1.询问病史（既往出血史、家族出血史及相关用药）。

2.活性部分凝血活酶时间（APTT）、凝血酶原时间（PT）、血小板计数、血小板功能、血常规、血生化和动脉血气分析等检测。

（二）成分输血指征推荐指南

1.原则

（1）推荐以碱缺失值和血清乳酸浓度评估和监测失血及休克程度，并指导液体复苏。

（2）不推荐以单次血红蛋白（hemoglobin，Hb）或血细胞比容（haematocrit，Hct）检查作为独立的实验室指标来决定是否输血，应结合每例患者的失血速度、血容量、临床表现、贫血持续时间和程度以及心、肺功能而综合考虑。

（3）不推荐单独以某个常规凝血指标来指导输血治疗。

2.成分输血治疗策略

（1）红细胞：红细胞主要用于纠正贫血，提高携氧能力，保证组织氧供。①急性大量失血和血流动力学不稳定和（或）组织氧供不足的创伤患者：需要输注红细胞。②复苏后的创伤患者：Hb<70g/L和（或）Hct<0.21时，推荐输注红细胞，使Hb维持在70～90g/L，或Hct维持在0.21～0.27。③Hb 70～100g/L和（或）Hct 0.21～0.30时的创伤患者：应根据患者的贫血程度、心肺代偿功能、有无代谢率增高及年龄等因素决定是否输注红细胞。若无组织缺氧症状，暂不推荐输注红细胞。若合并组织缺氧症状，混合静脉血氧饱和度（SO_2）<65%和（或）碱缺失加重、血清乳酸浓度增高，推荐输注红细胞。④当Hb>100g/L时：可以不输注红细胞。⑤术后的创伤患者：若存在胸痛、直立性低血压、心动过速且输液无效或伴有充血性心力衰竭症状时，当Hb≤80g/L时，可以考虑输注红细胞。⑥需要大量输血的严重创伤患者：推荐输注储存时间<14d的红细胞，以减少创伤性凝血病、感染、高钾血症及肾衰竭等并发症的发生。

（2）新鲜冷冻血浆（fresh frozen plasma，FFP）：FFP用于补充凝血因子以预防出血和止血。避免将FFP用于扩容、纠正低蛋白血症和增强机体免疫力。①PT>1.5倍参考值、INR>1.5时：推荐输注FFP。②严重创伤大出血、预计需要输注大于20U红细胞的患者：推荐尽早积极输注FFP。③明确存在凝血因子缺乏的创伤患者：推荐输注FFP。④推荐输注的首剂量为10～15ml/kg，然后根据凝血功能及其他血液成分的输注量决定进一步输注量。⑤既往有口服华法林的创伤患者：为紧急逆转其抗凝血作用，推荐输注FFP（5～8ml/kg）。

（3）血小板：对于大量输血的患者，应尽早积极输注血小板。①血小板<50×10^9/L时：考虑输注。②血小板（50～100）×10^9/L：应根据是否有自发性出血或伤口渗血决定。③血小板>100×10^9/L：可以不输注。④推荐输注的首剂量为2U/10 kg浓缩血小板或1个治疗量单位血小板（1袋）。⑤如果术中出现不可控制的渗血或存在低体温，提示血小板功能低下时，血小板输注量不受上述限制。

（4）纤维蛋白原（Fib）和冷沉淀：①当出血明显且功能性Fib缺乏或血浆Fib低于1.5～2.0g/L时，推荐输注Fib或冷沉淀。②推荐输注的首剂量为Fib 3～4g或冷沉淀2～3U/10kg（100ml FFP制备的冷沉淀为1U，对于体重70kg左右的成年人而言，大概为15～20U）。③紧急情况下，应使Fib浓度至少达1.0g/L。活动性出血期间，Hb水平宜维持在70～90 g/L。

（三）纠正贫血

1.术前：尽快明确其贫血原因（铁缺乏、肾功能不全或炎症），补充铁剂（口服或静脉注射）或红细胞生成素。

2.术中：全程维持心脏前负荷稳定，不宜补充过量的晶体液或胶体液，避免血容量过高，超过稳态下组织间隙的液体容量和心脏前负荷最佳水平。

3.严重出血期间的液体治疗和优化前负荷不宜以中心静脉压、肺动脉闭塞压作为唯一指标，要根据患者对输液治疗的反应和非侵入性心排血量检测的动态观测评估。

（四）优化微循环

及时输注等渗晶体液（基础溶液：平衡盐溶液）来补充丢失的细胞外液。

等渗胶体（如人血白蛋白和羟乙基淀粉）比等渗晶体更不易引起组织水肿。

（五）维持氧浓度

出血患者可吸入高浓度氧以预防动脉低氧血症，同时避免重度低氧血症（$PaO_2 >$ 26.7kPa）。

（六）监测组织灌注

急性出血期间宜重复测定血细胞比容/血红蛋白、血清乳酸水平，以监测组织灌注、组织氧合及失血状态；还可增加监测心排血量、血容量动态（每搏量变异率、脉压变化）和中心静脉血氧饱和度等指标。

（七）纠正凝血功能低下

1.检测方法　纤维蛋白原（Fib）< 1.5 ～ 2.0g/L或旋转式血栓弹力测定。

2.纤维蛋白原浓缩剂　初次输注剂量25 ～ 50mg/kg。

3.无纤维蛋白原浓缩剂时　可使用冷沉淀替代。

4.凝血因子ⅩⅢ（FⅩⅢ）　使用纤维蛋白原浓缩剂后仍存在进行性或弥散性出血，FⅩⅢ活性明显低下（< 60%）使用FⅩⅢ浓缩剂（30U/kg）。

5.凝血酶原复合物（PCC）浓缩剂　对于接受口服抗凝药物治疗的围术期严重出血者，先给予PCC和维生素K；对于没有接受口服抗凝药物治疗的者，若存在出血倾向和凝血时间延长，可使用PCC 20 ～ 30U/kg；国际标准化比值（INR）/PT延长不宜作为PCC的适应证，尤其在危重患者。

6.重组活化凝血因子Ⅶ（rFⅦa）　常规手术和介入性放射疗法或综合治疗措施止血无效时。

7.氨甲环酸　20 ～ 25mg/kg。

8.去氨加压素　获得性血管性血友病综合征。

9.纠正体温、pH、Ca^{2+}　围术期维持正常体温，酸中毒性凝血病治疗过程中及时纠正酸中毒，大量输血时注意维持Ca^{2+}浓度（≥ 0.9mmol/L）。

二、损伤控制性复苏

损伤控制性复苏（damage control resuscitation，DCR）是指在防治凝血病的基础上进行限制性液体复苏，可以在维持血压的同时减少出血量，避免因过分扰乱机体功能而引发的代偿机制，减轻酸中毒，提高存活率。凝血病是指凝血功能障碍引发的出血性疾病，当PT > 18s，APTT > 60s或INR > 1.5时均可诊断为凝血病。有研究发现，伤员损伤越重、静脉输液量越多，凝血病发生的可能性越大。而凝血病又是造成许多伤员死亡的主要原因。

DCR主要对出血未控制的失血性休克伤员,在复苏早期严格控制扩容量,维持收缩压在80～90mmHg,待到出血可控制后再进行大量扩容。DCR在保证重要脏器基本灌注的同时一定程度上控制器官内血液量,有利于术中止血,且避免了由于大量输血引发凝血-纤溶机制紊乱进而造成凝血病发生。

因此,在制订输血方案时要注意输注方法、输注成分和输注量并积极补充凝血因子,恰当使用止血药物,注意体温监测和低体温的防治,及时纠正酸中毒。目前较为推荐的输注方法是血浆、血小板、成分红细胞以1：1：1比例输注。然而野战条件下常常无法保障精确的成分输血,此时新鲜全血输注当为首选,因新鲜全血的凝血因子和纤维蛋白原的凝血活性较高,可以有效逆转低体温、酸中毒和预防凝血病。

三、大量输血反应及并发症的处理

大量输血(massive transfusion protocol,MTP)是指对于严重创伤合并大出血者,紧急启动大量输血方案。

MTP的主要方案:①红细胞、新鲜冷冻血浆、血小板按6：4：1输注,相当于我国红细胞12U、新鲜冷冻血浆800ml加血小板1U;②红细胞、新鲜冷冻血浆、血小板按1：1：1输注,相当于我国红细胞1U、新鲜冷冻血浆100ml加血小板1U(三者均从200ml全血分离)。

MTP实施流程:MTP启动阈值(预计总需求红细胞≥20U,存在明显的失血性休克和活动性出血证据→主管医师或麻醉医师打电话通知输血科,同时派专人送检血样→输血科主治或以上级别医师参与整个MTP实施过程→输血科急诊配血完成后,按以下预案配发血液成分[第一组分——红细胞4～6U,血液加温器加温,FFP、血小板、Fib和(或)冷沉淀,搭配血液成分;第二组分——红细胞4～6U,FFP800 ml,凝血检测结果出来前尽早使用FFP]→根据病情及实验室指标加发红细胞、FFP、1个治疗量单采血小板、Fib或冷沉淀,并尽早(伤后3h内)使用抗纤溶药物(如氨甲环酸),对于顽固性出血的患者,考虑加用rFⅦa→每次输血前后,救治小组要做一次实验室检查(动脉血气分析、凝血功能等)并监测患者体温的变化→实验室检查结果恢复正常和(或)没有活动性出血的证据→停止MTP。

战创伤救治时大量输血对于救治重度失血伤员十分必要,但也会带来一些与常规少量输血不同的并发症,如血小板稀释性减少、血小板功能异常、凝血因子活性降低等;大量输血还可能导致创伤输血后免疫力下降,感染率升高;严重创伤伤员大量输血还可能引起多器官功能障碍综合征等。在野战条件下,大量输血时要高度重视某些特殊问题,并采取必要的防治措施。

1.急性溶血性输血反应 立即停止输血(送检血袋剩余血液),迅速扩容,利尿药增加肾血流量,多巴胺舒张肾血管,碱化尿液;已发生急性肾衰竭者应积极进行血液透析;应用肝素和肾上腺皮质激素及大剂量免疫球蛋白,吸氧,有必要时使用换血疗法。

2.致热原反应 轻者可减慢输血速度或停止输血;重者应立即停止输血,给予抗过敏药物,配合物理降温。

3.变态反应 立即停止输血,皮下注射肾上腺素0.3～0.6mg,注意升血压,如有会厌水肿立即行气管插管或切开术，注射氢化可的松。

4. 细菌污染　静脉注射抗生素、类固醇或多巴胺等升血压药。

5. 枸橼酸盐蓄积中毒　减慢输血速度，同时静脉推注10%葡萄糖酸钙10ml，适量补充钙剂和凝血药。

第三节　腹部创伤微创手术团队建设及术中配合

一、腹部创伤微创手术团队

最佳人员编配为外科医师3名，麻醉师1名，护士2名。2名护士，其中一名为配台护士，负责耗材和器械的传递，另一名为巡回护士，做好配合工作。手术开始前要对患者的穿刺区进行清洗。手术时护士对伤员的生理指标进行密切监控，如发现异常波动及时通知主治医师和麻醉医师。

二、野战医院的区域设置

一般由应急通道和警戒区、伤员缓冲区、紧急诊疗区和应急救治区组成。

1. 应急通道和警戒区　该区为救护车、救护人员接送伤员的快速通道，也是转送伤员的通道，是维持整个野战医院救治秩序的重要区域。

2. 伤员缓冲区　这是所有伤员送达后的第一个滞留区，在此进行初步检诊后转送至紧急诊疗区或应急救治区。

3. 紧急诊疗区　该区设有野战X线照片车、野战手术车、手术床和手术帐篷等野战医疗设施，可对一般伤员进行检验检查、心电图检查及移动超声检检查并实施手术治疗。

4. 应急救治区　该区具有较健全的运行机制，指挥通畅、反应迅速、配备有技术精良、救治有力的应急救治队伍，完成较重伤员的医疗应急救治任务。

野战条件下与平时工作有很大的不同，在符合规章制度的同时要尽可能简化文书工作，以节约人力和时间及时救治伤员。还应根据伤员的特点制订简单可靠重点突出的工作流程清单，以方便使用又避免遗漏。

第四节　腹部创伤腔镜手术的术后护理及心理康复护理

一、术后常规护理

根据全身麻醉术后的情况对患者实施常规护理，吸氧2～3h。去枕平卧，确保呼吸道具有较高通畅性，严密观测生命体征，尤其术后24h内，如伤员的主诉、面色、腹部伤口、腹部体征等，以便及时发现和处理术后可能发生的并发症。伤员全身麻醉清醒后（3～6h）取半卧位，因野战医疗床简易，床头无法抬高，利用队员的被褥和清洁衣物等抬高患者床头，形成半卧位，尽量让腹腔残留液体流出，预防膈下脓肿的形成，并有利于呼吸。

二、引流管的特殊护理

各引流管均需固定妥当，确保引流管通畅，避免受压、扭曲以致堵塞，且每隔1～2h观察、记录引流液的实际量与性状，及时更换敷料和引流袋，保持引流口洁净，预防感染。还应同时注意伤员生命体征的变化情况，是否出现高热、腹膜刺激征、黄疸等症状，观察期大于3d。野战医疗床为帆布制成，中间呈凹陷状，伤员翻身后不易保持体位，利用自制沙袋帮助伤员固定体位，防止引流管受压。若发现引流量显著减少或明显增多时应告知手术医师及时进行处理。如果当地风沙大，尽量选择风沙小的时段更换引流管，以减少伤员的感染。观察引流伤口有无红、肿、热、痛及脓液、渗液等炎症表现。确保伤员盆腔引流管通畅，引流管低于盆腔平面，防止发生逆行性感染。术后引流液量首日量为30ml，次日25ml，引流液由血性逐渐转淡并减少，于术后3d拔除引流管。

三、导尿管的护理

一般术后24h后可拔除。应保持会阴及尿道口清洁，预防泌尿道及上行感染的发生。

四、肠道功能的护理

通常手术当天即可鼓励患者在床上进行抬臀训练，协助翻身，术后次日即可下床活动（若中转开腹者需在术后2d才开始下床活动），以减少腹胀促进肠道功能恢复。观察伤员是否出现腹胀、恶心、呕吐等症状，体察伤员腹部是否有压痛、反跳痛以排查肠瘘。伤员饮水后若无不适先改为清流质饮食，再流质饮食，密切观察进食情况。同时鼓励患者术后少食多餐，多进食高营养、高蛋白、高维生素的食物。因伤员进食量受限，适当补充维生素片以促进体质恢复。

五、饮食护理

1.若手术不涉及肠道　术后饮食应根据患者的需要供给。只要患者无不适，术后饮食可恢复正常。部分患者因对麻醉剂较为敏感，出现不同程度的恶心、呕吐，此时适当延长禁食时间。一般手术当日禁食，施行静脉输液，术后1d流质饮食或普通软食，如手术当晚患者有饥饿感，也可根据具体情况适量给予流质饮食，术后肛门排气后逐渐恢复普食。

2.若手术涉及胃肠道　则术后饮食恢复过程更为缓慢，手术当晚和次日可少量饮水，待肛门排气后方可进清流食，术后2～3d若无不适过渡到流食，无异常再逐渐增加半流质饮食直至普通软食；根据手术大、小，术后3个月至数年内饮食需清淡、少食多餐，少食牛奶、巧克力等甜腻易产气食物，粗粮等较为粗糙难消化的食物也应细嚼慢咽。

六、术后并发症的护理

1.疼痛　腹腔镜手术创伤小、康复快，疼痛程度伤员一般都可承受。但术中二氧化碳气体残留腹腔引起腹胀，刺激膈肌致使肩痛；患者在床上突然坐起，使二氧化碳气体上升，引起肩痛、腹痛、腹胀、气促、呼吸困难。且战创伤对患者的打击是身体和心理双方面的，医护人员要及时关注伤员的精神状况，给予充分心理安慰。护理时可对腹壁轻轻加压，将二氧化碳气体排出，肩痛发生时，患者可取膝胸卧位，让二氧化碳气体上升向盆腔聚集，以减少对膈肌的刺激，床上活动时要避免过快地坐起。必要时可以使用吲哚美辛100mg纳肛缓解疼痛发热等不适。

2.腹腔内出血及切口感染　注意观察伤员的血压、脉搏、呼吸及体温变化，体查时重点关注腹部是否有压痛、胀气等不适。因战创伤常为复合伤，甚至伴火器伤、烧伤或大量出血等，因此情况紧急，手术开展需迅速，术前对切口的消毒保护工作时间不充足，难免造成穿刺口周围组织和皮肤严重挫伤或切口感染。术后要注意观察局部切口有无红、肿、热、痛，有无渗液以及渗液的性状和量。重视患者有无疼痛主诉。一经发现切口积液或感染征象应及时通知医师切开引流。严格野战病房的消毒，换药引流等操作宜选择在傍晚时分野战病房伤员较少、风沙较小、经紫外线消毒40min后进行。严格控制人员进出病房，工作人员进入必须着工作服，避免交叉感染。

3.呕吐　仔细观察患者呕吐物情况与持续时间，积极寻找引发因素，施行针对性处理，若呕吐严重可给予甲氧氯普胺等药物，此症状往往可以快速见效，有的患者因心理原因产生呕吐，需针对性给予合理开导。呕吐者需加强口腔护理，防止呕吐物吸入气管产生窒息症状或吸入性肺炎等。

4.肺部感染　患者麻醉方式为全身麻醉，受麻醉插管及各方面因素影响，患者术后痰液多而黏稠不易咳出。另外，腹腔镜手术特有的二氧化碳气腹可能造成术中或术后的高碳酸血症，出现呼吸轻度抑制现象。为解除患者忧虑，告知患者腹部腹带包扎完好无须担心伤口裂开等问题，教会及鼓励患者实施正确有效的咳嗽，加强翻身、叩背，每天6～12次。

因野战条件受限无法进行雾化吸入，临时采用无菌废弃空喷雾瓶注入药液进行简易雾化。若有条件可对适当吸入湿化氧3～6L/min。

5.警惕腹腔残余脓肿　监测术后体温，警惕持续高热、腹痛或体温正常后又出现体温升高的情况以及腹胀、里急后重等症状，如有发生则高度提示腹腔脓肿形成的可能。术后早期给予患者半卧位，加强抗炎治疗。

七、心理康复护理

伤员经历了严重的创伤刺激，常出现惊恐等严重心理反应和急性应激障碍（acute stress disorder，ASD），一般可在伤后1～2周恢复正常，这也正是伤员入院手术治疗以及术后休养的阶段，适当的早期心理干预治疗能够有效调节伤员的精神状态，预防发展成创伤后应激障碍（post-traumatic stress disorder，PTSD）。目前，心理干预治疗方法主要包括认知行为治疗、暴露治疗和精神动力治疗。其中认知行为治疗最为常用，它通过矫正患者错误的思维模式来进行认知重建，是一种非常有效的治疗方法。

野战伤员入院后常因疼痛、远离亲人和对战场的恐惧产生较明显的、强烈的生理及心理应激反应，手术作为另一种应激源往往会加重患者的紧张情绪，常表现为术后焦虑、烦躁。不良的精神状态可使神经、体液调节紊乱，机体免疫力降低，直接影响手术效果，甚至诱发严重的并发症。

在救治过程中建立良好的医患关系是伤员心理康复的基础，特别是针对PTSD易感人群，医护人员要注意分析伤员治疗过程中的心理特征及变化，采取适当的心理干预让伤员由被动接受治疗转为主动参与治疗，更好地配合手术及康复外科的术后护理。护理是心理康复的主要过程，护理人员应主动关心伤员，热情向患者介绍病区设施位置，如卫生间、开水房、浴室，病房的作息时间、床头呼叫器的使用方法等；在认真落实各项治疗及护理的同时及时发现伤员细微的情绪波动和心理变化，尤其是术后伤员，心理干预可以在一定程度上稳定情绪，提高迷走神经张力，能降低对疼痛的敏感性。护理过程中可以采用放松训练、情感沟通、心理疏导等方式耐心倾听伤员的各种内心感受，理解并迁就各种异常行为，及时给予正确合理的解释，使用暗示和鼓励性语言帮助伤员调节心态、振作精神，使其充满信心，积极面对伤病。

野战条件下腹部创伤腔镜手术围术期管理及护理同样在腹部战创伤救治环节中占据重要的一环。近年来，随着新型微创救治理念的提出和应用，对围术期的管理和护理提出了许多新的要求，在实践中，ERAS和DCR等理念对创伤伤员救治效果的提升起到了显著的作用。因此，规范地管理伤员、合理地实践理念，将是完善伤员围术期管理和提升护理效果的关键。

参 考 文 献

戴静，朱咏梅，蔡莉莉，等. 2009. 野战条件下一例腹部闭合伤救治手术的围术期护理 [J]. 解放军护理杂志，1：77-78.

郭永建. 2015. 英国《大出血患者血液管理实用指南》主要内容及其启示 [J]. 中国输血杂志：856-865.

胡小风，唐素林，王文娜，等. 2015. 欧洲围术期严重出血管理指南主要推荐意见及其启示 [J]. 中国输血杂志：100-107.

黄显凯. 2010. 腹腔镜在腹部创伤早期诊治中的作用 [J]. 中国急救复苏与灾害医学杂志.

季守平，宫锋，何跃忠. 2012. 损伤控制性复苏及其对野战输血研究的启示 [J]. 军事医学：950-953.

江志伟. 2015. 结直肠手术应用加速康复外科中国专家共识（2015版）[J]. 中华胃肠外科杂志.

姜洪池. 2010. 腹部创伤学 [M]. 北京：人民卫生出版社：331-337.

黎介寿. 2007. 对Fast-track Surgery（快通道外科）内涵的认识 [J]. 中华医学杂志.

黎沾良. 2003. 腹部创伤处理的进展 [J]. 中华创伤杂志.

李宁，宋斌，黎成. 2007. 野战条件下战创伤救治中输血反应的防治 [J]. 人民军医：596-597.

林峰. 2016. 腹腔镜胆囊切除术围手术期护理 [J]. 中国现代药物应用：197-198.

刘启，张黎. 2015. 围手术期心理干预对部队战士术后疼痛的影响 [J]. 中国实用医药：262-263.

王庆松，谭庆荣. 2015. 创伤后应激障碍 [M]. 北京：人民卫生出版社：327-331.

张安平. 2011. 腹腔镜在腹部创伤中的应用 [J]. 创伤外科杂志.

中国加速康复外科专家组. 2016. 中国加速康复外科围手术期管理专家共识（2016）[J]. 中华外科杂志.

中国研究型医院学会肝胆胰外科专业委员会. 2016. 肝胆胰外科术后加速康复专家共识（2015版）[J]. 中华消化外科杂志.

Ahmed N, Whelan J, Brownlee J, et al. 2005. The contribution of laparoscopy in evaluation of penetrating abdominal wounds［J］. J Am Coll Surg，201：213-216.

Beaunoyer M，St-Vil D，Lallier M，et al. 2001. Abdominal injuries associated with thoraco-lumbar fractures after motor vehicle collision［J］. J Pediatr Surg，36：760-762.

Biffl WL，Leppaniemi A. 2015. Management guidelines for penetrating abdominal trauma［J］. World J Surg，39：1373-1380.

Block EF，Singh I，Thompson E. 1998. Utility and cost-savings of diagnostic laparoscopy in low-probability gunshot wounds of the abdomen［J］. J La State Med Soc，150：232-234.

Borgialli DA，Ellison AM，Ehrlich P，et al. 2014. Association between the seat belt sign and intra-abdominal injuries in children with blunt torso trauma in motor vehicle collisions［J］. Acad Emerg Med，21：1240-1248.

Brandt CP，Priebe PP，Jacobs DG. 1994. Potential of laparoscopy to reduce non-therapeutic trauma laparotomies［J］. Am Surg，60：416-420.

Cherkasov M，Sitnikov V，Sarkisyan B，et al. 2008. Laparoscopy versus laparotomy in management of abdominal trauma［J］. Surg Endosc，22：228-231.

Chidester S，Rana A，Lowell W，et al. 2009. Is the "seat belt sign" associated with serious abdominal injuries in pediatric trauma［J］.J Trauma，67：34-36.

Chol YB，Lim KS. 2003. Therapeutic laparoscopy for abdominal trauma［J］. Surg Endosc，17：421-427.

Coleman JJ，Fitz EK，Zarzaur BL，et al. 2016. Traumatic abdominal wall hernias：Location matters［J］. J Trauma Acute Care Surg，80：390-397.

Collin GR，Bianchi JD. 1997. Laparoscopic examination of the traumatized spleen with blood salvage for autotransfusion［J］. Am Surg，63：478-480.

Como JJ，Bokhari F，Chiu WC，et al. 2010. Practice management guidelines for selective nonoperative management of penetrating abdominal trauma［J］. J Trauma，68：721-733.

Ditmars ML，Bongard F. 1996. Laparoscopy for triage of penetrating trauma：the decision to explore［J］. J Laparoendosc Surg，6：285-291.

Eastridge BJ，Hardin M，Cantrell J，et al. 2011. Died of wounds on the battlefield：causation and implications for improving combat casualty care［J］. J Trauma，71：4-8.

Elliott DC，Rodriguez A，Moncure M，et al. 1998. The accuracy of diagnostic laparoscopy in trauma patients：a prospective，controlled study［J］. Int Surg，83：294-298.

Fernando HC，Alle KM，Chen J，et al. 1994. Triage by laparoscopy in patients with penetrating abdominal trauma［J］. Br J Surg，81：384-385.

Holmes JF，Mao A，Awasthi S，et al. 2009. Validation of a prediction rule for the identification of children with intra-abdominal injuries after blunt torso trauma［J］. Ann Emerg Med，54：528-533.

Kozek-Langenecker SA，Afshari A，Albaladejo P，et al. 2013. Management of severe perioperative bleeding：guidelines from the European Society of Anaesthesiology［J］. Eur J Anaesthesiol，30：270-382.

Mahajna A，Mitkal S，Bahuth H，et al. 2005. Diagnostic laparoscopy for penetrating injuries in the thoracoabdominal region［J］. Surg Endosc，18：1485-1487.

Marusch F，Koch A，Zippel R，et al. 2001. Laparoscopy of a traumatic rupture of a dysontogenetic splenic cyst. A case report［J］. Surg Endosc，15：759.

第 11 章

腹部创伤微创手术基本知识

近年来，腔镜技术借助其微创优势在腹部创伤手术中的作用愈发凸显。以腔镜为代表的微创外科从提出至形成完整的体系，已有百余年历史，目前呈现蓬勃发展的趋势。了解微创技术发展史才能更好把握现在，预知其发展趋势的未来。微创手术的开展离不开手术器械的支持，也离不开手术操作的基本规范，更离不开以无菌术为代表的操作原则。野战条件下，施行微创操作的条件和时机较为有限，但是通用的微创技术原则（如无菌、麻醉等）均需要满足。因此，本章节在以上几个方面展开详述，熟练掌握这些基本知识将有助于应对野战外科条件下的突发状况。

第一节　腹部创伤手术和微创技术发展史及现状

微创外科从提出设想至形成完整思想体系，从拼凑零星器械至研发及不断改进成套设备，从个别动物实验和临床尝试至在外科领域各个专科内普遍应用，持续不下 100 余年。

1901 年，德国 Kelling 通过向狗腹腔内充入高压气体以非手术方式控制腹腔出血，并通过膀胱镜观察充入气体对腹腔内脏器的影响。1901 年，Ott 借助额镜光源，用陷凹镜检视了孕妇腹腔。1911 年，瑞典 Jacobeus 报道了人的腹腔镜检查，美国 Bernheim 则报道了借助直肠镜和普通光源来检查腹腔的经验。

特殊器械的发展使腹腔镜检查更加准确和彻底。1924 年，Zollikofer 使用二氧化碳建立气腹。1929 年，Kalk 设计了 135° 镜头系统，使得可以获得倾斜视角，同时，Kalk 还介绍了双 Trocar 的技术。1934 年，Ruddick 设计了一种特殊镜头系统和活检抓钳，并用于 500 例患者的腹腔镜检查。1937 年，Veress 首次报道使用安全气腹针建立气腹，是微创技术的重要进展。同一时期，Palmer 提出了监测腹腔内压力理论。

器械的发展使医师有条件去探究腹腔镜给患者带来的受益。妇科医师也逐渐用此项技术去治疗患者，如输卵管结扎、卵巢囊肿切除、输卵管卵巢切开引流等。

妇科医师 Kurt Semm 是腹腔镜手术的先驱。他设计了腹腔自动充气装置，腹腔镜热凝装置以及腹腔镜剪。借助这些设备，他完成了腹腔镜粘连松解术、肿瘤的活检以及肠管的缝合。Semm 对腹腔镜手术最大的贡献是 1983 年行的首例腹腔镜阑尾切除术。鉴于 Semm 教授推动了腹腔镜技术由诊断向治疗转变，他也由此被尊称了现代腹腔镜之父。1983年，英国泌尿外科医师Wickham首次提出微创外科的概念，并建立了英国首个微创外科治疗中心。

普通外科领域的历史性事件，是1985年Muhe报道了的首例腹腔镜胆囊切除。Muhe用Veress针建立气腹，从脐部插入腹腔镜，用时2h便切除了胆囊。1986年，Muhe在德国慕尼黑举办的外科医师大会上报道了此项手术，但受到广泛质疑。随后，他又在德国科隆和美因茨举办的外科医师大会上汇报他的结果，但均未受到关注。直到1993年，Muhe在腹腔镜领域的贡献才被学界所认可。

腹腔镜胆囊切除术成为治疗有症状胆囊结石的标准术式。对于普外医师来说，腹腔镜胆囊切除术的空前成功促进了微创手术在普外各领域的推广应用。短短十几年，腹腔镜下胃、小肠、结肠、直肠、肝、脾以及多器官联合切除术也相继获得成功。

在腹腔镜微创技术广泛运用于各学科的同时，其缺陷也逐渐被研究者发现，其主要缺陷是器械只有4个自由度，无法完成（如开放手术时）7个自由度下的组织牵拉和暴露。因此，德国Karlsruhe研究中心在1994年开发了主从机器手系统，ARTEMIS（Advanced Robotics and Telemanipulator for Minimally Invasive Surgery）系统，世界第一台6个自由度主从操作系统，是微创技术发展的重要里程碑事件。

1994年，美国FDA批准了宙斯机器人系统的前身——AESOP系统（Automated Endoscope System for Optimal Positioning），AESOP系统的设计初衷是为了实现远程手术，解决太空和战场实时手术的需要。

随着机器人技术的进一步发展，便有了现在大家所熟知的两种微创技术系统：宙斯机器人系统和达·芬奇手术系统。机器人手术系统在ARTEMIS系统的基础上提升了运动能力，能7个自由度运转，基本能完全模拟人手臂运动。

目前，微创外科已广泛应用于各学科领域。但微创外科作为技术与理念创新，发展时间短，缺少足够高级别循证医学证据支持，还需要接受临床实践的检验，更需要大样本、多中心的临床研究支持，才能对远期的安全性和有效性进行评价。作为外科医师，将微创外科与传统外科相互融合，协调并举，将有利于相互促进发展。

第二节　腹部创伤手术常用设备、器械

腹部创伤外科微创设备和器械主要由成像系统、人工气腹系统、能源系统以及手术器械4个主要部分组成。

一、成像系统

1.腹腔镜　腹腔镜（laparoscope）是一组光学透镜系统，由物镜、柱状透镜、光导纤维和目镜组成，外层有不锈钢外壳保护。物镜位于头端，并根据需要设计出各种光学视角，主要包括前视镜（0°）、斜视镜（25°、30°、45°）、侧视镜（70°、90°、120°）等。其中前视镜符合正常解剖，容易定位。30°左右的斜视镜比较符合人的视觉习惯，视野较广，可通过镜体的旋转得到最大限度的手术区域图像，应用也最为广泛。目镜位于腹腔镜尾端，术中始终位于伤员体外，可与摄像系统相连，将图像传导至视频监视器。

腹腔镜具有一定的放大作用，图像放大的倍数与镜头和观察物的距离成反比，不同直径的腹腔镜和监视器的放大效果不同。常用的腹腔镜有10mm和5mm两种外径，为了追求微创效果，减少创伤，现在也有2mm外径的针镜。

2. 光缆　光缆（light cable）也称导光束，用于连接冷光源和腹腔镜，将冷光源产生的光传输到腹腔镜的光源接口处。常用的光缆有玻璃纤维光缆和液体水晶光缆两种。

3. 冷光源　所谓"冷光"，是指在外部光源和光缆间插入一块隔热玻璃，在保证光纤照明强度的基础上，有效降低产热量。腹腔镜常用的冷光源（cold light source）包括高密度氙灯、汞灯、卤素灯。冷光源机可根据需要调节输出光纤的亮度，有手控和自动调节两种方式。自动调光冷光源机将冷光源和腹腔镜视频信号转换器连接，可通过摄像头视频感应自动调节光线的强弱。

4. 摄像机和监视器　腹腔镜的摄像机主要包括硅电耦合器、摄像头、视频信号转换器。由耦合器将摄像头和腹腔镜连接，摄像头根据光电原理将光学图像转换成电信号，再由信号转换器将电信号转为视频信号，最后在视频监视器（camera and monitor）荧光屏上显示图像。

二、人工气腹系统

1. 气腹针　气腹针（Veress needle）均采用Veress的改良设计，针芯为钝头的中空细管，远端封闭，有侧孔，可以通过针芯、注水和抽吸。针芯尾端套有弹簧保护装置，并有三通开关。穿刺腹壁时，针芯遇阻力会回缩至针鞘内，一旦针鞘刺入腹腔内，阻力消失，弹簧将针芯推进腹腔。圆钝的针芯头可保护腹腔内器官，而针尾的三通开关可同时接CO_2气腹管和腔内测压管。其外径为2mm，长度有100mm，120mm和140mm三种。

2. 气腹机　腹部战伤微创手术时要建立必要的手术操作空间，这需要气腹机（insufflator）的保障，常用的气腹介质是CO_2。目前普遍使用的是全自动计算机控制气腹机，可连续监测腹内气体压力并调节注气流量，CO_2气体经气腹机处理后通过消毒的导管经气腹针或套管注入腹腔。控制面板可显示气体流速、流量、腹腔内压力，并有压力设定开关和压力报警系统。通常腹腔内压力值设置在12～15mmHg，一旦腹腔内压达到预测值，气腹机即暂停注气，维持正常的腹腔操作空间。

三、能源系统

1. 电凝系统　高频电刀具有组织凝固和切割双重功能，是外科常用的能源系统，分为单极电凝和双极电凝两种。双极电凝有较强的凝固作用，且无电流通过全身，比单极电凝安全且有效。单极电凝较双极电凝快捷，是腹腔镜手术最常见的电凝方式，但单极电凝的电流向凝固部位的侧方传导较双极电凝明显，故易损伤邻近组织。另外，单极电凝在电凝止血的过程中易产生大量烟雾，易影响镜下手术的术野观察，腹腔镜手术过程中需不断打开腹壁套管的排气口，以降低腹腔内烟雾对术者视觉的干扰。

2. 超声止血刀　超声止血刀（ultrasonically activated scalpel）的工作原理是通过超声频率发生器使金属刀头以超声频率震荡，使组织水汽化，蛋白质氢键断裂，细胞崩解，从而被切开或凝固。无焦痂形成，止血效果牢靠，在切开过程中，只有少量热能传导，可以靠近大血管及重要脏器进行操作，最高温度不超过100℃。使用时无电流通过机体，只有少量热能的传导，对镜下清晰的手术视野画面干扰小，尤其适用于腹腔镜手术中组织切割和离断较大血管的操作。

3. 结扎束 结扎束（ligasure）是新型血管闭合系统。其工作原理是输出高频电能结合钳夹的压力，使人体组织内胶原蛋白和纤维蛋白溶解变性，血管壁融合形成一透明带，可使血管壁完全被胶原纤维"焊接"在一起，封闭血管的作用可靠。由于应用实时反馈技术和智能主机技术，较适合于初学者使用，缺点是组织分离的操作不够快捷，常用于腹腔镜手术过程中对大血管的离断和止血。

四、手术器械

腹部创伤微创手术的基本器械包括气腹针、穿刺套管、抓钳、分离钳、电凝分离钩、施夹钳、剪刀、冲洗和吸引管、持针钳等。手术器械大多表面附有绝缘涂层，标准长度330mm，外径3～12mm，手柄上转盘可控制器械头部360°任意旋转。

1. 穿刺套管 穿刺套管（Trocar）内芯的尖端为圆锥形、菱锥形或多刃形时。前者穿刺时不易损伤腹壁血管，但较钝，穿刺时较为费力。菱锥形或多刃形穿刺比较省力，但由于切割作用，可能损伤肌肉和腹壁血管。套管针穿刺完毕，拔出针芯，保留套管，作为腹腔镜和手术器械进入腹腔的通道。穿刺套管规格较多，有2mm、5mm、10mm和12mm等多种。一般常用的为5mm和10mm。

2. 开放性套管 开放性套管（Hasson trocar）用于直视切口下进腹，避免包括盲目穿刺造成的腹腔内脏器损伤，是最安全的气腹建立方法。该套管由三部分组成锥形外套、带活栓的套管鞘和钝头内芯。锥形外套可以在套管鞘上下移动，选择好位置后再固定。在锥形外套和套管鞘两侧均有用于固定筋膜组织的支架，使锥形外套牢固地固定在切口内，并有效封闭了腹腔，有利于维持腹腔内压力。

3. 分离钳和抓钳 腹腔镜手术中使用最多的是各种分离钳和抓钳（dissectors and graspers）。分离钳外径5mm，除钳嘴有长、短之分，还有尖头、钝头之分，也有直分离钳、左弯钳和直角钳之分。绝缘分离钳的钳杆和外握柄绝缘，尖端导电，平时可做组织分离用，通电后也可用于电凝止血。

抓钳用于固定、抓持组织，外径有5mm和10mm两种，根据对组织的损伤程度分为有创和无创两大类，根据钳齿的不同分类较多。有些抓钳手柄处有锁扣，而有些则为弹簧抓钳，可以减轻长时间手术引起的手部疲劳。

4. 施夹钳 腹腔镜手术在处理血管、胆囊管时，可先用金属夹夹闭后再离断，以代替结扎。常用的金属夹为钛夹，有大、中、小号3种规格，可根据组织的宽度灵活选用。也有连发施夹器，内装多枚钛夹，可以连续击发而方便术者操作。

5. 吸引和冲洗装置 腹腔镜冲洗吸引系统包括冲洗吸引装置和冲洗吸引器。用于术中不断吸出和冲洗术野的渗血、渗液，以保证术野的干净、防止手术污染和术后粘连。冲洗吸引泵附有灌注瓶、集液瓶，与冲洗吸引管连接，术者通过调控冲洗吸引管三通开的阀门切换冲洗和吸引功能。

6. 牵引器和拉钩 目前有多种类型的牵引器和腹腔镜拉钩（retractor）用于显露术野。触诊探棒和扇形牵开器可用于移动或推开遮盖手术野的肝、结肠、大网膜等。腹腔镜拉钩则以五爪扇形拉钩为代表，拉钩手柄有调节旋钮，控制张开范围及弯曲角度。

第三节　腹部创伤手术基本操作及培训

一、腹部创伤手术基本操作

1.切口选择　对腹部闭合伤可按受伤部分和可能损伤的内脏选择切口。一般腹部旁正中切口或经腹直肌切口常用。在腹内伤情不明或疑有多器官损伤时，可采用正中切口，必要时再加做横切口甚至胸腹联合切口。对于腹部开放伤原则上在伤口附近做正中、旁正中或经腹直肌切口。切口要足够大，以便于探查各器官。

2.脱出器官的处理　腹部开放性损伤常伴有大网膜或肠襻及其系膜从伤口脱出腹外。急救时掩盖在伤口上的敷料应在麻醉平稳后再揭去，切忌在麻醉诱导过程中揭开，以防腹压增高使更多的脏器脱出。显露伤口后可先用温生理盐水适当冲洗。对于脱出的尚在出血的大网膜可先行结扎止血，适当切除严重污染组织，但禁忌将脱出大网膜大部分切除。脱出的肠襻如有穿孔可先行缝合或暂时用肠钳夹住，若肠襻已明显坏死可先在腹膜外切除坏死肠段，暂用肠钳夹闭其上、下端，而后继续开腹探查。

3.探查应遵循的顺序　探查应系统、全面、有序，做到既不遗漏伤情，也不做多余、重复的翻动。进腹后首先迅速吸尽积血，保持术野清楚。根据腹腔内容物决定探查顺序。如为血性内容物，则应按照脾、肝、肠系膜、肾、盆腔、胃肠的顺序探查；如有气体或食物残渣，则应先探查胃肠；若有粪块或粪液则探查回肠下段或结肠；见到胆汁，提示肝外胆道或十二指肠损伤；有尿液，提示泌尿系损伤。如系女性，则还需探查子宫、卵巢和输卵管。

4.损伤器官的处理　待探查结束，对探查伤情做全面评估，然后按照轻重缓急逐一处理。一般来说，腹内大出血的紧迫性远超腹腔内感染，内脏损伤按照“先止血、后修补”的原则处理。处理空腔脏器破裂时，应先处理污染重的损伤，后处理污染轻的损伤。结肠和末端回肠的裂口，因其内容物多为粪便，且感染力强，应先处理，然后再处理胃、空肠裂口。

5.关腹前腹腔处理　脏器损伤处理完毕后，应彻底将腹腔内积血、消化液、组织碎块、食物残渣和粪块等异物清除干净，并用大量温生理盐水反复冲洗，然后吸净，特别注意膈下和盆腔不要残留积液，以免形成术后脓肿。抗生素冲洗不能预防腹腔感染，不予提倡。对于以下情况者应行腹腔引流：肝、胆、胰、十二指肠损伤，结肠损伤，空肠损伤修补后有可能发生肠瘘者，局部已形成脓肿者，有较大裸露面且持续渗出者。

6.切口缝合　切口污染不严重者可分层缝合；污染严重者，先用生理盐水冲洗，再用甲硝唑注射液冲洗，然后置入胶皮引流片引流，一期缝合；对于贫血、低蛋白血症患者和老年人，可行减张缝合。

二、腹部创伤手术的培训

目前进行腹腔镜手术训练主要有三种形式。

1.在临床外科手术中直接通过上级医师的传、帮、带而学习腹腔镜知识与技能 该方法虽然有效，但存在安全隐患，特别是目前患者自我防护意识普遍增高的医疗环境下更不现实。

2.通过计算机仿真模拟系统学习 该方法因价格昂贵，目前仅能在国内少数医学院校开展。

3.简易模拟训练器（训练箱） 该方法操作简单，价格适当，是初次学习微创外科技术的医学生的首选方法。

（一）腹腔镜模拟器

目前有多种用于腹腔镜训练的商品化的模拟器（box trainer）。最简单的模拟器包括监视器、训练箱、固定的摄像头及照明灯。这种模拟器成本低廉，操作者可边看监视器边在箱外使用器械完成箱内的操作。这种设备模拟了腹腔镜下手眼分离的操作，能锻炼操作者腹腔镜下空间感、方向感及手眼的协调运动，是初学者较好的一个训练工具。较好的模拟训练箱使用的设备应与实际手术过程中使用的设备基本一致。目前模拟器下的训练模式有多种，其目的是为了训练操作者的手眼分离、双手协调运动及精细操作，或模拟实际手术中的一些操作。国内目前并无一整套系统化的训练箱下的训练课程。

（二）腹腔镜模拟训练

目前，较通行的用于初学者的标准化训练方法通常包括以下5项内容，以成功完成任务的时间对初学者加以评价。

1.棋盘训练（checkerboard drill） 在棋盘格上分别标记数字及字母，要求受训者用器械拾起并将相应的数字及字母放入棋盘格上相应标记的位置。主要培养二维视觉下的方向感及手对操作钳的控制。

2.拾豆训练（bean drop drill） 主要是训练操作者的手眼协调能力。操作者一手把持摄像头，另一手用腹腔镜器械拾起豆子移动15cm后放入开口为1cm的容器内。

3.走线训练（running string drill） 主要是训练操作者的双手协调能力。模拟腹腔镜下双手持器械持把并移动检查小肠肠管的过程。受训者双手器械持起一段线通过双手协调运动将线段由一端开始逐渐移至另一端。

4.块移动训练（The block move drill） 用于训练手的精细运动。在三角形的木块上有一金属环，训练时首先用钳抓持一弯针，然后穿过金属环钩住并将其抬起移动到指定位置。

5.缝合训练（suture foam drill） 要求训练者用持针器持针将两块泡沫材料缝合在一起并在箱内打方结。这被认为是腹腔镜操作中最难掌握的技巧之一。

（三）活体动物模式训练方法（live animal models）

即采用动物作为腹腔镜技术操作训练对象。腹腔镜技术开展的初期多采用这种模式。活体动物为外科医师提供了最真实的手术环境，比如手术过程中正常组织反应、操作不当时周围组织脏器的损伤、出血甚至动物的死亡等。术者在这个过程中可以熟悉腹腔镜手术的设备、器械、腹腔镜系统及配套设备的功能组成和应用。熟悉建立气腹、放置套管的方法，完成手术后，可打开腹腔检查手术完成情况及有无周围脏器损伤。在此阶段除了要求受训者掌握腹腔镜手术的实际操作及有关术式以外，还要注意术者与助手及持镜者、器械护士之间的配合。其主要不足之处是训练成本花费太高。

第四节 无 菌 术

病原菌普遍存在于人体和周围环境中。因此，医师在手术和操作过程中必须建立起严格的无菌观念，遵循外科无菌操作规程。否则，病菌可因医师的违规操作从不同途径进入伤口或体腔内引起感染。所谓无菌术，通常是针对这些细菌来源所采取的预防性方法与措施，主要包括灭菌法、消毒法和外科手术操作规程及实施区域的科学管理。

一、手术室

（一）手术室的基本要求与基本条件

手术室的建立，在地理位置、内部结构以及辅助设备等方面，都有一定的要求和标准，应在设计和建造时加以全面考虑。通常，手术室最好设在清静并容易保持洁净的位置。要求布局科学、合理，符合并达到设计规定标准。无菌手术间与污染手术间必须分开，手术室的大小要适中，面积为 $20 \sim 26m^2$。手术室的地面，可用水磨石或防滑地砖，墙壁用瓷砖或高级油漆。

（二）手术室的无菌规则

1.凡进入手术室区域的工作人员，都应穿戴手术室所准备的洁净衣裤、鞋帽和口罩。

2.凡每日手术完毕后，均应进行手术室地面的刷洗、擦净手术台及器械台。一般每周大扫除 $1 \sim 2$ 次。

3.除手术和有关人员外，其他非手术人员不得随意进入手术室。

4.手术室必须保持安静，尽可能减少走动，避免大声喧哗。

二、灭菌法

（一）物理灭菌法

1.高压蒸汽灭菌法 此法最常用。蒸汽压力为 $1.05 \sim 1.40kg/cm^2$，温度 $121 \sim 126℃$，持续30min，就能杀死包括芽孢在内的所有细菌。

2.煮沸灭菌法 较常用、方便。主要适用于金属器械、玻璃及橡胶等制品，在水中煮沸至100℃后，持续 $15 \sim 20min$，一般的细菌均可被杀灭。因高原地区气压低、沸点低，消毒不够完全，故海拔每增高300m，一般应延长灭菌时间 $1 \sim 2min$。为节省时间和保证灭菌质量，也可应用压力锅来煮沸灭菌。

3.紫外线灭菌法 常用于手术室、换药室的空间消毒。每 $10m^2$ 面积一般用30W紫外线灯照射，每次1h，有效距离 $2.5 \sim 3m$，照射光源在 $1.5 \sim 2m$ 效能最显著。紫外线的杀菌作用，主要是针对受照射的物体表面、墙壁和地面。

（二）化学灭菌法

1.乙醇和碘剂 乙醇（75%乙醇）的杀菌作用较强，在使用乙醇消毒时必须保持标准浓度，才能达到消毒杀菌的目的。常用于刀片、剪刀、缝针等的消毒，浸泡25～30min。碘剂具有较强的杀菌作用，主要缺点是对皮肤、黏膜等组织有损伤，尤其是高浓度的碘剂。通常用2.5%～3%碘溶液。皮肤涂碘酊消毒，自干后用75%乙醇脱碘，但这又降低了对皮肤常存细菌的杀菌作用。目前，碘伏已逐步取代碘酊和乙醇，被临床广泛应用。

2. 气体熏蒸　常用的有甲醛、环氧乙酸、过氧乙酸等。用于消毒空间或器械用品，具有不使物品受潮的优点。

三、洗手法

（一）肥皂水刷手法

1. 用普通肥皂清洁手、前臂及肘部。

2. 用消毒毛刷蘸消毒肥皂水反复刷洗手、前臂、肘部至上臂中1/3处。

3. 两手臂交替刷洗，并用肥皂水冲洗，每次3min，共3次，共计10min。刷洗时，要特别注意指尖、甲沟、指蹼处；冲洗时手指朝上、肘向下。

4. 刷洗毕，用消毒毛巾从手掌指向肘部顺势擦干。

5. 将手臂浸泡在乙醇中5min，浸泡范围在肘上5～6cm处。

（二）紧急情况下的手臂消毒法

通常先用3%的碘涂抹双手及前臂1次，再用乙醇纱布涂擦2次，即可戴无菌手套。若需穿无菌手术衣，则袖口留在手套腕部外面，然后再加一副手套。

四、穿灭菌手术衣、戴手套

1. 穿灭菌手术衣　从器械台上无菌包中取出灭菌过的手术衣，两手分别提起衣领两端，轻轻将手术衣抖开，注意不要与自己的衣服或其他物品接触，然后将手术衣略向空中轻抛，顺势迅速将双手插入衣袖中，两手臂前伸，巡回护士在身后协助穿衣，两手交叉将腰带提起，以便身背后人员将腰带拿起并打结。

2. 戴灭菌手套　手臂消毒后，仅能消除皮肤表面的细菌，但不能灭除藏在皮肤皱襞深处的细菌。在手术过程中，这些细菌可能会逐渐脱落，故在皮肤消毒后，必须戴消毒手套，有干、湿两种手套戴法。通常采用戴干手套法：先穿灭菌手术衣，然后再戴手套；取出手套袋内的滑石粉包，轻轻涂擦双手；用左手捏紧手套口翻折部，将手套取出；先将右手插入手套内，注意勿碰及手套外面；再用已戴好手套的右手指插入左手手套翻折部，以帮助左手插入手套内；已戴手套的右手，不可触及左手皮肤；最后将手套翻折部翻回盖住手术衣袖口。用灭菌生理盐水冲净手套外面的滑石粉。

3. 连续手术的更衣法　术后，先洗净手套上的血迹，再脱去手术衣，最后脱手套。当脱手术衣时，应将衣袖朝下翻转向手的方向拉脱，使手套口部翻转到手掌上。脱手套时，先用戴着手套的右手从手套外面脱下左手手套，再用已脱手套的左手，从手套内面脱下右手手套。浸泡手臂，常用乙醇浸泡5min，然后按上法穿手术衣，戴手套。如果手已被污染，则应重新刷手3min，然后于乙醇中再次浸泡5min。

五、手术区的皮肤消毒及铺无菌单

（一）手术区的皮肤消毒

通常手术室对手术区的皮肤消毒，一般是由第一助手实施。

1.取用圆环钳夹纱布球浸蘸2.5%碘酒，皮肤消毒应从手术切口中心区的皮肤处开始，并向周围涂布擦拭，勿留空白，然后待其自干。

2.用圆环钳夹蘸有乙醇的纱球，擦净皮肤上的碘酒。擦拭方法同擦拭碘酒，一般不宜超过碘酒消毒范围。

3.另取一把环钳钳夹蘸有乙醇的纱球，再擦拭1遍，方法同擦拭碘酒，其范围应超过碘酒消毒区。

4.创口或肛门区消毒顺序，应由四周向中心区涂擦。

5.肛门、外生殖器区，宜用碘伏涂擦2遍。

（二）铺无菌单

手术区皮肤消毒后，由第一助手和器械护士协同铺单。无菌单的铺法，因手术部位不同而各异。总的原则：要求遮盖患者全身，重点是保护无菌区并显露手术区，无菌切口周围，一般应铺四层巾、单。孔巾的大小，应根据手术的大小，适当选择。

六、手术进行中的无菌原则

在手术进行中，所有参加手术的人员，都必须严格认真进行"无菌操作规程"。如发现自己或他人有违反规程时，必须立即纠正，不得回避。无菌操作规程的主要内容包括以下几点。

1.手臂消毒后应保持在限定活动区内，不准再接触未经消毒的物品。穿灭菌手术衣和戴手套后，背、腰部以下和肩部以上，都应视为有菌区域，属手术人员的限制区。对手术台以下的布单及器械，手术人员不得去接触。否则均属违规，并应重新更换消毒物品。所有非手术人员，切忌违规"帮忙"。

2.不可在手术人员背后传递物品，包括传递器械及手术用品等，坠落至无菌单或手术台以外的器械物品，一律不可捡回再用。

3.术中若发现手套破损，应更换无菌手套。若衣袖被污染，应加戴袖套。如覆盖的巾、单已浸湿，则应及时加铺干的巾、单。

4.在手术过程中，同侧手术人员如需换位时，其中一人应先退后一步，转过身，背对背地换位，以防碰撞或接触污染。

5.缝合切口皮肤之前，通常需要用乙醇再擦拭皮肤一遍。

6.手术切口边缘，应以大纱布垫或消毒巾遮盖保护，并以巾钳或缝线缝合固定，仅显露手术切口范围。

7.切开空腔脏器前，应先用纱垫保护周围组织，以防止或减少污染。用于污染部位的器械，不可再另用，应与清洁区的器械分开放置。

8.手术时间过久时，如需在术中进食，手术者应轮流拱手离开手术台，由台下护士代为取下口罩，协助用餐。如有污染情况，应重新消毒手臂并更换手术衣和灭菌手套。

野战条件下，前线医疗单元的医疗条件和设施均同后方医院有着明显差别，但是腹部创伤手术的基本原则（如麻醉、无菌术等）均应尽量坚持。通过平时腹部创伤的一线救治处理和手术治疗，可以积累战场战创伤手术的经验与知识，为提高我军野战条件下的腹部战创伤的救治效能做出一定的贡献。

参 考 文 献

蔡小勇，卢榜裕.2007.浅谈微创外科研究生腹腔镜基本技能的训练方法［J］.广西医科大学学报，S1：238-239.

高文庆，颜福根，朱平，等.2012.腹腔镜在腹部创伤中的诊治体会［J］.浙江创伤外科，17（2）：231-232.

胡三元.2006.腹腔镜外科学［M］.2版.济南：山东科学技术出版社：70-89.

麦克法迪恩著.2006.现代腹腔镜外科学［M］.黄志强，李荣，周宁新，等译.天津：天津科学技术出版社：460-486.

潘凯，夏利刚，彭海峰，等.2010.腹腔镜胃肠外科手术学［M］.北京：人民卫生出版社：19-39.

齐桓.2009.腹腔镜操作模拟训练系统用于手术基本技能训练的研究［J］.医学教育探索，7：814-816.

邱立新，伍冀湘，梁杰雄.2005.持镜医师在腹腔镜手术中的作用及技巧［J］.中国微创外科杂志，5（8）：679-680.

张安平.2011.腹腔镜在腹部创伤中的应用［J］.创伤外科杂志，13（5）：478-481.

张连阳.2014.腹部创伤腔镜诊疗技术体系概论［J］.创伤外科杂志，16（4）：293-296.

郑民华，马俊君，王自强，等.2009.普通外科腹腔镜手术操作规范与指南［M］.北京：人民卫生出版社：1-14.

杨波.2009.如何科学地进行腹腔镜手术的基础训练［J/CD］.中华腔镜泌尿外科杂志（电子版），2（3）：257-260.

Dulucq J，Wintringer P，2005. Tips and techniques in laparoscopic surgery［M］. Berlin：Springer：3-91.

Jain M. 2009. Hernia endotrainer：results of training on self-designed hernia trainer box［J］. J Laparoendosc Adv Surg Tech A，19（4）：535-540.

Katkhouda N，Moazzez A，Hengst T，et al. 2010. Advanced laparoscopic surgery：techniques and tips［M］. 2nd Edition. Berlin：Springer：1-19.

MacFadyen BV，Arregui ME，Eubanks S，et al. 2002. Laparoscopic Surgery of the Abdomen［M］. New York：Springer：471-513.

第12章

腹部创伤的快速评估与腔镜探查

腹部战创伤是战时最常发生的创伤之一，由于其发病部位隐匿，救治时间窗相对有限，因此能否在受伤的第一现场开展快速评估、准确诊断、有效急救和快速分拣后送，对于降低病死率、减少后期并发症都能够起到巨大作用。近年来，随着微创外科的理念及腹腔镜技术的迅猛发展，腹腔镜技术因其优越性而逐渐应用在外科体系中的方方面面，微创救治技术逐步向前线救治推进，尤其是在腹部急症及疑难疾病的诊断检查上，腹腔镜探查术已经逐渐取代开腹探查术。腹腔镜探查术有其优越性，但是也有局限性。本章节主要就腹腔镜探查术最新的发展，腹腔镜探查术的适应证及禁忌证，如何进行探查等展开详述，熟练掌握这些基本知识将有助于应对野战外科条件下的腹部创伤突发状况。

第一节　腹腔镜探查术

一、腹腔镜探查术发展及现状

1934年，Ruddick设计了一种特殊镜头系统和活检抓钳，并用于500例患者的腹腔镜检查。腹腔镜探查术在腹部及盆腔疾病中的诊断和治疗作用不断被探索。随着腹腔镜技术的逐渐发展，出现了2D腹腔镜、3D腹腔镜。腹腔镜对腹部情况的显示已经超越了肉眼直视，针对一些腹部常见的急诊手术，相比开腹手术，有着巨大的优势。

诊断性腹腔镜探查术（diagnostic laparoscopy，DL）是一种用于诊断腹腔内疾病的微创手术，该技术实现了腹内脏器的直视从而判断其是否存在病变，进而通过活检、积液抽吸检查等手段做出明确的诊断。腹腔镜探查术应用十分广泛，主要是针对急腹症以及原因不明的病变：①外科急症的诊断，如急腹症、ICU患者腹内合并症；②慢性腹/盆部疾病的诊断，如慢性腹/盆部疼痛、肝病、不育症、子宫内膜异位症；③肿瘤分期，如食管癌、胃癌、结直肠癌、肝癌、胰腺癌等。

急腹症主要包括外伤性和非外伤性。腹部创伤，尤其是战创伤常引起腹腔内脏器破裂。临床上往往对于损伤的部位、程度、是否有活动性出血等难以判断。虽然B超、CT、诊断性腹腔穿刺及腹腔灌洗等手段对诊断有着极大的帮助，但是对于是否要开腹进行治疗难以得出明确的结论。有15%～20%的患者经受了不必要的开腹探查手术，尤其是针对于刀刺伤而没有症状的患者。同时，腹部闭合性损伤的患者在难以确定是否有脏器损伤时，进行非必要的开腹探查，反而会增加患者并发症发生率及病死率。对于那些活动性出血已经缓解或者停止的患者，腹腔镜探查术能够避免非必要开腹探查所带来的创伤。腹腔镜探查技术针对腹部创伤引起的急腹症有着以下几点优势。

1.腹腔镜具有广角度和多角度的灵活性，能够直接探查到大部分的腹内脏器，并且能够直接观察到组织损伤的确切部位及程度，准确判定是否有活动性出血的发生。能够避免不必要的观察、开腹以及其他检查所带来的假阳性及假阴性结果。

2.能够降低阴性探查率，减少非治疗性开腹手术，为正确选择腹部切口及术式提供选择依据，避免了盲目选择切口和扩大切口范围，减少不必要的损伤。尤其是在野战条件下，腹腔镜探查术对复杂损伤的判断有重要意义，准确地提供开腹手术的切口，能够避免患者不必要的伤害。

3.确定肝脾等实质脏器非手术治疗的可行性。对于实质脏器损伤，无法确定是否有活动性出血，或者活动性出血是否再次发生的情况下，腹腔镜探查术可以明确是否继续观察，对于微小创伤还可以在腔镜下进行处理。

非外伤性急腹症，最多见的就是腹部炎性疾病，包括急性阑尾炎、急性胆囊炎等，其次是胃肠道穿孔。盆腔急症中有卵巢囊肿蒂扭转及输卵管破裂。在这些非外伤性急腹症的治疗中，腹腔镜手术基本上都取代了开腹手术，而手术的第一步，就是腹腔镜探查。有效而完整的探查，能够快速明确诊断、发现遗漏的病变。同时腹腔镜探查对于难以在腹腔镜下操作处理的包裹性、粘连性病变，能够有效判断，及时提供依据中转开腹。

除了急腹症，腹腔镜探查手术对难以明确性质的病变的诊断和治疗具有重要意义，是所有实验室检查和影像学检查难以判断下的最后一道防线。主要用于在详细病史问询及体格检查、所有实验室检查及各种影像学检查（包括CT、B超、MRI、PET等）后，无法获得明确的结论或者相互矛盾时，经过一段时间经验性内科治疗无效者，可以把腹腔镜探查技作为最后一步。尤其是疑难性腹部疾病，如腹痛、腹水、腹部肿块的病因诊断一直是临床的一大难题。腹腔镜探查的广角度、高倍数，能够发现更加微小的病变，同时直视下的块状病变组织活检的准确性高，对于肿瘤性疾病的良、恶性判断，腹部结核性疾病的诊断有着重要的作用。腹腔镜探查还可以确诊一些罕见病，如肠系膜淋巴结管囊性扩张、腹腔恶性淋巴瘤、大网膜恶性间叶瘤和腹膜假黏液瘤等。

现今，除了普通的腹腔镜技术，针对特殊人群的免气腹腹腔镜探查技术，给不适于常规腹腔镜技术探查的患者带来了益处。常规以CO_2注入腹腔来建立腹腔镜操作空间的方法，对机体的心肺功能和内环境会产生较大影响，同时有可能造成肿瘤的扩散。免气腹腹腔镜技术是通过悬吊装置，对四周腹壁进行牵拉，制造手术空间，从而在没有二氧化碳充盈的情况下，实施腹腔镜手术的技术。主要针对于有心肺功能疾病、年老、妊娠期、手术时间长的患者。对于腹腔急症，免气腹腹腔镜探查技术也有着其特有的优势：①免气腹腹腔镜的建立需要腹部正中的2～5cm的切口（具体根据所使用的免气腹装置所定）。在腹部探查后，针对复杂情况，能够更快进行开腹治疗。②免气腹技术，允许吸引器的任意使用，还能够从正中切口进行快速地放置纱布及其他器械的操作。对于较复杂的外伤急症，有着重要价值。③相比于开腹探查，其广角度、灵活性高、微创性的优势，能够更加快速的对急症患者进行处理，尤其是在战创伤环境下尤为重要。当然，免气腹腹腔镜技术也有着它的局限性：①相对于常规腹腔镜技术，它手术空间的显露相对较小；②过于肥胖的患者，是其相对的禁忌证。随着对这一技术的进一步探索及更加优化的免气腹装置的研发，其在腹腔镜探查中的优势一定能够更加显著。

二、腹腔镜探查术的选择

（一）腹腔镜探查术与开腹探查术比较所具有的优势

1.腹腔镜探查术的微创性　能够更加简单、快速地完成整个过程。患者能够快速地从手术中恢复，痛苦较小。尤其是针对于良性病变或者是能够在腔镜下完成的手术，避免了患者经历无意义的创伤。

2.腹腔镜技术拥有广角度、高清放大等特点　可以探查到盆腔各脏器、前腹壁腹膜、75%的膈面、大部分的肝表面、胆囊、阑尾、大（小）肠浆膜面、部分十二指肠浆膜及胃前壁、胰腺尾部及大网膜。能够发现1～2mm的结节。相比于开腹探查，能够更快、更清晰地对病变的范围和程度进行判断。

3.并发症少、安全性高　腹腔镜探查除了活检处出血外，一般都没有严重的并发症，而且出血一般都是自限性。而开腹探查，存在伤口感染、液化等风险。

4.可重复性　对于一次腹腔镜检查诊断不满意的，需要继续观察的疑难病例，可行动态腹腔镜检查。方法是在第一次探查后，将带有端盖的套管固定在腹壁上，以后经此套管进行反复的腹腔镜检查。

在野战外科条件下，腹腔镜小创伤、快速、高清探查，相比开腹探查能够节省手术时间，获得更快的手术周转率。但是，由于对手术器械的要求比较高，限制了在战场环境中的应用。但在分层后送的机制下，这些限制也能够最大限度地降低。

（二）腹腔镜探查术的局限性

1.难以对腹腔后位器官进行彻底探查　例如胰腺、十二指肠和大部分结肠，需要较为广泛分离才能够充分检查，有时候只能提供间接证据而不能准确提示损伤的部位。在没有精细触觉的情况下，难以发现可能的实质脏器深部病变或者是空腔脏器的黏膜病变。这就要求对于后位器官损伤或脏器表面没有发现病变而有明显体征时候，及时中转开腹。

2.无法对病情不稳定患者进行处理　腹腔镜手术进行的首要条件就是患者病情相对稳定，没有血流动力学异常情况、心肺功能不受限制。对于较危重的患者，无法适用。对于有严重出血或者弥漫性腹腔感染的状况，腹腔内视野容易不清晰。腹腔镜技术往往难以进行有效处理和探查。

3.其他　腹腔内有广泛粘连或者存在肿瘤粘连梗阻的情况时，腹腔镜探查难以进行。

三、腹腔镜探查术的适应证

（一）腹腔镜探查术应用总的原则

1.经过详细的病史问询及体格检查，结合各种实验室检查和影像学检查后，难以得出准确的判断或者得出相矛盾的结果，但是需要迫切进行手术治疗的。

2.不需要迫切进行手术治疗，但是经过经验性规范化内科治疗后，病情无改变的。

（二）腹腔镜探查术的应用范围

1.腹水原因不明，其中最常见的就是结核性腹膜炎，往往难以诊断。

2.慢性腹痛原因难以明确，经过经验性治疗无效。

3.急腹症原因未明，需要快速进行诊断和治疗的几种情况：①剧烈腹痛，突然发作，持续数小时以上，排除相关内科疾病，经过严密观察和治疗，腹痛不见减轻反而加剧的。②有弥漫性腹膜炎的症状，疑有内脏穿孔，病变部位难以判定，病情又不允许等待。③怀疑有活动性出血，经过严密观察和治疗无效，但是血流动力学稳定适用于腹腔镜的。

4.复杂的腹腔脏器闭合性损伤。

5.不明原因肠梗阻。

6.来源不明的腹腔占位。

7.腹腔或腹膜后淋巴结活检。

8.肿瘤性疾病的确诊及分期。

9.对于有开腹探查指征的患者，但难以确定病变具体位置时，可以先进行腹腔镜探查，再决定手术切口部位。

四、腹腔镜探查术的禁忌证

1.生命体征不稳定或者合并休克、严重心肺功能障碍的患者。

2.无法耐受气腹的患者。

3.有过手术史或者腹腔慢性炎症，例如慢性阑尾炎，腹腔广泛粘连的患者。

虽然腹腔镜探查术相比开腹探查术有着明显的优势，但是也不能对腹腔镜技术有过多的依赖。腹腔镜探查术应该被视为诊断的继续，掌握适应证和禁忌证，在探查中结合其他相关术中检查，例如腹腔镜超声，可以更为准确发现病灶，这对于相对复杂的病变尤为重要。在某些情况下，及时判断后进行中转开腹探查，能够避免对患者造成伤害。

五、腹腔镜探查术的实施

（一）麻醉方式的选择

人工气腹的建立对于患者的呼吸及心血管系统均会有影响。因而腹腔镜手术的麻醉必须以保证充分无痛、有效肌松弛，并能解除CO_2气腹引起的生理变化为原则。多数学者推荐气管内插管下全身麻醉，主要目的在于能够控制呼吸，减轻手术操作对呼吸的影响，保证良好的通气和氧合，避免出现高二氧化碳血症，并且能避免术中患者出现误吸。但是，在一些条件简陋或患者身体条件不允许的时候，选择合适的麻醉方式极为关键。而在战场环境中，高效性尤为重要。

1. 局部麻醉　只限于时间短的腹腔镜诊断性检查。例如，为了明确某个腹部或者盆腔肿块的性质及范围进行探查，主要目的是对病变进行穿刺活检。麻醉的关键在于充分的皮下注射。

2. 椎管内麻醉　针对于预计患者情况不复杂，时间较短的探查手术。例如，针对腹腔活动性出血的探查，在患者身体状况允许情况下，可以选择硬膜外麻醉或腰椎麻醉–硬膜外联合麻醉。优点：管理上相对简单，术后清醒快。缺点：不能完全阻滞气腹刺激膈肌所引起的肩部疼痛和腹部膨胀的不适感。

3. 全身麻醉　是在条件允许的情况下首选的麻醉方式。

（二）麻醉药物的选择

全身麻醉总的原则：选择速效、短效的静脉麻醉药，如丙泊酚、咪达唑仑、依托咪酯等；复合麻醉性镇痛药，如芬太尼、舒芬太尼、瑞芬太尼等；辅用肌肉松弛药，如维库溴铵、阿曲库铵、罗库溴铵等进行麻醉诱导。气管内插管，机械通气控制呼吸。

（三）腹腔镜探查的步骤

1. 气腹的建立　选择脐上或者脐下 1.0 ～ 1.5cm 处作为常规进镜点，建立气腹后经切口插入 Trocar 及腹腔镜，检查整个腹腔的状况。根据具体病灶的需要，在相应部位做 2 ～ 3 个 5 ～ 10mm 切口分别插入 Trocar 及器械。

2. 探查的顺序及重点　针对不同的需求选择不同的探查方式，但总体而言，需要按照一定的顺序有序地进行探查，一般按照肝、脾、胃、肠管及肠系膜、腹膜、子宫及附件等进行。

（1）腹水性疾病：一般多为结核性和肿瘤性疾病。按照一定顺序探查之后，重点对可疑结节钳取三处以上，常在不易出血的部位取，包括腹膜、大网膜、肠系膜、肝镰状韧带等处。

（2）急腹症性探查：首先严格按照探查顺序进行探查，避免漏诊。先观察全腹部，根据术中所见情况，多可发现病变来源。如有血性内容物，则应按照脾、肝、肠系膜、肾、盆腔、胃肠的顺序探查；如有气体或食物残渣，则应先探查胃肠；若有粪块或粪液则探查回肠下段或结肠；见到胆汁提示肝外胆道或十二指肠损伤；有尿液提示泌尿系损伤。据此进一步行局部详细检查，找到原发灶，决定下一步治疗方案。小肠探查是整个腹腔探查中最复杂和耗时的，一般从回盲部开始，用两把无损伤抓钳由远到近交替进行，到屈氏韧带时，肠管无法拽动。以此确定是否在横结肠系膜根部，防止漏查。在腹部创伤中应用腹腔镜探查，有两个目的：首先是确定诊断；其次是进行镜下治疗。急腹症的病情复杂多变，并不是所有病例都可以在腹腔镜下得到处理，根据情况及时的进行开腹治疗，是复杂情况下的明智之举。

（3）肿块性疾病：首先探查看有无腹水及腹膜转移灶，而后按照顺序仔细探查。确定无其他转移情况下，钳取组织进行活检，决定下一步治疗。

诊断性腹腔镜检查操作上简单易懂，难点在于发现病变后的进一步的处理和治疗。这需要丰富的腹腔镜操作经验和临床经验。在战场环境中，诊断性腹腔镜检查有优势，但是也有很多限制，必须严格把握适应证。对于复杂的战创伤，开腹探查依旧是首要的选择。相信随着腹腔镜技术的不断进步，免气腹等新型腔镜技术的不断完善，腹腔镜探查技术的应用范围将不断扩展。

第二节　免气腹球囊腔镜检查术

常规诊断性腹腔镜探查术要求在手术室进行，同时需要全身静脉复合麻醉支持。因此，其显然不适于创伤救治中亟需迅速做出评估、诊断且不适于转运接受确定性治疗的情形；并且，对于其他仅仅需要获得腹腔疾病评估或疾病信息（包括肿瘤分期信息）的情形而言，常规诊断性腹腔镜探查术仍是一项费时、费力、费钱的技术。

从CPM（Conscious Pain Mapping）技术应用于妇科慢性盆腔疼痛（CPP）诊治中受到启发，CPM技术应用于妇科慢性盆腔疼痛的诊治在国外已较为普遍，国内亦有应用报道。其基本过程：应用局部麻醉或联合基础麻醉，使患者在意识清醒的状态下主动配合完成腔镜盆腔内痛点探测。手术中，患者能够与操作者进行言语交流，对盆腔内特定部位受到操作器械牵拉、压迫后是否激发疼痛及其程度做出实时反馈。从该项技术应用中受到启发：在免气腹或使用腹壁悬吊、抬举的条件下，应用局部麻醉或联合基础麻醉能够实现腹（盆）腔的腔镜探查。目前，国外已有床旁腹腔镜探查、盆腔探查、床旁腔镜下多囊卵巢开窗、烧灼术的成功报道。比起上述操作而言，窥视技术更加简易。局部麻醉或联合基础麻醉可在普通病房、急诊科、ICU中实现。因此，只需在上述场所设置具备相关设施及消毒措施的独立操作间，床旁腹腔窥视技术能够在很大程度上取代常规诊断性腹腔镜探查术，以获取快速的诊断。

基于腹部战创伤的时效救治研究，手术团队对快速诊断技术进行深入研究，建立一种不需要在手术室中进行、不需要全身静脉复合麻醉支持的、省时、省力、省钱并能够基本实现对上述情形做出诊断目的的简易技术——床旁或救治现场快速窥视诊断技术，主要通过免气腹球囊腔镜实现。该项技术的主要优势为快速、便捷、风险低，能够在病房、救治现场、急诊科或ICU等场所进行，可在局部麻醉条件和免气腹状态下使用。主要用于腹部不明病因疾病的腹腔检查以及战场条件下腹部创伤的初步评估，为下一步的诊断及治疗提供有力参考，并可以通过支架球囊进行吸引等简单操作。

团队研制的人工免气腹球囊腔镜检查装置和免气腹支架球囊腔镜检查装置（图12-1）已取得一定的成果和基础，并已获得国家发明专利保护，该专利技术可在局部麻醉条件和免气腹状态下使用，支架球囊能够创造出有效的观察空间，利于观察腹腔环境及疾病状态，主要用于腹部不明病因疾病的腹腔检查以及战场条件下腹部创伤的初步评估，为下一步的诊断及治疗提供有力参考，并可以通过支架球囊前端圆孔进行吸引操作。该装置前期在动物实验中已得到验证和取得较好的效果。

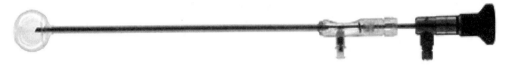

图12-1 免气腹支架球囊腔镜检查装置

（一）床旁或救治现场快速窥视诊断技术的优势比较

1. 在急性腹腔疾病诊疗中的优势

（1）省去转运时间，简化探查程序（所谓"窥视"），因而缩短确诊时间，Jaramillo EJ报道在局部麻醉条件下为ICU患者行床旁腹腔镜诊断，全程耗时平均为36min（17～55min）。

（2）床旁腹腔镜窥视检查模式在转运流程中优于常规腹腔镜探查模式（图12-2），前者降低了转运风险。

（3）手术室配置均摊成本必然高昂得多，床旁腹腔窥视技术可以更低廉的代价（无论对医疗机构，还是对患者而言）诊断疾病，诸如急性肠系膜淋巴结炎、急性盆腔炎等。

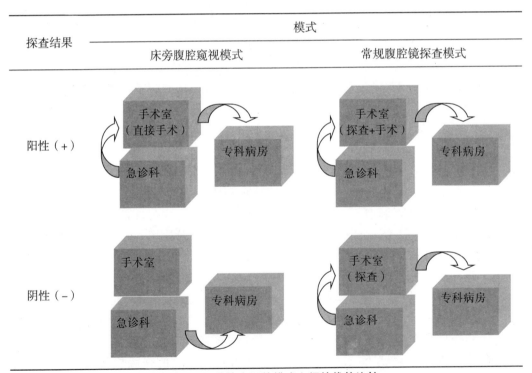

图12-2 两种检查评估模式之间的优势比较

2. 在腹腔肿瘤分期（及腹腔疑难疾病）诊疗中的优势 对于此类患者，腹腔探查仅为获取更多诊断信息，不需要进一步的治疗操作，床旁腹腔窥视技术可减轻患者痛苦、降低医疗成本。

3.在急性腹腔疾病、肿瘤分期（及腹腔疑难疾病）诊疗中的共同优势　床旁腹腔窥视技术采用局部麻醉或联合基础麻醉，该麻醉方案对患者生理状态的搔扰、来源于麻醉药物的损伤均小于静脉复合全身麻醉。

（二）在急腹症诊治及腹部创伤中的价值

尽管各种辅助检查手段已蔚为先进，急腹症的诊治仍是临床医师面临的最棘手问题，漏诊、误诊、延误诊断时有发生；手术室转运中所遇到的相关风险及非必要的开腹探查亦屡见不鲜。而在腹部战创伤救治中，第一时间的简易评估和紧要处理对腹部战创伤成功救治至关重要，此时，通过学习曲线而成熟实施的床旁腹腔窥视技术不仅能够规避上述风险，更重要的是提供了一种简易、准确的后备手段，对部分适应证病例具有重要诊断价值。

1.急腹症中小肠来源的消化道出血诊治中的价值　针对导致小肠出血的三大原因：小肠憩室、GIST、Dieulafoy病，床旁腹腔窥视技术可对前两者做出判断，从而在出血间歇期做出及时手术治疗的决策；同样，当应用床旁腹腔窥视技术无阳性发现时，则强烈提示Dieulafoy病可能。此时，则应当于下一次出血活动期利用DSA等手段做出准确定位，而不可贸然手术探查，免气腹球囊腔镜术中探查情况示意图见图12-3。

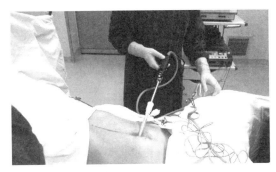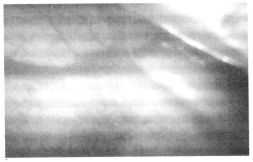

图12-3　免气腹球囊腔镜检查情况

2.腹腔肿瘤临床分期（clinical TNM，cTNM）中的价值　以胃癌为例，"NCCN 2010胃癌治疗指南"推荐腹腔镜探查作为其cTNM分期手段（2B类证据），从而为每一例患者制订最佳的个体化治疗策略。如果床旁腹腔窥视术能够基本达到常规腹腔镜探查效果，则不仅节约了医疗成本，还避免了重复的全身麻醉损伤以及"开关腹"（如腹腔种植转移或局部不可切除）风险。

总之，床旁腹腔窥视术在实践中是否可行，是否具备上述优势及应用前景，尚需更多的临床病例及在战创伤救治演练中进一步验证，但这无疑具有重要的意义。

简易操作技术流程：急性腹腔疾病的床旁腹腔窥视术

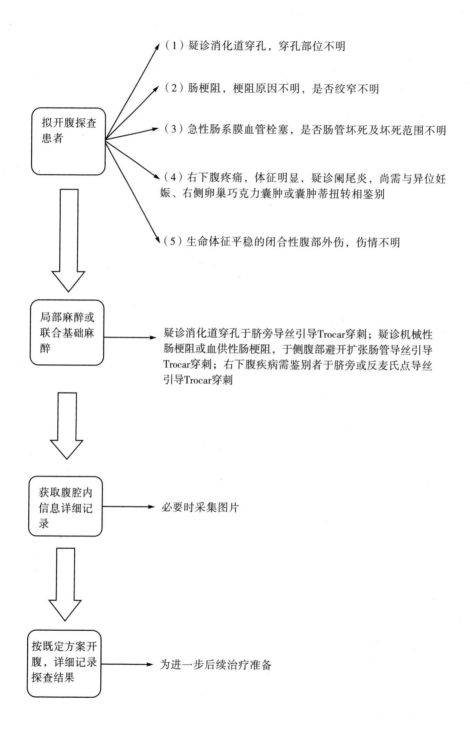

拟开腹探查患者

（1）疑诊消化道穿孔，穿孔部位不明

（2）肠梗阻，梗阻原因不明，是否绞窄不明

（3）急性肠系膜血管栓塞，是否肠管坏死及坏死范围不明

（4）右下腹疼痛，体征明显，疑诊阑尾炎，尚需与异位妊娠、右侧卵巢巧克力囊肿或囊肿蒂扭转相鉴别

（5）生命体征平稳的闭合性腹部外伤，伤情不明

局部麻醉或联合基础麻醉

疑诊消化道穿孔于脐旁导丝引导Trocar穿刺；疑诊机械性肠梗阻或血供性肠梗阻，于侧腹部避开扩张肠管导丝引导Trocar穿刺；右下腹疾病需鉴别者于脐旁或反麦氏点导丝引导Trocar穿刺

获取腹腔内信息详细记录

必要时采集图片

按既定方案开腹，详细记录探查结果

为进一步后续治疗准备

肿瘤分期评估简易线路(技术适用：疑难腹/盆腔疾病诊断)

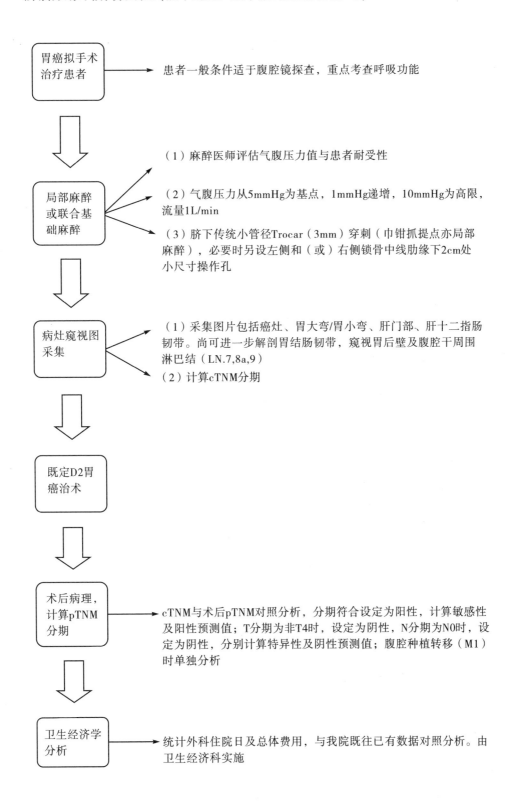

胃癌拟手术治疗患者 → 患者一般条件适于腹腔镜探查，重点考查呼吸功能

局部麻醉或联合基础麻醉

（1）麻醉医师评估气腹压力值与患者耐受性

（2）气腹压力从5mmHg为基点，1mmHg递增，10mmHg为高限，流量1L/min

（3）脐下传统小管径Trocar（3mm）穿刺（巾钳抓提点亦局部麻醉），必要时另设左侧和（或）右侧锁骨中线肋缘下2cm处小尺寸操作孔

病灶窥视图采集

（1）采集图片包括癌灶、胃大弯/胃小弯、肝门部、肝十二指肠韧带。尚可进一步解剖胃结肠韧带，窥视胃后壁及腹腔干周围淋巴结（LN.7,8a,9）

（2）计算cTNM分期

既定D2胃癌治术

术后病理，计算pTNM分期 → cTNM与术后pTNM对照分析，分期符合设定为阳性，计算敏感性及阳性预测值；T分期为非T4时，设定为阴性，N分期为N0时，设定为阴性，分别计算特异性及阴性预测值；腹腔种植转移（M1）时单独分析

卫生经济学分析 → 统计外科住院日及总体费用，与我院既往已有数据对照分析。由卫生经济科实施

参 考 文 献

陈凛，崔建新，卢灿荣，等. 2014. 一种免人工气腹球囊腔镜检查装置：CN103705199.［P］.

陈庄明. 2012. 腹腔镜探查术与开腹探查术在诊断不明急腹症中的临床应用研究［J］. 河南外科学杂志，18（1）：29-30.

邓进巍，张卫华，刘燕. 2010. 腹腔镜在外科急腹症中的应用价值［J］. 腹腔镜外科杂志，15（6）：447-449.

王存川. 2002. 实用腹腔镜外科手术学［M］. 广州：广州暨南大学出版社.

邹衍泰，李朝龙. 1997. 腹部创伤患者腹腔镜探查术的适应证和中转开腹手术的指征［J］. 中华普通外科杂志，4：240-241.

Attwood S. 2015. Diagnostic laparoscopy［J］. Endoscopy，33（1）：55-59.

Fabian TC，Croce MA，STEWART RM，et al. 1993. A prospective analysis of diagnostic laparoscopy in trauma［J］. Annals of Surgery，217（5）：557-564.

第13章

常见腹部脏器损伤腔镜手术技术

　　以腹腔镜手术为代表的微创手术，不同于传统意义的开腹手术，患者腹部没有了以往的长伤口，取而代之的是4～5个直径1cm左右的小切口。腹腔镜技术是指利用患者腹腔这样一个密闭空间，以二氧化碳作为填充气体维持腹腔的操作空间，术者借助于高清显示器，并利用各种专业器械进行手术，完成止血、缝合等操作。相比于传统开腹手术对胃肠道器官的刺激，腹腔镜手术利用专业的长臂器械，仅对损伤组织进行操作，大大降低了患者术后并发症发生率和恢复时间，逐步展现出开腹手术无法比拟的优势。对发生胃肠等脏器损伤的患者而言，腹腔镜下不仅可以完成对腹腔的探查，明确损伤的具体部位，而且可以在微创条件下完成手术修补或切除，手术美容效果更好，患者恢复也更快。

　　虽然腹腔镜技术对患者的损伤较小，但是仍有其局限性。比如腔镜条件下对于大出血的患者进行止血操作较为困难，同时术者常缺乏触觉反馈，不能准确地感受显示器屏幕内的组织器官，只能通过操作器械的长臂完成操作。因此，腹腔镜手术需要严格把握适应证和禁忌证。

第一节　胃十二指肠损伤

一、胃十二指肠的解剖概述

　　胃的位置和分区：胃位于食管和十二指肠之间，上端与食管相连的入口部位称贲门，距离门齿约40 cm，下端与十二指肠相连接的出口为幽门。腹段食管与胃大弯的交角称贲门切迹，该切迹的黏膜面形成贲门皱襞，有防止胃内容物向食管反流的作用。幽门部环状肌增厚，浆膜面可见一环形浅沟，幽门前静脉沿此沟的腹侧面下行，是术中区分胃幽门与十二指肠的解剖标志。将胃小弯和胃大弯各做三等分，再连接各对应点可将胃分为三个区域，上1/3为贲门胃底部 U（upper）区，中1/3是胃体部 M（middle）区，下1/3即幽门部 L（lower）区。

二、胃十二指肠的损伤机制与临床特点

　　由于胃在自然状态下的解剖位置大部分位于肋弓下，且胃壁柔韧，故在腹部损伤

中较少累及，只在胃处于充盈状态时偶可发生。在人体发生胸部或上腹部的贯穿伤时，常累及肝、脾和胰腺等胃周邻近器官。若外界的损伤因素未能波及胃壁全层，伤员可无明显症状；若胃壁全层破裂，具有强烈刺激性的胃内容物可流入腹腔，可立刻引起剧烈的腹痛和弥漫性腹膜炎。伤员表现为剧烈的腹痛，腹膜刺激征，查体肝浊音界消失，立位腹部平片可见膈下游离气体。十二指肠大部分位于腹膜后，损伤概率低，多见于腹部贯穿伤患者，十二指肠损伤常常合并其他重要脏器和大血管的损伤，故治疗不及时常可危及患者生命。

三、胃十二指肠损伤的治疗原则与微创手术要点

治疗只要有开腹或腹腔镜探查指征者即需尽早手术探查，选择开腹或腹腔镜技术需根据患者的情况进行。

1. 治疗方式的选择　对于怀疑有胃十二指肠损伤的患者，若患者无明显休克症状，可考虑首先进行腹腔镜探查，了解损伤情况，探查时还需切开胃结肠韧带，了解胃后壁有无损伤。若检查提示仅有胃后壁或十二指肠壁内血肿而无破裂者，可行非手术治疗，包括胃肠减压、静脉输液和营养、注射抗生素预防感染等。多数血肿可吸收，经机化而自愈。若2周以上仍不吸收而致梗阻者，可考虑切开肠壁，清除血肿后缝合或做胃空肠吻合。

2. 体位　合适的体位可以极大的对手术视野进行显露，上腹部脏器损伤尤其是胃十二指肠损伤时，常采用头高足低位，即患者仰卧，足部低于头部10°～20°，此种体位可使肠管下移，便于显露上腹部手术视野。

3. 切口的选择　对于上腹部脏器的损伤，观察孔通常选择脐上或脐下2cm，操作孔可选择在左右锁骨中线下3cm处。

4. 术者位置　胃十二指肠损伤患者通常采取平卧位或人字位，术者多数情况下位于患者右侧，扶镜手通常位于两腿之间，监视器位于患者头侧。

5. 腹腔镜手术步骤

（1）于患者脐部置入腹腔镜，按照肝、胆囊、脾、胃、十二指肠、小肠、结肠的顺序进行探查，总体原则为先实质脏器后空腔脏器，由上及下。必要时需切开胃结肠韧带，明确胃后壁有无损伤。

（2）探查时先止血后修补，遇腹腔内积血或积液，先吸净，充分显露视野。若胃十二指肠的损伤较小，且边缘整齐，简单止血后可以直接在腹腔镜下进行缝合。广泛损伤者可行胃大部切除术，甚至全胃切除术及Roux-en-Y吻合。胃十二指肠裂口较小、损伤时间短、边缘整齐时可单纯缝合修补，为避免狭窄，以横形缝合为宜。损伤严重不宜缝合修补时，可切除损伤肠段行端端吻合，若张力过大无法吻合，可半远端关闭，近端与空肠做端侧吻合。

6. 其他　若术中发现患者脏器损伤严重，出血量较多，在腹腔镜下无法完成，应果断开腹治疗。

第二节　空回肠及其系膜损伤

一、空回肠的解剖概述

小肠盘曲于腹腔内，上连胃幽门，下接盲肠，全长4～6m，分为十二指肠、空肠和回肠三部分。腹腔内的大部分空间被小肠占据，前方仅有网膜覆盖。因此，在腹部损伤中，小肠损伤的概率较高。按照程度不同可分为挫伤、裂伤、全层裂伤及大段撕裂伤。

二、空回肠的损伤机制与临床特点

空回肠在腹腔内占据的位置最大、分布面广、相对表浅、缺少骨骼的保护，因而容易受到损伤。在开放性损伤中小肠损伤率占25%～30%，闭合性损伤中占15%～20%。肠壁挫伤或血肿一般在受伤初期可有轻度或局限性腹膜刺激症状，患者全身无明显改变，随着血肿的吸收或挫伤炎症的修复，腹部体征可以消失，但也可因病理变化加重而造成肠壁坏死、穿孔引起腹膜炎。发生肠破裂、穿孔时，肠内容物外溢，腹膜受消化液的刺激，患者可表现为剧烈的腹痛，并伴有恶心、呕吐；查体可见患者呼吸急促、血压下降，腹部体征可有全腹压痛、反跳痛、腹肌紧张等，移动性浊音阳性及肠鸣音消失，随着时间的推移感染中毒症状加重。

小肠损伤可合并有腹内实质脏器破裂，造成出血及休克，也可合并多器官和组织损伤，应认真了解伤情，结合辅助检查，做出全面的诊断。

主要诊断依据：①有直接或间接的暴力外伤史；②有自发腹痛且持续存在；③腹痛位置固定或范围逐渐扩大；④有腹膜刺激征；⑤腹部症状加重，但无内出血征；⑥有膈下游离气体征；⑦局限性小肠气–液平面；⑧B超有局部液性暗区或游离腹腔内有气体声影；⑨腹腔穿刺有腹水；⑩有感染中毒性休克。

三、空回肠损伤的治疗原则与微创手术要点

腹腔镜及开腹探查应遵循一定的指征：①有腹膜炎体征，或开始不明显但随着时间的进展腹膜炎加重，肠鸣音逐渐减弱或消失；②腹腔穿刺或腹腔灌洗液检查阳性；③腹部X线片发现有气腹者；④有典型受伤史呈现休克者，应积极准备创造条件进行手术探查。

1.体位　多采用平卧位，术中可根据术者探查的结果调整体位。

2.切口的选择　仍选用脐口作为观察口，操作口通常选择脐与髂前上棘连线的中点，左、右各一。

3.术者位置　术者可位于患者的左侧或右侧，扶镜手通常位于患者的两腿之间，监视器位于患者的头侧。

4.步骤

（1）于患者脐部置入腹腔镜，按照肝、胆囊、脾、胃、十二指肠、小肠、结肠的顺序进行探查，总体原则为先实质脏器后空腔脏器，由上及下。必要时需切开胃结肠

韧带，明确胃后壁有无损伤。

（2）常用的手术方法

①肠修补术：适用于创缘新鲜的小穿孔或线状裂口，可以用丝线间断横行缝合。

②肠切除术：适合于肠壁破裂口的缺损大、创面不整齐、污染严重以及缝合后可能发生肠腔狭窄的纵行裂伤者；在有限的小段肠管区域内有多处不规则穿孔者；肠管有严重挫伤或出血者；肠管系膜缘有大量血肿者；肠壁内有大血肿者；肠壁与系膜间有超过3cm的大段撕脱者；系膜严重挫伤、横行撕脱或撕裂导致肠壁血供障碍者；肠管受到严重挤压伤，无法确认还纳入腹腔后的肠管是否发生继发的肠坏死者。

③肠造瘘术：空肠回肠穿孔超过36～48h，肠段挫伤或腹腔污染特别严重的，尤其术中不允许肠切除吻合时，可考虑肠外置造口。

第三节　结直肠损伤

一、结直肠损伤的解剖概述

结直肠全长约1.6m，解剖范围分布广，起始端在右髂窝处与盲肠相接，远端直达盆底在齿状线处与肛管连接。除横结肠及部分乙状结肠有完整腹膜覆盖，活动度较大外，其余肠管均无系膜附着，为间位器官，位置固定。因此在钝挫伤中，位置相对表浅的横结肠和乙状结肠较易受到损伤，而在战创伤中，由于波及范围较大，其他部位的肠管亦会受到不同程度损伤。

二、结直肠的损伤机制与临床特点

结直肠损伤属于空腔脏器损伤，结肠破裂后肠内容物溢出刺激腹膜引起腹膜炎，这与其他空腔脏器破裂的临床表现一致，只是结肠内容物对腹膜的刺激较轻，因此结肠损伤的临床症状和体征发展缓慢，往往得不到及时的诊断和治疗，值得警惕。结肠损伤临床表现主要取决于损伤的程度、部位、伤后就诊时间及是否同时有其他脏器损伤。

损伤类型按损伤是否有体表伤口可分为开放性损伤、闭合性损伤。

1.开放性损伤　火器伤、刀刺伤等均可导致结直肠的破裂或出血，多伴随其他脏器伤。

2.闭合性损伤　腹部受到钝性外力撞击或碾压可导致结直肠的破损甚至胀裂，直肠也可因肛管异物插入或强力负压吸引导致破裂出血。

一般症状：肠管破裂可导致粪便从异常解剖部位排出，包括开放伤口、尿道、阴道等，也可见肛门有血液排出。结直肠血供丰富，由大量肠系膜动脉分支及其吻合弓供血。故损伤所致的血管破裂可引起大量出血，导致伤员休克。粪便含有大量细菌，结肠破裂后可进入腹腔或腹膜后间隙，引起感染性腹膜刺激症状；腹膜返折以下直肠破裂，细菌可进入骨盆直肠间隙或坐骨肛管间隙，导致严重的需氧菌和厌氧菌感染，甚至出现感染性休克。

开放性损伤患者根据开放伤口的部位、弹道或刀刺伤的方向及腹膜炎表现很容易做出诊断。腹部开放性损伤大部分是穿透伤，几乎都有腹内脏器损伤，这些伤员绝大多数需进行开腹探查。如后腰部刀刺伤，伤口有粪样肠内容物流出，可做出结肠损伤的诊断。闭合性结肠损伤诊断困难，多伴有其他脏器损伤。如伤后出现进展迅速的弥漫性腹膜炎伴有中毒性休克，或间接暴力致下腹部疼痛进展为腹膜炎并有膈下游离气体应考虑有结肠损伤。医源性结肠损伤诊断较容易，在结肠镜检查过程中，患者出现腹痛及腹膜炎表现，可做出结肠损伤的诊断。

判断是否有结肠损伤是临床上的一个难题，如有明显的腹膜刺激征和直肠出血，应尽早手术探查。在腹部X线片上有时可看到游离气体、腹膜后积气、单侧腰大肌影像消失及麻痹性肠梗阻的表现。骨盆和腰椎骨折提示有大肠损伤的可能。腹腔灌洗是一个有用的诊断方法，应在拍完腹部X线片后再做灌洗，以免气体进入腹腔，影响X线诊断。抽出的灌洗液应做血细胞、细菌或淀粉酶的检查，出现一项以上异常情况可考虑手术探查。

腹膜外直肠损伤在诊断上更困难，较严重的骨盆损伤通常合并大量软组织损伤和直肠损伤，常规做肛门指诊是很重要的，必要时做直肠镜或乙状结肠镜检查，可发现血性液体流出和损伤部位。

三、结直肠损伤的治疗原则与微创手术要点

（一）结直肠损伤的治疗原则

1.开放性损伤　伤员多合并其他脏器损伤，病情复杂，应迅速给予生命支持治疗，进行心电监护，必要时输血，维持有效血液循环。抗休克治疗后，仍无法维持基本生命体征者，需立即手术探查有无活动性出血，血流动力学稳定后再进一步行创伤修复手术。

2.闭合性损伤　对于生命体征稳定，辅助检查怀疑肠管损伤的患者，可先行腹腔镜探查，根据损伤程度决定手术方式，若伤员病情较重，存在休克征象，应及时行开腹探查术。

（二）腹腔镜手术技术要点

1.体位选择　结肠损伤多采用仰卧分腿"大"字形体位，也可采用截石位，直肠损伤为截石位，术中根据具体损伤部位调整伤员倾斜角度，充分利用器官重力以达到病灶最佳显露。

2.Trocar放置　观察孔多选择脐上或脐下2cm，可根据损伤部位进行调整，原则上观察孔与术野距离适中，同时不影响术者器械操作，例如横结肠损伤，可采取脐下与耻骨联合中点处置入10mm Trocar。操作孔同样根据损伤部位决定，原则上应以手术视野为中心，距离适中，术者左、右侧的器械尽量成直角，以达到最佳操作角度。助手可选择1～2个操作孔，应尽量避免妨碍术者操作。

3.术者站位　通常术者站立于病灶部位对面，便于操作，结肠损伤时也可位于患者两腿中间，多处肠管损伤时术者也可随时变换站位。

4.手术步骤

（1）首先建立气腹，观察孔置入Trocar，缝线固定，腹内压维持在13～14mmHg。

（2）探查腹腔：经观察孔置入镜头，按照由远及近、先实质脏器后空腔脏器的原则循序探查，明确有无肝、肾、脾等实质器官合并损伤，观察有无活动性出血点，最后探查病灶损伤程度，尤其是间位器官，如升结肠、降结肠、直肠等，应确定有无肠后壁或腹膜外肠壁破损，以免遗漏病变，导致腹膜后或盆腔炎症扩散。

（3）操作原则：如有活动性出血，应先止血后修补，若无法明确出血点或镜下无法止血时应及时转开腹；腹腔内存在大量积血积液或肠内容物时，先尽量吸净，充分显露视野；若结直肠肠壁破损较小、边缘整齐、粪便溢出不明显，可在腹腔镜下行一期缝合术；若肠壁破损严重无法修补或肠管缺血坏死，应切除肠管并一期吻合或分期手术，具体方式选择应根据创伤发生时间、损伤部位、腹腔污染程度、伤员基本情况以及有无合并损伤或合并疾病等决定；多脏器损伤镜下无法完成操作者应及时转开腹。最终确认无活动性出血、无异物或污染物残留，破损修补完成，肠管无明显血供障碍，可再次冲洗术野，放置引流管后结束手术。

第四节　膈肌损伤

一、膈肌的解剖概述

膈肌是由颈部肌节迁移至胸、腹腔形成的穹窿形的扁薄阔肌，是胸腹腔的解剖分隔。膈肌纤维起自胸廓下口周缘和腰椎前面，按起源可分三部：胸骨部起自剑突后面，肋骨部起自下6对肋及肋软骨的内面，腰部以左、右2个膈脚起自上2～3个腰椎。三部在中央移行，融合成坚牢的中心腱。三部起点之间通常残留一些无肌纤维分布、仅由结缔组织构成的胚胎发育遗迹，为膈肌的薄弱区。膈肌头侧面被覆壁层胸膜，构成胸腔底壁，胸膜返折于肋膈角，是胸腔积液诊断的重要参考部位；足侧被覆壁层腹膜，构成腹膜腔穹窿顶。膈肌胸腔侧毗邻双肺膈面，中心腱毗邻纵隔底与心包，腹腔侧由左至右毗邻脾上极、胃贲门部肝裸区。膈肌上分布三个裂孔：腔静脉裂孔（膈肌中部偏右，第8胸椎水平）、食管裂孔（中心腱后方，第10胸椎水平，有食管和迷走神经通过）和主动脉裂孔（两侧膈肌脚之间、弓状韧带后方，第12胸椎水平，有主动脉、奇静脉和胸导管通过）。膈肌的特殊解剖部位与重要毗邻，决定其主要外科学指征为裂孔疝及胸腹腔穿透伤合并的膈肌损伤。本节主要论述野战条件下的创伤性膈疝和胸腹部穿透伤合并膈肌损伤的腔镜手术治疗。

二、膈肌的损伤机制与临床特点

胸腹部闭合创伤引发的膈肌两侧瞬时高压差，以及胸腹部刀、刃或枪弹穿透伤，均可导致膈肌裂破性损伤。由于胸腔内负压、腹腔脏器移动度大等因素，腹内脏器容易由膈肌裂破口疝入胸腔形成创伤性膈疝（traumatic diaphragmatic hernia）。鉴于此种致伤机制，胸、腹部闭合或穿透伤引发膈肌损伤的诊断，主要依赖创伤性膈疝的判明，即胸腔脏器受压和腹腔脏器易位嵌顿产生的症状、体征和影像学证据的综合判断。创伤性膈疝急重患者，由于腹腔脏器易位，伤侧肺可受压萎陷，心包可被推挤向对侧产生移位，从而造成呼吸、循环系统功能障碍，表现为呼吸急促、心率加快、发绀甚至休克等症状体征。由于胸腹部创伤常伴有胸、腹部重要脏器的直接损伤，这导致了致伤初期创伤性膈疝和膈肌损伤诊断的复杂性，对于重要脏器的救治以挽救生命，一定程度又会导致膈肌损伤诊断的滞后性和漏诊。因此，对于创伤性膈疝和膈肌损伤的诊断和救治，需要强调胸、腹部创伤救治中胸、腹损伤控制时或确定性手术中探查膈肌，以及术后长期随访的必要性。临床实践中我们发现，膈肌损伤病例常合并胸、腹部闭合性或穿透性创伤，胸部常伴有血胸和（或）气胸，可能掩盖创伤性膈疝或膈肌损伤。部分病例在伤后数月甚至数年后，在一定诱发因素下，始出现胸、腹部疼痛和消化道梗阻等症状，并通过胸、腹部体格检查和影像学手段发现腹腔脏器胸内异位，从而确定膈疝或膈肌损伤诊断。国内一些中心报道，有些病例仅在并发肠梗阻、绞窄性疝或胃肠道出血时才发现膈疝存在。

在野战或创伤条件下，需要医师对胸、腹部创伤合并膈肌损伤或创伤性膈疝保持清醒认识，在进行伤情判断、生命支持、实施损伤控制或确定性手术时，逐步排除或明确此诊断。创伤性膈疝和膈肌损伤的诊断首先建立在完善的体格检查上，胸部叩诊浊音或鼓音区，伤侧听诊呼吸音减弱或消失甚至闻及肠鸣音；其次建立在影像学检查上，胸部X线检查显示胸内胃泡或肠祥液-平面，超声检查还有助于判断肝或脾是否疝入胸内。

三、膈肌损伤的治疗原则与微创手术要点

伴随创伤性膈疝的膈肌损伤在明确诊断后应行手术治疗。部分中心曾报道对老年患者行非手术处理。但目前对于创伤性膈疝和膈肌损伤的非手术处理指征尚不明确。在损伤控制性手术或确定性探查手术前，应放置胃管排气减压，防止胃肠道积气压迫心肺，加重呼吸循环障碍。对于早期明确诊断的病例，在稳定生命体征后，可经胸部或腹部切口回纳疝入胸内的腹腔脏器，分两层缝合膈肌裂破口。创伤后经数月甚至数年方诊断创伤性膈疝的患者，由于腹腔脏器与胸内组织结构已形成粘连，采用胸部切口可得到较好的术野显露，分离粘连后回纳腹内脏器。

对于生命体征稳定，胸、腹部合并损伤伤情明确，腹部脏器胸内异位体征和影像学不显著或存在非手术治疗指征的病例，腹腔镜探查可作为明确诊断与实施确定性治疗的一体化术式，这符合野战和创伤外科条件下的损伤控制手术（damage control surgery，DCS）和加速康复外科（enhanced recovery after surgery，ERAS）要求。

国内多个研究组报道，膈肌损伤行腹腔镜探查修补29～49例，其中大部分病例对合并的肝、脾损伤处行腔镜电灼止血和喷涂、贴覆止血材料，胃肠道损伤行腔镜下缝补等。腹腔镜可广角、多角度窥视膈肌腹面和大部分腹腔脏器，其在胸、腹部损伤合并膈肌损伤病例中探查与治疗的效果得到了肯定。国外Friese等亦证实腹腔镜探查对膈肌损伤诊断的敏感度和特异度分别为100%和87.5%。综合诸多研究报道和我们的临床实践，我们认为，对创伤性膈疝和膈肌损伤实施腹腔镜探查或治疗的指征：①患者明确或高度怀疑创伤性膈疝或膈肌损伤；②患者生命体征平稳；③胸、腹部脏器合并伤诊断基本明确，存在腔镜下治疗指征，技术可行；④患者呼吸和循环功能可以耐受气腹；⑤既往无腹腔手术史，腹腔内粘连评估在可接受范围内。

综合文献分析和临床实践回顾，对于创伤性膈疝和膈肌损伤患者的腹腔镜探查，

应在常规腹部腔镜手术的基础上有所改进：①在明确进行腹腔镜探查前，应对患者的全身状况、生命体征，特别是血流动力学状态和胸、腹部伤情进行全面评估。在建立气腹的过程中，腹内压增高及头高足低位的应用，均可能导致静脉回流受限而加剧血流动力学障碍。因此，在麻醉诱导前需留置胃管行消化道减压，同时个体化考量扩充血容量的必要性（见本书相关麻醉章节）。②膈肌损伤腹腔镜探查修复的麻醉过程需进一步优化，依据文献回顾和我们的临床实践经验，一方面术前需充分行影像学评估，判断裂破处所在患侧有无同时行胸腔镜探查、胸腔内修补或止血的必要性。如必要，则须使用双腔管行气管插管以备术中单肺通气，使患侧肺萎陷以利进行胸腔内探查和膈肌修补，同时需考虑术中仰卧位和侧卧位体位变换的需求。③需合理和个性化应用呼吸机通气模式和肌松药，以确保有效通气和氧合的情况下控制麻醉深度和膈肌呼吸运动幅度，以利膈肌缝补。④腹腔镜探查术流程需依据现有经验进行优化，常规上腹部手术 Trocar 位置应进行经验性优化，适当向头侧移位，以利全腹探查的同时保证膈肌探查的深度。鉴于气腹对膈肌损伤患者血流动力学的影响，目前文献建议的气腹压阈值为 12mmHg，建议先行以低流量维持气腹压（8mmHg），确认膈肌损伤，待呼吸循环适应后，适当增加流量和气腹压。进镜后可先将腹腔内液体（血液、腹水或胃肠道漏出物）吸除干净（视膈肌裂破口情况决定是否冲洗，应确切保护胸腔不被腹腔胃肠道漏出物污染），在腹腔内旋镜 360° 以探查全腹情况，观察壁层腹膜、腹腔脏器是否有伤口，酌情行相应处理或判断是否有中转开腹指征。然后彻底探查除肝裸区、胃贲门部后侧的膈肌面。Kozar 等总结临床经验，推荐术中探查若发现膈肌裂破口小于 6cm×3cm，可直接在腔镜下据经验使用 Prolene 或 Q 线（倒刺线）间断或连续缝补，若裂破口在 6cm×3cm 以上，但长度小于 10cm，可用补片进行修补；若裂破口长径大于 10cm，则需中转开腹或开胸进行修补。

膈肌损伤的腹腔镜探查修补术除具有疾病诊断优势外，与其他腹部腔镜手术一样，具备加速康复外科特点，体现在减少非必要性开腹探查，减少手术时间和住院时间，进而减少医疗费用。这一特点在野战创伤外科中优势更为明显。然而，实施膈肌损伤的腹腔镜探查修补也有其苛刻要求，体现在对腔镜设备硬件条件、麻醉水平、多专科会诊机制要求高。基层医院与缺乏经验的医师团队实施此术式亦有难度，在目前缺乏大宗循证依据支持下，该术式在传统胸、腹部创伤"宁错勿漏"的开腹探查策略影响下，开展仍十分有限。

针对膈肌的解剖特点、膈肌损伤的致伤机制和临床特点，综合文献回顾和实践经验，我们对膈肌损伤的腹腔镜探查修补有如下建议：①野战或创伤条件下，对胸、腹部闭合和穿透伤患者，应重视膈肌损伤和创伤性膈疝的可能性，充分伤情评估后，应在生命体征稳定的情况下，转诊至具备腔镜条件下实施确定性手术资质的医院。②实施膈肌损伤腹腔镜探查修补的团队，需具备丰富的腹腔镜手术经验，能够熟练掌握肝、胃、脾的镜下缝补与能量器械的使用，同时需要麻醉、胸外科和骨科医师的会诊支持与术中协作。③需经验性严格掌握适应证，选择在明确或高度怀疑膈肌损伤或创伤性膈疝，胸、腹部其他脏器损伤已完成或可在腔镜下同时完成探查修补，生命体征尤其是呼吸循环稳定、可耐受气腹的患者中进行。④需要具有经验的麻醉团队，维持呼吸和血流动力学稳定、调控麻醉深度和膈肌运动幅度、进行单肺通气和联合胸腔手术的麻醉支持等。⑤经验性选取最擅长和确切的方式进行膈肌修补，当合并无法镜下完成的膈肌和其他脏器损伤时，及时中转开腹（图13-1）。

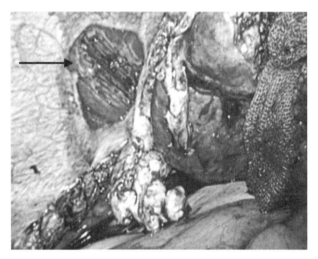

图13-1 腹腔镜膈肌损伤修补术的术中照片。黑色箭头示膈肌破孔肌层缝补后（图片选自解放军总医院肝胆外科临床数据库）

第五节 肝胆系统损伤

一、肝胆系统的解剖概述

肝胆系统由肝和胆道组成，胆道进一步分成肝内和肝外胆道，肝外胆道行经胰腺部，肝胆胰系统在胚胎发育和脉管解剖上联系紧密。肝胆系统主要担负机体的生物合成、解毒、排泄等诸多功能。肝呈一不规则楔形占据人体右上腹腔，大部位于右季肋部，左右径（长）约25cm，前后径（宽）约15cm，上下径（厚）约6cm，肝重量（体积）1200～1500g，具体与体表面积（体块指数）密切相关，是人体最大的实质性器官。外部观可见腹系膜前部包绕肝圆韧带（胎儿时期脐静脉遗迹）形成镰状韧带，向左、右分别形成左、右冠状韧带和左、右三角韧带的一部分；腹系膜后部形成肝胃韧带、肝十二指肠韧带、左和右冠状韧带的后叶及左和右三角韧带的一部分。上述诸韧带将肝固定于右上腹腔并与毗邻脏器发生联系。肝借镰状、冠状和三角韧带与膈肌相固着，借腹膜返折形成的肝裸区裹挟肝后下腔静脉，借肝十二指肠韧带和肝胃韧带与胃、十二指肠相勾连，同时肝面直接附着于结肠肝区和右肾。同时，肝胆系统具有门静脉、动脉、静脉、胆道四套脉管系统，且质地脆弱。肝胆系统复杂的解剖毗邻与脉管分布、脆弱的组织质地决定了其在右胸或腹部闭合/开放性创伤中易受损伤且处理棘手。

二、肝胆系统的损伤机制与临床特点

肝胆系统损伤多见于交通意外、工伤事故以及刀刺或火器伤，导致肝实质撕裂或肝内外脉管系统的破损。肝胆系统损伤的主要危险在于失血性休克、胆汁性腹膜炎和继发腹腔或全身性感染。《中华医学会临床诊疗指南——创伤学分册》将肝胆系统外伤按致伤机制分为贯通伤（刀刺伤或火器伤）、非贯通伤（钝性伤）、合并血管和（或）胆管的损伤三类。按病理形态分为肝包膜下血肿、单处裂伤、多处裂伤、星芒状裂伤和爆裂伤五种。肝胆系统损伤的分级体系繁多，临床常规应用的Moore分级、中国创伤外科协会（AAST）分级、我国黄志强院士提出的分级标准列表见表13-1。

表13-1　肝胆系统损伤分级

分级体系	Moore分级	AAST分级	黄志强分级
I	肝包膜撕裂伤或肝实质裂伤 深度＜1cm 无活动性出血	肝实质裂伤 深度＜1cm	肝实质裂伤 深度＜3cm
II	肝实质裂伤 深度1～3cm 或周围性肝实质穿透伤 或肝包膜下血肿直径＜10cm 无活动性出血	肝实质裂伤 深度1～3cm	伤及肝动脉、门静脉、肝胆管的2～3级分支
III	肝实质裂伤，深度＞3cm，或中心性穿透伤或包膜下血肿直径超过10cm	肝实质裂伤 深度＞3cm	肝实质裂伤 深度＞3cm 或中央区伤，伤及肝动脉、门静脉、肝总管或其1级分支
IV	肝叶毁损，巨大中心性血肿有扩大趋势	肝实质损伤范围占25%～50%肝叶	
V	肝后下腔静脉或主肝静脉伤，两侧肝叶广泛毁损	肝实质损伤范围占＞50%肝叶 肝后下腔静脉和主肝静脉损伤	
VI		肝撕脱伤	

Moore分级和AAST分级较为系统且复杂，国内黄志强院士提出的分级较为简要、实用，且符合近年来肝脏外科以"肝段"为中心的肝胆外科理念——认为肝脏脉管2～3级分支，即肝区（section）或肝段（segment）分支为外科重建的极限，以外科手术可施行确定性修补的范围作为肝损伤分级的依据，具备先进性和实用价值。

肝胆系统损伤的临床特点：①表现为有明确的外伤史，包括右下胸或右上腹钝性损伤，特别是伴肋骨骨折或锐器刺伤者。②出现血容量下降或休克相关症状体征、血液或胆汁外渗相关腹膜刺激征甚至继发感染引起的腹部或全身症状体征。根据外伤史、症状体征、诊断性腹腔穿刺（或腹腔灌洗），以及B超、CT、肝动脉造影等影像学手段可诊断（图13-2）。

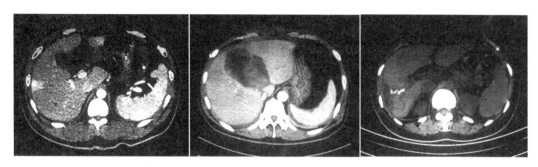

图13-2 肝创伤的影像学表现。左图为周围性肝实质裂伤，中图为中心性肝实质裂伤，右图为肝实质离断（内含损伤异物）（图片来自解放军总医院肝胆外科临床数据库）

三、肝胆系统损伤的治疗原则与微创手术要点

　　肝实质裂伤较浅、周围性肝包膜下血肿较局限且无活动性出血，同时未发现显著腹膜刺激征时，肝胆系统损伤具备保守处理指征。当不具备上述条件时，积极探查止血仍是挽救生命的重要手段。传统开腹探查手术流程：清除腹腔内积血，探查腹腔实质性脏器、消化道和腹膜，确定肝胆损伤部位、深度和范围，确定出血位置，以判断可否行一期止血+肝修补或一期纱布填塞后转诊。确定可一期止血修补的病例，视出血量、速度，判断是否需要阻断肝门入肝血流以廓清视野，确切止血。止血方法：传统开腹条件下为指捏法，扩大肝裂伤，确定损伤血管和胆管后分别进行结扎、缝扎或吻合，清除脱落坏死肝组织，对拢缝合或大网膜填塞肝断面，合理放置引流。Ⅰ、Ⅱ级肝实质浅表损伤可直接行单纯清创缝合止血，对于裂伤较深且有肝叶/段毁损时需行毁损部分肝切除。

　　综合文献分析和临床实践回顾，肝胆损伤患者腹腔镜探查修补的主要适应证：①患者生命体征平稳或经过生命支持已基本平稳，特别是血流动力学稳定或经补液后基本稳定；②腹膜炎体征不显著；③未合并腹部多发伤；④既往无腹部手术史；⑤影像学检查考虑Ⅰ～Ⅲ级肝损伤。禁忌证：①存在休克或严重呼吸循环功能障碍；②合并严重膈肌破裂；③Ⅲ级以上肝损伤，且不排除腹腔大血管损伤，存在较大量活动性出血，血流动力学不稳定；④双侧肝区严重毁损，影像学评估切除毁损部分肝后剩余肝体积不足以代偿机体功能，只能依赖急诊行肝移植治疗；⑤合并腹部多发伤，不能耐受手术；⑥既往有腹部手术史，考虑腹腔粘连广泛或严重，无法行腔镜下松解。

　　肝胆损伤的腹腔镜手术应在常规腹部腔镜手术的基础上有所改进。体现在5点：①保守把握腹腔镜探查的手术指征，腹腔镜并非适用于所有肝胆损伤病例。位于肝第Ⅰ、Ⅶ、Ⅷ段的损伤，靠近右上膈肌，在腹腔镜下难于显露，一般视为腹腔镜肝损伤修补的相对禁忌证。对于Ⅰ、Ⅱ级较浅表的肝实质裂伤，无活动性出血证据的，可考虑保守观察或使用腹腔镜探查，根据探查结果，行肝区清创，纱布压迫止血后腔镜下明胶海绵填塞、缝合或喷涂止血材料；合并其他脏器损伤的，在清晰显露术野、具备经验、技术可行的条件下，可一并修补；若遇出血量较大或出血部位术野显露不清时，即便影像学考虑为Ⅰ、Ⅱ级浅表裂伤的病例，也需要中转开腹，以保证探查修补的效率和确切性。②应选择头高足低30°，右高左低体位，易于廓清术野周围残血、显露肝区域。③术中探查发现出血量大时，需优先于肝十二指肠韧带留置阻断带，以备行Pringle手法阻断第一肝门肝入流，控制出血，以行肝断面确切修补。④对于Ⅰ～Ⅲ级的肝实质裂伤，可行电凝止血或经验性选用超声刀、氩气刀等能量器械，使用连发钛夹夹闭小血管断端，提高止血或断肝效率。⑤对于已经毁损，无法修补的肝叶或肝区，在保证剩余肝体积充足的条件下，应行毁损部分肝切除，可使用电刀或超声刀离断肝实质，以Tristable或EndoGIA离断目标肝蒂。

腹腔镜肝切除的适用范围在不断扩大，目前已有全球多中心逾9000例腹腔镜肝切除的汇总分析，亦有学者报道腹腔镜下可以完成从Ⅰ段到Ⅷ段全部肝段的解剖性肝段切除，已有两届全球腹腔镜肝脏外科专家会议形成国际共识和指导意见。腹腔镜肝脏外科技术的不断进步，尤其是在左半肝切除或左外叶切除的标准化应用，使腔镜肝胆损伤的探查与修补技术不断成熟。对于腹腔镜肝脏外科技术熟练、经验丰富的医师团队，掌握合适的手术适应证，贯彻精准肝脏外科"最大化切除目标病灶，最大化保留剩余肝脏，最大化减少手术创伤"的理念，能够确切完成肝胆损伤的微创修补。未来腔镜外科发展中不断引入的先进设备与能量器械，相信才会使肝胆损伤的微创术式逐步拓展和普及。

第六节　胰腺损伤

一、胰腺的解剖概述

胰腺呈羽毛状位于腹膜后位，右侧胰头部经肝胰壶腹接连十二指肠乳头，左侧胰尾部抵近脾门，前上方覆盖有胃大弯，前下方横亘有横结肠，前方为网膜囊及大网膜，胰头钩突部内侧走行肠系膜上动静脉。胰腺后方深部走行腹主动脉、腹腔干、胃左动脉、脾动脉、肝总动脉等重要脉管。胰头部与十二指肠、胰尾部与脾较为紧密的解剖勾连，决定胰头部撕裂或贯穿伤容易伤及十二指肠乳头及肠壁，而胰尾部撕裂容易伤及脾脏包膜或实质，反之十二指肠或脾的直接损伤亦可导致胰腺合并损伤。因此，胰腺两端与毗邻脏器可谓形成联系紧密的解剖复合体，成为腹部战创伤外科学干预的独立单元，在战创伤诊断与治疗中应给予重视（图13-3）。

二、胰腺的损伤机制与临床特点

胰腺较为修长的轮廓、深在的解剖部位，决定其在腹部战创伤中不易直接损伤或发生孤立性胰腺损伤的可能性较低，约占腹部外伤的2%，其中以钝挫伤或挤压伤等闭合性损伤较多见，常是直接暴力作用于上腹部或季肋部并传导至胰腺，使胰腺在脊柱前面受压损伤或离断，常在胰颈部出现，而刀刺伤、火器伤等贯穿伤导致的胰腺损伤极少见。胰腺的解剖特点和致伤机制决定其在临床战创伤初诊中容易误诊或漏诊。另一方面，由于胰腺复杂的解剖毗邻，胰腺损伤合并胰-肠、胰-脾、胰-血管复合伤的比例高，损伤后常出现胰瘘、肠瘘、腹腔感染和大出血等严重并发症，病死率接近20%，合并腹膜后位十二指肠破裂者病死率高达50%。

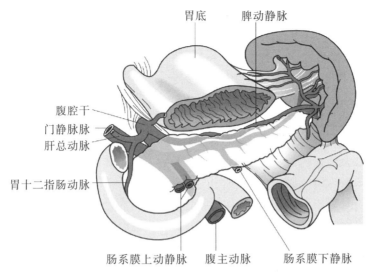

图13-3　胰腺局部解剖

（图片摘自《Sabiston Textbook of Surgery: The Biological Basis of Modern Surgical Practice》，Chapter 56，20th edition，Elsevier）

　　美国创伤外科协会（AAST）将胰腺损伤分为5级：Ⅰ、Ⅱ级损伤为胰腺血肿或胰管未损伤的胰腺实质挫伤或撕裂伤；Ⅲ级为胰腺远端断裂或胰管受损的胰腺损伤；Ⅳ级为肠系膜上静脉右侧胰腺段损伤伴有胰管或壶腹部损伤；Ⅴ级为胰头部严重毁损。

　　中国华西医院严律南教授等主张将胰腺损伤分为4型：Ⅰ型为轻度挫伤；Ⅱ型为重度挫伤；Ⅲ型为胰腺部分或完全断裂；Ⅳ型为胰头十二指肠合并伤。

　　临床表现方面，胰腺深在的解剖部位和腹膜的局限，导致单纯性胰腺损伤后，病情隐匿或早期症状体征较轻，呈进行性加重。胰腺合并毗邻脏器或血管损伤时，常以合并伤脏器相关症状体征为主，尤其是伴有脾或胰周血管损伤时，如门静脉、下腔静脉、肠系膜上及脾动、静脉，严重者早期即可出现失血性休克症状体征，因此对于有上腹部或季肋部外伤史，特别是钝挫伤或挤压伤的老年人、儿童或驾驶员前后夹击伤者，应警惕胰腺损伤的可能性。实验室检查中白细胞计数增高、血或尿或腹腔穿刺液淀粉酶升高等，CT检查发现胰腺或脾实质不连续、腔隙积血或血肿形成等，可做诊断。此外，磁共振逆行胆胰管造影（MRCP）可用于诊断是否有胰管损伤、胰液外漏，但需注意患者是否有进行磁共振检查的安全时间窗（图13-4）。

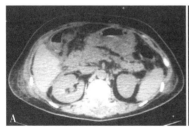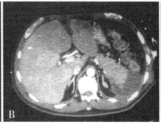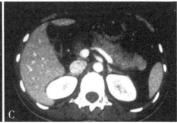

图13-4　胰腺损伤影像学表现

A.CT示胰腺轻度损伤，实质周围渗出较多；B.CT示胰腺尾部损伤，血肿形成；C.CT示胰头部损伤（图片选自解放军总医院肝胆外科临床数据库）

三、胰腺损伤的治疗原则与微创手术要点

对胰腺损伤者，影像学评估为轻度（AAST Ⅰ、Ⅱ级）损伤、无活动性出血和显著胰瘘征象（腹膜刺激征）时，可选择保守处理，密切影像学观察。对存在AAST Ⅲ级及以上，伴有活动性出血和（或）胰瘘征象时，应积极手术探查修补。相关研究证明，对此类患者积极行手术探查并无病死率增加，反而治愈率提高。

在严密围术期处理的条件下，胰腺损伤的手术治疗原则：①探查网膜囊内的胰腺包膜，包膜完整无明显撕裂或实质损伤时，确切止血后即放置双套管充分引流；胰腺包膜不完整而未发现明显胰腺实质损伤时，确切止血后缝合胰腺包膜，放置双套管充分引流。②探查发现较大胰腺血肿或胰腺实质不完全裂伤时，应行切开，纱布按压止血后探清出血来源，确切止血后评估胰腺实质断裂程度及主胰管是否受累。③对主胰管未受累的胰腺实质挫裂伤或不完全裂伤，可行胰腺实质褥式缝合修补，在修补处放置双套管充分引流。④对胰腺体尾部严重毁损且胰管断裂者，若无脾合并损伤且脾血管未受累时，需行保留脾、脾血管的胰体尾部切除，确切缝补胰腺断面，放置充分引流；若合并脾严重挫裂伤或脾血管受累，需行胰体尾部切除合并脾切除。⑤对胰头部（肠系膜上静脉右侧）挫裂伤未累及十二指肠时，应行胰腺毁损部切除后胰肠吻合重建。⑥对胰头部挫裂伤累及十二指肠时，应行胰十二指肠切除术并行胰管、消化道重建。

腹部钝挫伤等闭合性损伤患者，早期诊断胰腺损伤具有一定困难，CT等影像学检查手段敏感性有限，这决定了具有微创性、高清晰度、广角视野的腹腔镜技术，在探查手术中对胰腺损伤有积极的诊断意义。与此同时，在合理掌握适应证的情况下，腹腔镜胰体尾部肿瘤切除术针对部分胰腺占位性疾病已成为临床常规术式，腹腔镜胰十二指肠切除术已在国内外多个中心广泛开展，国内已有中心报道200例以上经验。鉴于腹腔镜手术在胰腺外科的广泛开展，针对高度怀疑胰腺损伤的腹部闭合性损伤的腹腔镜探查技术水平也在趋向成熟。腹腔镜探查手术可以辅助进行胰腺损伤分级判断，从而评估手术确切修补的可行性及预后。目前国内外对于胰腺损伤的腹腔镜手术报道主要集中在胰腺体尾部（远端）损伤的切除、清创和确切引流。对于胰腺严重或复杂损伤，例如胰头部累及重要脉管、主胰管或十二指肠的损伤，仍主要依赖开腹手术。既往系列文献曾报道在小儿腹部钝挫伤中施行腹腔镜下胰腺远端切除术，胰腺损伤，尤其是胰体尾部损伤发生率较低，所以既往报道主要为案例分析与小样本对照研究，但结果仍显示，与开腹手术相比，腹腔镜手术在术后住院时间、费用、并发症发生率方面均更少，同时手术时间、是否需要切除脾方面与开腹手术并无显著差异。

综合文献报道和实践经验，我们归纳了胰腺损伤患者腹腔镜探查修补的主要适应证：①患者生命体征平稳或经过生命支持已基本平稳，特别是血流动力学稳定或经补液后基本稳定；②腹膜炎体征不显著；③未合并无法镜下处理的复杂腹部多发伤；④既往无腹部手术史；⑤高度怀疑胰腺损伤或影像学检查考虑Ⅰ～Ⅱ级胰腺损伤，或位于胰腺体尾部的Ⅲ级以上胰腺断裂性损伤。禁忌证：①存在休克或严重呼吸循环功能障碍；②合并严重膈肌破裂；③不排除腹腔大血管损伤，存在较大量活动性出血，血流动力学不稳定；④位于胰头部（肠系膜上静脉右侧）的Ⅲ级以上胰腺挫裂伤，需

切除损伤部后行胰肠吻合或消化道重建；⑤胰腺主胰管损伤或断裂，胰瘘明显，伴显著腹膜炎体征；⑥合并腹部脏器多发伤，不能耐受手术；⑦既往有腹部手术史，考虑腹腔粘连广泛或严重，无法行腔镜下松解。

与腹腔镜肝切除适用范围不断扩大不同，腹腔镜胰腺手术目前在国内外主要集中在胰腺病例资源丰富的先进中心，部分中心可以常规开展腹腔镜胰体尾部肿瘤切除术，并不断探索和优化腹腔镜胰十二指肠切除术。然而，目前在腹腔镜下进行胰腺损伤手术的报道仍较少，目前主要集中在腹腔镜下探查置管引流或胰腺远端切除术。我们建议针对胰腺损伤的腹腔镜探查手术应在腹腔镜微创技术熟练、经验丰富的医师团队中开展，严格把握手术适应证。同时也应看到，腹部创伤合并胰腺损伤的微创治疗，其内涵应不限于腹腔镜技术。在战地或基层单位等有限医疗条件下，在高度怀疑胰腺相关损伤的前提下，应首先考虑损伤控制性手术，开腹探查中进行胰腺损伤评估，不具备施行确定性手术（definitive operation）的经验或条件时，应首先保证在网膜腔确切放置引流管，最好是双套管，条件不足时可自制，以最小的创伤取得最大生存获益。相信未来伴随腔镜等微创外科技术的发展，不断引入新的设备与能量器械，胰腺损伤的微创治疗模式和技术也将得到优化。

第七节　脾　损　伤

一、脾的解剖概述

脾是位于人体左上腹腔内的富血供实质性脏器，形似豌豆形，呈暗红色，质软而脆。脾长轴自左后向右前斜行，约与第10肋平行，为第9～11肋所覆盖，因此在左下胸、左下腹战创伤时，常可出现肋骨骨折直接引起的脾损伤或脾应力性挫裂伤。脾周围腹膜返折形成多个韧带与邻近脏器相连。脾内侧与胃大弯借脾胃韧带相连，韧带较短，脾上极与胃底紧邻，内部走行胃短动、静脉和胃网膜左动、静脉；脾上极与膈肌之间形成脾膈韧带；脾下极与结肠脾区之间形成脾结肠韧带；脾内侧形成脾肾韧带包裹脾蒂，并与左肾前面后腹膜相接续。脾蒂浅面腹膜接续胰腺前面后腹膜形成脾胰韧带，胰尾部常自此伸入脾蒂，直抵脾门；脾蒂内包饶脾动、静脉及淋巴结、神经。脾与周围脏器紧密的解剖联系，决定了脾损伤时常伴其他邻近脏器的撕裂伤或韧带结构内的血管损伤，引起多脏器受损或严重腹腔内出血，战创伤诊断与治疗中应给予充分重视。

二、脾的损伤机制与临床特点

脾损伤按致伤机制分为开放性和闭合性损伤两类。开放性损伤多由于利器、子弹、爆震和肋骨骨折等因素所致，因此战创伤救治中对于左侧第6肋以下的创口均应警惕脾损伤及腹腔内大出血的风险。闭合性损伤又称脾钝性损伤，多见于车祸、高处坠落或拳击等直接或间接应力性损伤。在腹部钝性损伤中，20%～40%可合并脾损伤，以脾破裂为主要表现。

脾损伤传统上根据脾实质损伤深度和包膜完整性分为三类。

1.中央型破裂 指脾深部实质破裂，形成深部血肿，浅表实质及包膜完整；深部血肿可经保守处理后机化吸收，也可能继发感染或出血不止、血肿继发扩大后引发真性破裂等。

2.包膜下破裂 指包膜下脾浅表实质破裂，形成血肿，若出血不止，血肿扩大超出包膜张力或外力刺激，可出现继发性真性脾破裂，引发大出血。

3.真性破裂 指脾实质与包膜同时破裂，引发腹腔内大出血，占脾损伤绝大多数。

我国学者（第六届全国脾外科学术研讨会，天津，2000年）将脾损伤分级如下。

Ⅰ级 脾被膜下破裂或被膜及实质轻度损伤，术中见脾裂伤长度≤0.5cm，深≤1.0cm。

Ⅱ级 脾裂伤长度＞0.5cm、深＞1.0cm或累及脾段血管，但未累及脾门。

Ⅲ级 脾破裂累及脾门或脾部分离断或脾叶血管受累。

Ⅳ级 脾广泛破裂或脾蒂（脾动、静脉主干）受损（《临床诊疗指南——创伤学分册》）。

脾损伤的临床表现主要为腹部创伤直接导致的腹部症状体征及继发腹腔内大出血引起的低血容量性症状体征。脾损伤的诊断主要依据相关部位外伤史、腹部体征、低血容量性症状体征休克的血常规、诊断性腹腔穿刺、腹部B超及CT等影像学检查确定（图13-5）。

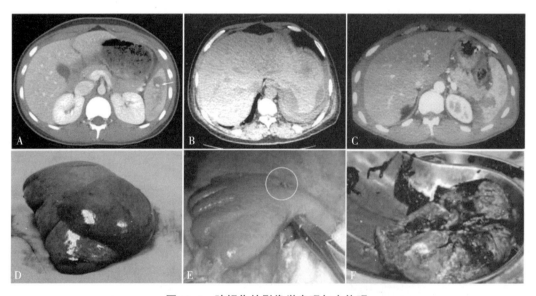

图13-5 脾损伤的影像学表现与大体观

A.CT示中央型脾破裂（白色箭头示出血灶）；B.CT示脾包膜下血肿；C.CT示脾断裂；D.切除标本示脾包膜下血肿；E.术中见脾穿透性损伤；F.切除标本示脾广泛毁损（图片A、D、E和F摘自Sabiston Textbook of Surgery：The Biological Basis of Modern Surgical Practice，20th edition，Elsevier及War Surgery：Working with Limited Resources in Armed Conflict and Other Situations of Violence，The International Committee of the Red Cross。图片B、C选自解放军总医院肝胆外科临床数据库）

三、脾损伤的治疗原则与微创手术要点

脾担负机体重要的循环、免疫功能，因此在治疗指征把握上与可再生的肝和担负内、外分泌功能的胰腺有显著区别，同时需要重视"损伤控制"与微创原则。脾损伤的治疗主要包括保守处理、影像介入栓塞和开腹探查脾切除等。我国《中华医学会临床诊疗指南——创伤学分册》建议非手术治疗严格控制在血流动力学稳定，年龄小于50岁，单纯、轻度的闭合性脾外伤。若出现下列征象：①通过严密监测、大量补液、输血后无法维持血流动力学稳定；②出现逐渐明显的腹膜炎体征；③影像学检查发现脾血肿扩大或裂伤较深，经验性分析无法继续保守处理。则应积极开腹探查止血并行脾切除术。

鉴于近年来胰脾外科的技术进展，脾损伤外科处理中开始尝试进行脾部分切除及修补术（保脾手术）或全脾切除后的自体脾移植。这些创新术式均可在积极开腹探查修补创面的基础上保留脾的循环、免疫功能，避免脾切除后的一系列可能并发症。然而，这一系列术式均属确定性手术（definitive operation），需要具备良好的围术期监护条件、精密的麻醉手术设备和专科经验丰富的治疗团队。鉴于战创伤救治中常并不具备上述先进条件，因此在结合病史、临床表现和影像学检查，高度怀疑脾破裂、考虑行开腹探查时，应优先考虑行控制脾蒂血管后的脾切除术，以避免保守处理、影像介入或部分脾切除术后出现相关并发症，给患者带来更大代价。

在平诊择期手术中，90%的脾手术已可通过腹腔镜技术完成。然而战创伤引起脾损伤病例的腹腔镜探查修补术需结合术者经验、设备条件，严格掌握手术指征。综合文献报道和实践经验，我们归纳脾损伤患者腹腔镜探查手术的主要适应证：①患者生命体征平稳或经过生命支持已基本平稳，特别是血流动力学稳定或经补液后基本稳定；②腹膜炎体征不显著；③未合并无法腔镜下处理的复杂腹部多发伤；④既往无腹部手术史；⑤高度怀疑脾损伤或影像学检查考虑 I～Ⅲ级脾损伤，未合并严重的腹腔内积血。禁忌证：①存在休克或严重呼吸循环功能障碍；②合并严重膈肌破裂；③不排除腹腔大血管损伤，存在较大量腹腔内积血、活动性出血，血流动力学不稳定；④合并腹部脏器多发伤，不能耐受手术；⑤既往有腹部手术史，考虑腹腔粘连广泛或严重，无法行腔镜下松解；⑥既往有基础疾病或脾血肿，体积过大，不利于腔镜下操作。文献报道，胰腺长轴（头足方向）长度超过22cm或宽（厚）度超过19cm或估测重量（体积）超过1600g（cm³）者建议行开腹探查或手辅（hand-assisted）腹腔镜探查术。

脾损伤的腹腔镜探查手术常根据术者经验，采取仰卧位、侧卧位或两者结合（图13-6）。进镜后首先探查全腹腔，吸引器吸除腹腔内残血，配合液体冲洗，尽快明确：①腹腔内出血部位（若存在活动性出血）；②是否存在无法镜下处理的出血或脏器损伤；③脾损伤分级。明确镜下处理指征后，需行脾切除术者，首先将胃体向右侧牵引以探查和松解脾胃韧带，进一步以电钩或超声刀游离和处理结肠脾区脾结肠韧带，游离脾侧腹膜结缔组织。进而向头侧牵引脾，探明胃短血管和脾蒂位置、走行。游离胰尾部，紧贴脾门以超声刀离断脾胰韧带，以避免胰腺损伤。使用结扎、可吸收夹或超声刀等设备离断胃短血管，在脾胃韧带下缘游离并处理胰尾部。游离脾蒂内脾动静脉，以血管闭合器或现场技术允许的可行方法离断脾血管。考虑到脾血管常于近脾门处分

成多支入脾，脾血管离断部位应距离脾门约2cm。充分游离脾脏后，将仅剩脾膈韧带悬吊的脾置入取物袋后离断脾膈韧带。完整取出脾。达芬奇机器人脾手术也被临床证实是安全可行的，但鉴于机器人机械臂设置、装机和操作时间，目前暂不建议其使用于战创伤条件下的腹部损伤探查手术。

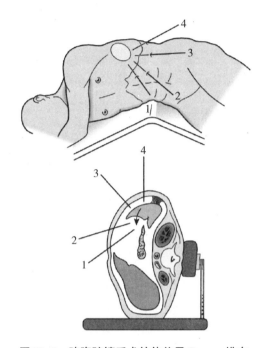

图13-6　脾腹腔镜手术的体位及Trocar排布

上：脾腹腔镜手术体位（右侧卧位，手术台腰部抬高）；下：脾腹腔镜手术横轴位Trocar排布与角度（图片摘自Sabiston Textbook of Surgery：The Biological Basis of Modern Surgical Practice，20th edition，Chapter 56，Elsevier）

　　在战地或基层单位等有限医疗条件下，在高度怀疑脾损伤的前提下，应首先考虑损伤控制性手术，开腹探查中进行脾切除术，不具备施行确定性手术（definitive operation）的经验或条件时，应首先进行腹腔上部填塞止血，转诊至上级医院。具备腹腔镜手术条件时，可考虑在严格掌握手术指征的前提下施行腹腔镜脾切除术。

第八节　膀　胱　损　伤

一、野战条件下膀胱损伤主要致病因素

　　在野战条件下，由枪弹、爆炸后产生的冲击波、弹片等因素产生的腹部损伤比较常见，同时由于建筑物或工事倒塌造成的挤压损伤、机动车辆造成的碾压损伤等也不少见。尽管膀胱位于盆腔深部、耻骨联合后方，有骨盆壁、腹肌、筋膜等保护，但在充盈状态下其顶部会高出耻骨联合，失去骨盆的保护，在外力作用下可导致损伤发生。在战时，由于膀胱膨胀时受到外力挤压、碾压，甚至踢、踹等均可导致膀胱破裂；枪

弹、弹片、刺伤等均可致膀胱开放性损伤，并且常合并周围脏器损伤，如直肠、阴道等；战时各种因素导致的骨盆骨折也可造成膀胱间接损伤。

二、战时膀胱损伤腔镜手术适应证及处理原则

在战伤救治过程中，伤员经检查明确有腹膜内膀胱开放性损伤和破裂时，均应接受手术治疗。传统的开腹手术虽然经典、成熟，但是随着腹腔镜、膀胱镜等微创技术的进步和广泛应用，战时条件下的膀胱损伤救治有了更多的治疗选择。在闭合性膀胱损伤，特别是膀胱破裂时，可在腹腔镜下进行探查；如果为开放性膀胱损伤，则可采用免气腹技术进行腹腔镜下探查。手术处理原则与开腹手术相似：探查腹腔时应明确有无合并其他脏器损伤；注意排查出血来源，清除腹腔内积液；单纯膀胱破裂时可行坏死组织切除，可吸收线缝合破裂创口；如膀胱破裂口感染，可待炎症消退后二期缝合；如合并有膀胱直肠瘘，可选择结肠造口，以利瘘口愈合或修补。对于腹膜外膀胱损伤可留置导尿管观察，如有持续性血尿、可疑膀胱内异物等情况，在不造成进一步损伤的情况下可行膀胱镜检查。

三、膀胱损伤腔镜手术主要技术

1.气腹的建立　泌尿系统的腹腔镜手术主要有2种手术途径，即经腹腔和经后腹腔途径。由于膀胱位于耻骨联合后方，发生腹膜内膀胱损伤时才需手术治疗，因此膀胱损伤者均采用经腹腔途径探查处理。伤者一般采取仰卧位，习惯上选择脐下1cm处作为第一个穿刺点，用Veress针持续稳定地穿入腹腔，进针角度采取针体与腹壁约45°，角度过小容易穿刺进入腹膜前间隙，应有2次进针突破感（分别穿透腹白线和腹膜），可先用装有生理盐水的注射器连接开关，检查穿刺针是否正确穿入腹腔。目前广泛采用的气体是CO_2，初始的腹腔内压力应低于10mmHg。建立气腹后，穿刺Trocar时应将腹腔压力设定在16mmHg，最大限度地扩张腹腔，以减少腹腔内穿刺导致脏器、血管意外损伤。手术中需要持续来灌注气体以维持气腹，注意监测腹腔内压力保持在12～15mmHg。

2.腹腔镜基本操作技术　腹腔镜手术的基本操作技术包括显露、分离、缝合、结扎、止血等。就膀胱损伤术野的显露而言，要求术者选择正确的Trocar位置以便减少腹腔内脏器及其他器械的干扰，同时合理利用牵拉、悬吊等方式显露术野，条件允许时伤者可适度采取头低足高位。腹腔镜的扶持操作包括保持术者观察视野的方向正确，避免晃动，及时处理镜面起雾等，与一般腹腔镜手术要求一致。腹腔镜下的损伤组织分离、切除多需要借助分离钳、电钩、超声刀等器械，特别是超声刀可进一步对小动、静脉进行切割分离，因而应用更加广泛。腔镜下膀胱损伤修复必然应用到缝合、结扎等技术，目前多用可吸收带针缝合线连续缝合，并在体内打结。随着直线切割缝合器的推广使用，很多膀胱修复手术较以往更加简便。膀胱尿道损伤后修复也可采用腹腔镜下吻合重建手术，可间断或连续缝合处理，目前尚无定论哪种缝合方式更具优势。手术后切除的组织可通过取物袋经腹壁切口或Trocar取出。膀胱损伤多有腹腔内积液，需在直视下冲洗术野并洗净积液、积血，必要时可留置腹腔引流管。

四、机器人技术在膀胱损伤中的应用

随着机器人手术系统的逐渐推广，机器人技术在腔镜领域的优势逐渐得到认可，目前最广泛使用的是美国的 Da Vanci 机器人手术系统。其主要优势是可由术者遥控机器人系统完成手术过程，这使得在野战条件下应用远程操作系统完成膀胱损伤修复手术成为现实，因而具有广阔的应用前景。

小结：尽管膀胱的解剖位置使其不易受到外部致伤因素的侵害，但由于野战环境的复杂多变，一旦出现膀胱损伤仍需要对其做出正确的处理。对于需要手术治疗的膀胱损伤，在基础条件满足时，腹腔镜下探查、修复手术不失为一个正确的选择。

第九节　肾　损　伤

肾是腹膜后位器官，位于肾窝，周围有组织结构保护且正常的肾有一定的活动度，故肾不易出现损伤；但肾特殊的组织学构造使得肾质地脆且包膜较薄，腹部战创伤时，由于创伤波及的范围可能会很大，亦会出现肾受损伤的情况。

一、肾损伤的分类

肾损伤大体可分为两类。

1. 开放性损伤　火器伤、刀刺伤等均可导致肾的开放性损伤，此时多伴有其他器官和组织的损伤。

2. 闭合性损伤　高处坠落、跌倒、腹部受到钝性打击和交通事故等均可导致肾的闭合性损伤。

肾损伤按损伤轻重程度可分为五级：Ⅰ级，肾挫伤；Ⅱ级，局限性的包膜下血肿或肾周血肿但肾实质无裂伤；Ⅲ级，肾实质裂伤深度小于1cm，无尿外漏；Ⅳ级，肾实质裂伤深度大于1cm但不伤及皮质、髓质和收集系统的贯通伤；Ⅴ级，肾碎裂、肾动静脉血管主干损伤和肾蒂断裂。

二、症状

肾损伤常见的症状如下。

1. 休克　肾损伤、肾蒂撕裂累及重要血管往往会大量出血导致休克的发生，危及生命。

2. 腰、腹痛　肾损伤引起患侧腰部和腹部疼痛。

3. 血尿　肾损伤多有血尿，包括肉眼血尿和镜下血尿，但血尿的程度和肾损伤的程度不成正比。

4. 发热　肾损伤如合并感染，患者往往会有发热症状出现。

三、诊断

患者有外伤、跌倒病史并伴有腰背部疼痛和（或）腰背部包块时，应考虑有肾损伤的可能。怀疑有肾损伤时，应优先考虑使用B超和CT检查，以确定肾损伤的程度和

部位以及有无合并腹腔内其他脏器损伤。排泄性尿路造影（excretory urogram），可用于检查尿路形态规则与否，亦可用于肾功能的评估。动脉造影，可用于排泄性尿路造影效果不良者，亦可用于肾动脉栓塞止血。

四、治疗

1.开放性肾损伤　开放性肾损伤的患者，往往合并有腹腔其他脏器损伤，病情往往较严重和复杂，如经液体复苏后，血流动力学仍不稳定的，此类患者往往需要马上手术探查修复创伤，此种情况应该谨慎选择腔镜治疗；若此时血流动力学稳定，可完善影像学检查再行决策。

2.闭合性肾损伤　对于闭合性肾损伤，目前多主张使用非手术治疗，效果较好。但完全性肾断裂、粉碎性肾损伤、肾盂破裂和肾蒂断裂应该手术治疗。尿外渗和大的腹膜后血肿亦可考虑手术治疗。非手术治疗的患者在治疗期间病情恶化亦应手术修复创伤。此时若患者状态尚可，可以考虑使用腔镜进行手术。

五、腹腔镜肾切除/修补技术

1.手术时机　肾损伤合并肾周出血，1周内以水肿、渗出为主，粘连不很严重，而超过1周则粘连明显，手术难度加大，建议在肾损伤1周内施行腹腔镜肾损伤切除/修补手术。

2.气腹的建立　腹腔镜肾切除/修补术可采用经腹腔和经后腹腔途径，经腹腔途径可检查腹腔内脏器是否有损伤，但其找寻和控制肾血管的速度较慢，而经后腹腔途径可以快速地控制肾血管，防止由于肾损伤导致大出血的发生。本文以经后腹腔途径为例，进一步论述腹腔镜肾切除/修补技术。给患者采用健侧卧位并适当升高腰桥。在腋后线肋缘下穿刺置入Trocar，利用自制的球囊扩张器扩大腹膜后间隙，然后分别在腋前线肋缘下和髂嵴上一横指处置入合适的Trocar，缝线固定，接通气腹机，输入CO_2，使内腹压保持在13～14mmHg。

3.肾损伤腹腔镜手术基本操作要求　肾损伤腹腔镜手术基本操作要求包括术野显露、组织分离、结扎、创面止血、缝合等操作，这些都需要术者通过器械完成。进入腹膜后间隙后，确认腹膜后的解剖标志，然后以腰大肌为解剖标志，在腰大肌前方肾脂肪囊外肾后方游离至肾门，游离肾蒂血管，使用无损伤的"哈巴狗"钳夹临时阻断肾血管，打开肾筋膜，借助分离钳、电钩和超声刀等器械快速清除陈旧性积血积液和坏死组织，查看肾损伤的具体情况，根据具体情况施行肾修补、部分肾切除或肾切除术。如术中创面需要缝合，可用带倒刺的可吸收线连续缝合，后用Hemo-lock夹固定。切除的坏死组织和（或）肾标本可用取物袋经小切口或Trocar取出。吸尽腹腔内的积液，冲洗干净术野，确认无活动性出血，再次吸尽冲洗液，关闭手术切口，必要时放置引流管引流。

六、机器人技术在肾损伤中的应用

随着科技的进步，机器人技术正在越来越多地应用于泌尿外科手术中，目前使用较多的是Da Vinci手术系统，相比于传统的腹腔镜技术，机器人手术系统具有三维视野，可以过滤手部颤动以及可以多角度旋转的"内腕"等方面的优势，使得机器人系统的学习曲线更短，患者所受的创伤更小。所以，机器人系统在肾损伤中的应用具有广阔的前景。

相较于传统手术，腹腔镜手术在腹部创伤中的应用具有较多的优势，但是如何在腹部重要器官中进行微创手术，如何把握微创和救治效果的平衡，如何根据不同脏器的不同病损类型进行手术治疗，都是值得每一位腹部外科医师和急诊科医师思考的关键。相信随着以腹腔镜技术为代表的微创技术的不断完善和进步，会有越来越多的（战）创伤患者从中获益。

参 考 文 献

邓孙林，黎锐波，盘毅辉. 2012. 闭合性肾损伤142例临床诊治分析［J］. 航空航天医学杂，7：797-798.

吴孟超，吴在德. 2008. 黄家驷外科学［M］. 北京：人民卫生出版社.

张道新，王文营，吕文成，等. 2011. 急性闭合性肾损伤腹腔镜肾切除术［J］. 临床泌尿外科杂志，6：417-421.

赵琪. 2015. 闭合性肾脏损伤的临床诊治分析［J］. 中国医药指南，21：163-164.

Kim DK，Komninos C，Kim L，et al. 2015. Robot-assisted Partial Nephrectomy for Endophytic Tumors［J］. Curr Urol Rep，16（11）：76.

Wang W，Wang L，Xu J，et al. 2014. Retroperitoneal laparoscopic nephrectomy for acute blunt grade 4 renal injuries［J］. J Laparoendosc Adv Surg Tech A，24（7）：451-456.

Zargar H，Isac W，Autorino R，et al. 2015. Robot-assisted laparoscopic partial nephrectomy in patients with previous abdominal surgery：single center experience［J］. Int J Med Robot，11（4）：389-394.

Zhang L，Yao L，Li XS，et al. 2014. Technique of renal pedicle control in transperitoneal laparoscopic nephrectomy：experience of 191 cases by a single surgeon［J］. Beijing Da Xue Xue Bao，46（4）：537-540.

第14章

腹部创伤腔镜手术的并发症及防治

近年来，各类创伤的发生率呈逐渐上升趋势。在美国，创伤已成为导致年龄小于44岁的人群死亡的主要原因，每年约有15万人因创伤而死亡，其中腹部损伤占了很大的比例。更为严重的是，由于处理不当而死亡的创伤患者中，腹部创伤患者占了50%。野战外科条件下，腹部创伤患者伤情严重，伤类复杂，由于战斗、战役很有可能在短时间内发生大量伤员，导致医疗资源紧张短缺、手术条件和转运时间有限、工作环境不稳定、情况多变等，诸如此类一系列因素都有可能影响救治效果，甚至导致术中、术后并发症增多。早期的正确诊断和及时正确处理是降低野战外科条件下腹部创伤病死率的关键。

野战外科条件下，创伤类型多为火器伤，伤情比一般创伤严重，都是污染的伤口，不少伤员合并大出血、休克、窒息等，因此腹部损伤对患者生命造成严重威胁的主要原因是休克或感染，如实质性脏器、大血管损伤引起的大出血或空腔脏器破裂、穿孔造成的腹腔感染。当患者的休克或感染表现不明显时，诊断就比较困难，此时需要辅助检查来明确诊断，继而决定下一步治疗方案。如果患者出现典型的失血性休克或明显的腹膜刺激征等临床表现时，诊断较为容易，该类患者往往不需要进一步的检查就可以进行手术治疗。开腹探查手术兼具诊断和治疗作用，可以明确判断腹腔内损伤的严重程度，并给予相应地处理，但开腹探查手术的问题在于其存在较高的探查阴性率及手术相关并发症。腹腔镜探查及治疗手术一定程度上克服了开腹手术的缺点。腹腔镜探查可以直观地观察到腹腔内脏器和组织的表面，对损伤做出最准确的诊断，在做出诊断的同时，腹腔镜技术还能够起到治疗作用。多数的脏器损伤可以在腹腔镜下进行止血、修补等操作，相比于开腹探查手术，体现出创伤小、恢复快等优势。目前，腹腔镜技术在外科各领域的发展日新月异，加上腹腔镜设备和器械的不断更新和完善，腹腔镜技术在腹部创伤中的应用也越来越普遍。然而，腹腔镜技术在腹部创伤手术中的应用依然可能引起各种并发症，术中并发症包括皮下气肿、血管、脏器的损伤等，术后并发症包括感染、吻合口瘘等，本章节主要介绍腹腔镜手术的术中及术后并发症，希望读者能够了解并掌握腹腔镜手术的各种可能并发症，通过采取相应预防、治疗措施，减少各种并发症的发生以及并发症带来的不良影响。

第一节　腹部创伤腔镜手术的术中并发症

一、术中出血

腹腔镜术中出血（intraoperative hemorrhage），尤其是大血管损伤引起的出血是常见术中并发症之一。血管出血可导致视野模糊，盲目止血可能加重血管损伤或引起二次损伤，常可导致腔镜手术中转开腹，处理不及时会导致失血性休克而危及生命。

1. 发生因素　置入套管针时损伤腹壁血管或者腹腔内血管是术中出血的常见原因，且多发生于非直视下置入第1个套管针时，套管针置入引起的血管损伤多发生于既往有腹部手术史、肥胖或者极度消瘦的患者中。术中钝性分离、不恰当地牵拉组织和血管也是造成血管损伤的常见原因。其他原因：腹腔内操作解剖层次辨认不清；患者肥胖，腹腔操作部位脂肪组织肥厚导致血管走形辨认不清；超声刀等腔镜下器械使用不正确；术中裸露血管不彻底、血管夹闭不牢等。

2. 预防措施　对于既往有腹部手术史、肥胖或者极度消瘦的患者，置入第1个套管针时应特别小心，必要时可采取开放的方法置入；对于存在腹部手术史的患者，Trocar孔的选择上应尽量避开腹部手术瘢痕；术者要有丰富的手术经验，熟悉解剖层次，尤其是腔镜下的腹部解剖层次，能选择恰当的解剖定位标志和安全的解剖入路，使得手术能够在正确的层面上进行，从而使术野清晰；术中操作应该轻柔，尽量采用锐性分离，切忌粗暴地拉、拽、撕、扯；术者需要熟练掌握超声刀以及其他腔镜下设备使用技巧，避免大块组织的钳夹和切断，离断过程要耐心不要牵拉撕扯；上血管夹时要在镜头直视下夹闭，有夹闭不牢时不要心存侥幸，可再次上夹。

3. 处理措施　一旦出现血管损伤出血，首先术者应保持冷静，切忌盲目钳夹、烧灼。应该根据出血速度、出血量，迅速做出判断和预测。如出血量少，考虑为非重要血管损伤，一般可在腹腔镜下进行止血，可用吸引器吸净术野渗血，找准出血部位，采用小纱布压迫、超声刀烧灼或钛夹夹闭等方法，切忌盲目烧灼或夹闭，以免损伤周围脏器组织；而对于腹腔镜下无法控制的出血，则应及时中转开腹，根据情况选择合适的止血方法，切不可为片面追求微创而延误抢救时机。在彻底止血后，应当仔细探查有无其他副损伤。

二、气腹相关并发症

皮下气肿和高碳酸血症：皮下组织有气体积存称为皮下气肿（subcutaneous emphysema）。临床表现为以手按压皮下气肿的皮肤，可引起气体在皮下组织内移动。腔镜手术皮下气肿主要和气腹有关，尽管大多数皮下气肿范围不大，不一定会造成严重后果，且多能自行吸收，但广泛的皮下气肿且持续时间过长则会引起高碳酸血症（hypercapnia）；高龄患者，严重的高碳酸血症可危及生命，应引起重视。

1. 发生因素　腹腔镜术中发生皮下气肿一般与腹压过高，穿刺层次不当，套管放置不当、部分脱出或切口较大导致套管周围漏气等有关。

2. 对各系统的影响　首先，表现为呼吸系统以及心血管系统的变化；其次，相关的神经体液因素引起的各个系统的变化。

（1）对于呼吸系统影响：首先，皮下气肿导致 CO_2 的吸收急剧增加，造成高碳酸血症而引起各种危害；其次，皮下气肿造成胸廓外压增加，导致气道峰压增高，潜在气道压伤的风险。

（2）对心血管系统影响：首先，皮下气肿致使 CO_2 吸收过多，高碳酸血症表现在兴奋交感神经系统，使儿茶酚胺释放大幅度增加，使血压升高，心率增快；其次，高碳酸血症增加，可使右心负荷加重，在心功能差的患者中，有诱发右侧心力衰竭的危险。

（3）对脑血管的影响：高碳酸血症可使脑血管扩张，从而增加脑血流量，在 $PaCO_2$ 从 40mmHg 增至 80mmHg，脑血流量便增加1倍，使得颅内压不断增高，这对于伴有颅内病变以及存在颅高压的患者来说，存在致命的风险。

3. 预防措施　Trocar 的置入过程相当重要，由于现在器械的安全性大大提高，可在皮肤切开后直接置入 Trocar，观察明确进入腹腔后再进气，如有需要直视下进腹也不要打开最后的腹膜层再用 Trocar，这样能保证腹膜紧密地包绕在套管周围而不至于进入皮下，如直接切开腹膜后置入 Trocar 往往导致腹膜与套管周围包绕不紧密，CO_2 容易进入皮下。当然在手术操作过程中应始终保证套管位于腹腔内，同时为减小 CO_2 腹腔 - 血液间的压力梯度，气腹压力不要过大，维持在 10mmHg 足以。

4. 治疗措施　一旦发生此类并发症，小范围的气肿或轻度的高碳酸血症可暂不处理，给予密切观察，并尽快完成手术；若影响生命体征，则应及时中转开腹。术后少量的气体可以自行吸收，不需要特殊处理，患者注意卧床休息，可给予低流量吸氧；如果气量很大，影响患者呼吸，广泛性皮下气肿可以手术引流；由于正压通气，空气通过呼吸道和肺排出形成皮下气肿，空气的压力会阻碍血流向乳房和阴囊或阴唇供血，如果造成这些皮肤的坏死，要求快速地充分减压；另外可采取手法治疗等。

三、脏器损伤

1. 胃损伤　腔镜手术中一旦造成胃损伤，可于腔镜下行胃缝合修补，一般多无困难；对无法排除胃后壁损伤存在的情况，必要时需切开胃结肠韧带行胃后壁探查；对于腔镜下修补困难或者损伤范围较大者，可开腹行胃损伤修补术。

2. 肠管损伤　腔镜下腹部手术可造成肠管损伤，一旦术中未仔细探查而导致遗漏可引发较高的病死率。

（1）发生因素：常见原因包括置入套管针时损伤，多由于腹腔存在粘连或肠管积气；术中暴力牵拉肠管，抓钳损伤肠管；超声刀等能量设备烫伤肠管；解剖不清造成的操作过程中对肠管的误损伤。

（2）预防措施：更换器械时最好在直视下更换，同时术前保证器械绝缘良好，警惕电钩等设备能量传导，以防止导电弧损伤肠道；当紧贴肠管分离时，尽可能使用双极电凝，少用或不用单极电凝；术中操作应当轻柔，每一步操作必须清楚可靠，牵拉肠管时应当使用无损伤抓钳。

（3）治疗措施：若仅损伤肠管浆膜层，可不做特殊处理；若出现穿孔，可在腔镜下全层缝合；若损伤较大，肠管坏死或者合并大出血，应当及时开腹确切止血，切除坏死肠管，吻合断端。术后应密切观察患者有无腹膜炎表现、引流液的量及性状，及时发现和处理术中可能漏诊的肠道损伤。

3. 横结肠系膜损伤　主要因素是术者对腹腔镜下大网膜和横结肠系膜的层次认识不够；术者操作过于自信，掉以轻心而导致损伤。因此，首先术者要对大网膜和横结肠系膜层次有充分的认识，其次术中要保持良好的心态、稳定地操作，在游离大网膜和横结肠系膜前叶时应做到由线及面、从左至右。先从横结肠中部偏左侧入手，从下而上的在线性区域内打开大网膜甚至横结肠系膜前叶，当看到胃后壁区域时就可以放心地向右侧扩展游离，这样即使损伤到横结肠系膜也不会导致部分肠管的血供被完全破坏而需行部分肠管切除。

4. 肝损伤、胆囊损伤　腔镜下上腹部操作，如胃、胆囊手术过程中可能造成肝的损伤。对肝边缘较小的撕裂伤，出血已停止者，可不给予特殊处理，吸净积血，肝肾隐窝放置引流即可；对于裂口较浅，创面渗血明显者，先用干纱布压迫创面数分钟，然后用电凝、氩气喷凝、纤维蛋白胶喷涂或明胶海绵等办法止血；对裂口较大的肝损伤可行腔内腹腔镜下缝合修补；对于靠近肝边缘严重损伤，出血量不多，视野清楚，血流动力学稳定的情况下，可应用超声刀行失活的肝叶切除术；对严重肝外伤出血不易控制、情况危重或者合并胆瘘者，应毫不犹豫即刻行开腹手术。

非胆囊术中不慎损伤胆囊，可根据损伤情况选择不同应对措施。单纯胆囊损伤可行腹腔镜胆囊造瘘或腹腔镜胆囊切除术。对有胆道损伤者，宜行开腹手术，修补胆管并放置T管或行胆管空肠吻合术。

5. 脾损伤、胰腺损伤　脾在游离过程中包膜的撕裂伤最为常见，损伤小、伤口浅者，可行腹腔镜脾修补术。如发现脾损伤较重，不能行脾修补术者，如患者情况允许，可行腹腔镜脾切除术。近年来，应用手助腹腔镜技术，使得腹腔镜脾切除手术的成功率大大提高。如伤员血流动力学不稳定，应及时中转开腹手术。

胰腺损伤经常发生在胃、横结肠手术分离以及游离左侧肾上腺内侧时于肾周筋膜外侧游离损伤胰尾或误把胰尾视为肾上腺切除。术中胰腺损伤要及时处理，避免术后胰瘘的发生。

6. 输尿管损伤　输尿管损伤多见于腹腔镜乙状结肠、直肠手术、妇科盆腔手术及腹主动脉旁淋巴结切除术等。

（1）发生因素：输尿管损伤的原因主要有以下两方面。

解剖因素：左侧输尿管邻近乙状结肠和肠系膜下动静脉，游离肠管或者离断血管时容易损伤；炎性粘连；输尿管沿盆壁向下走行，汇入膀胱，离断直肠侧韧带、分离膀胱直肠凹陷或直肠子宫凹陷时有可能损伤输尿管；近年来，新辅助放化疗的应用越来越广泛，放、化疗可引起组织水肿纤维化，导致解剖不清易误伤输尿管。

人为因素：主要是腔镜技术不成熟；解剖层次不清，包括游离肠系膜下血管时解剖层次过深以及在行盆腔或腹主动脉旁淋巴结切除术时，对两侧髂总动脉以上水平的输尿管走行解剖不熟悉，均可导致输尿管损伤。

（2）预防措施：为避免输尿管的损伤，术者一定要熟悉输尿管的走行以及输尿管与邻近器官结构的关系。行乙状结肠和直肠手术时，应沿Toldt筋膜间隙解剖，必要时可以显露输尿管。如破坏肾前筋膜的完整性易损伤左输尿管。在离断肠系膜下血管时应直视下看清输尿管。左输尿管跨越左髂总动脉分叉部并越过骶岬，在其跨越左髂总动脉前方处操作乙状结肠系膜根部时，易损伤位于其外侧的左输尿管。因此，在游离骶岬部时，应向右前方牵拉乙状结肠系膜，使其远离骶岬，使系膜和肾前筋膜间保持宽松的操作间隙，并尽量贴近结肠系膜分离。输尿管入盆腔后在直肠侧韧带前外侧通过，宜适当牵引，紧贴直肠系膜，与输尿管保持安全距离。切断侧韧带时常有出血，此时不宜盲目、长时间、高能量电凝或者用超声刀止血，以免造成输尿管热损伤，发生术中或术后尿漏。直肠侧韧带出血时可用吸引器边吸引边直视下用超声刀止血。另外需要知道的是，腹主动脉两侧的淋巴结和输尿管与动静脉的关系不甚一致，腹主动脉右侧的淋巴结大部分位于下腔静脉的外侧，距离腹主动脉较远；而腹主动脉左侧的淋巴结紧贴腹主动脉，两者之间连接紧密，且其后方还有直接从腹主动脉分出的腰动脉 $2 \sim 3$ 支，需注意避免损伤。输尿管距离腹主动脉 0.5cm 左右，在切除左侧淋巴结时需特别注意要将输尿管向外侧推开。

（3）治疗措施：术中怀疑输尿管损伤时，应立即仔细观察和判断损伤情况，并决定是否需要修复及修复方式。可静脉给予亚甲蓝溶液，观察术野有无蓝色液体或在膀胱镜下行输尿管逆行插管。输尿管损伤患者，可开腹或腔镜下行破口修补或端端吻合并放置输尿管支撑导管。

7. 膀胱损伤 如患者曾有盆腔手术史或者盆腔肿物粘连，膀胱的解剖位置可能发生改变，膀胱壁有可能与腹壁腹膜粘连，术中偶可发生膀胱的损伤，术中膀胱过于充盈也是发生损伤的危险因素。预防膀胱损伤的措施主要包括术前留置导尿管保证膀胱空虚及游离肠段时注意保护膀胱等。一旦怀疑膀胱损伤应仔细检查，确认损伤后联合泌尿外科医师中转开腹或于镜下修补。仅限于浆膜层的损伤可通过非手术治疗，留置导尿管同时使用抗生素预防感染。如发生膀胱穿孔出现尿瘘，需及时用可吸收线间断缝合膀胱撕裂口、丝线间断缝合膀胱外肌层的方法进行修补，术后持续留置导尿管 1周以上，膀胱造影证实尿瘘痊愈后拔除导尿管。损伤严重时可行膀胱造口术。

8. 膈肌损伤、胸膜损伤 膈肌损伤经常发生在游离脾或者胃食管贲门部或者右侧肾上腺手术向上切开后腹膜的过程中，游离过程中电钩的"跳钩"现象最易伤及膈肌，胸膜损伤多因膈肌损伤继发而来。因此在游离以上位置时，一般应朝远离膈肌方向游离，如出现组织粘连、手术分离困难时，应仔细小心，以免损伤膈肌、胸膜。同时麻醉师可配合监测患者术中生命体征，如果发现血氧下降、气道内压显著增高，应及时通知手术医师，关于膈肌以及胸膜损伤的可能性。胸膜损伤时，可调低二氧化碳输入浓度与速率来减低气体压力，起到相应的降低胸腔高压，从而减少对纵隔的影响。一般情况下，术中麻醉监测器提示手术患者血氧饱和度下降，气道内压过高，则应暂停手术，排空体内二氧化碳。当破裂开口较小时，可以在腔镜下修补后放置胸腔闭式引流，否则必须中转开腹手术修补破损胸膜与膈肌。

9. 神经损伤 盆腔及腹主动脉旁淋巴结切除术中可能损伤闭孔神经、坐骨神经和生殖股神经。行直肠癌根治术时，有可能损伤自主神经。如果手术要求患者头低足高位，当肩托使用不当时，可导致臂丛神经损伤。

（1）闭孔神经损伤：闭孔神经起自 $L_2 \sim L_4$ 神经前支的前股，从腰大肌的内缘经真骨盆外侧壁下行，经过髂内动脉外侧穿闭孔膜管至大腿内侧。其皮支分布于股内侧下半的皮肤，肌支支配股内侧肌群，主要功能是使髋关节内收和旋外。闭孔神经的损伤主要使内收肌功能大部丧失，大腿内收和外旋障碍，患腿不能主动架在健腿上。感觉障碍不明显，对功能影响不大，一般不需要特殊治疗。闭孔神经的损伤多发生在切除闭孔组和髂内组淋巴结时，有时也会发生在游离髂内动脉外侧缘试图打开膀胱侧间隙和闭孔间隙时。闭孔神经在盆腔能够游离出的长度约 5～6 cm，损伤多发生在闭孔神经的两端，横断或部分横断，尽管闭孔神经的伤对功能影响不大，但在发生横断损伤后还是要将离断的神经缝合。术后患者的临床表现不尽相同，有轻有重，有的甚至没有任何表现。也有一些患者在术中没有发生机械性损伤，但术后却有诸如皮肤感觉障碍和大腿内收障碍，以及不能保持屈膝屈髋位而易于外展，但不影响行走，在1～2个月即可恢复。

（2）坐骨神经损伤：坐骨神经是人体最为粗大的神经，来自L_4～L_5和S_1～S_4神经，经坐骨大孔穿出盆腔，在腘窝处分为胫神经和腓神经，坐骨神经损伤多发生在切除"狼窝"内的淋巴结时，坐骨神经在切除盆腔淋巴结时能够显露的长度为1～2cm，其周围有较多的粗大静脉丛，一旦术中损伤这些静脉丛就会有较多的出血，就像前面所叙述的一样，压迫止血往往不能奏效，在血泊中盲目电凝或缝扎都有可能损伤到坐骨神经。这样的损伤多表现为坐骨神经痛，运动障碍较为少见。坐骨神经痛多局限于臀部或腰骶部，并向膝关节、小腿外侧和外踝部放射，呈牵扯痛或灼痛，常伴有血管舒缩和营养障碍，如皮肤干燥等。避免坐骨神经损伤的最有效的方法就是避免损伤"狼窝"内的静脉丛。

（3）生殖股神经损伤：生殖股神经纤维大部分来自第二腰神经，小部分来自第一腰神经，从腰大肌腹面穿出后沿腰大肌前面下行至髂总动脉和髂外动脉外侧，于输尿管后分为股支和生殖支。生殖股神经的损伤主要表现为外阴部及腹内侧皮肤的各种感觉及反射迟钝，其次是持续性神经痛，但每个人的感觉也不尽相同。由于生殖股神经的损伤不会引起明显的不适，因此在盆腔淋巴结的切除过程中没有给予足够的关注。

（4）自主神经损伤：来自骶前神经丛的腹下神经和来自S_2～S_4神经根的副交感神经控制排尿和性功能。解剖显示，上腹下丛位于盆筋膜内，自主动脉分叉至骶骨岬水平，上腹下丛紧贴肠系膜下血管后方，两者位于盆筋膜的脏层与壁层之间。腹下神经则于骶骨岬附近发出左、右腹下神经，在骨盆入口处位于输尿管内侧1～2 cm，并与其平行。自主神经损伤多系未严格、准确地沿盆腔壁层筋膜和脏层筋膜间游离所致。因此，在腹腔镜直视下分离肠系膜下血管时，在主动脉前和骶骨岬部应特别注意保护腹下神经，尤其高位结扎肠系膜血管时。而在处理直肠侧韧带时，靠近直肠锐性分离，可避免损伤骨盆神经丛。随着腹腔镜技术水平及对保护盆腔自主神经重要性认识的提高，利用腹腔镜局部放大、视野好、解剖精准等特点，多数自主神经可得到辨认和保护。

（5）臂丛神经损伤：臂丛神经损伤是一种严重的周围神经损伤，腹腔镜手术造成的臂丛神经损伤主要与手术体位有关，如果患者处于头低足高位，当肩托使用不当时，可导致臂丛神经长时间受压受损。臂丛神经受损后，患者患侧上肢运动及感觉功能会出现部分乃至完全丧失。预防臂丛神经损伤的措施主要包括避免过度的头低足高位、肩托加用柔软的肩垫以及尽可能减少手术时间。臂丛神经损伤发生后，应及时对患者进行规范的电疗、运动功能训练及推拿疗法等促进康复。

第二节　腹部创伤腔镜手术的术后并发症

一、感染

1.切口感染　切口感染（wound infection）分为表浅切口感染和深部切口感染。表浅切口感染是指手术切口或Trocar孔涉及的皮肤和皮下组织出现红、肿、热、痛或有脓性分泌物，细菌培养阳性可确诊。深部切口感染指无置入物手术后30d内、有置入物术后1年内发生的与手术有关并涉及切口深部软组织（深筋膜和肌肉）的感染。腹部创伤腔镜术后以表浅切口感染为常见。

（1）发生因素：切口感染的发生是由多种因素共同作用的结果，包括患者的年龄因素、全身性因素（营养不良、肥胖、糖尿病等）、手术类型、手术部位、手术时间、切口类型等。腹部创伤腔镜手术通常为急诊手术，且往往是涉及胃肠道的清洁-污染手术，无法做肠道准备，手术时间较长，因此其切口感染发生率较高。若患者术前因肠瘘、异物刺入等因素出现腹腔感染、腹膜炎，术后切口感染的发生率将进一步增加。

（2）预防：术中严格无菌操作，尽量避免肠内容物、异物等污染切口，手术结束时使用生理盐水反复冲洗腹腔和切口；加强围术期用药，对于感染风险高的患者，建议术前20～30min开始使用抗生素，术后3d内持续使用抗生素；加强手术切口护理，保持局部清洁、干燥。

（3）治疗：换药、敞开、清创、引流是治疗切口感染最常用的方法，大多数切口感染经此治疗可完全恢复，换药过程中可使用高分子医用敷料等促进切口愈合。严重的切口感染应同时使用抗生素治疗，应用方法除全身静脉滴注外，还可局部使用，另外对于切口感染引起的发热、疼痛等还应采取对症治疗。

2.腹腔感染　术后腹腔感染（postoperative intra-abdominal infection）主要表现为腹膜炎和腹腔脓肿，临床表现为发热、腹痛、腹胀及明显腹膜炎体征，是腹部创伤腔镜手术术后主要并发症之一，发生率约为2%，临床处理困难，极易继发全身炎性反应综合征和多器官功能衰竭而危及生命，其病死率高达24%。

（1）发生因素：术后腹腔感染与创伤类型有密切关系，如穿透伤或钝挫伤均可导致肠管破裂，尤其是回盲部以下肠管破裂，肠腔内大量病原微生物、粪渣或外源性污染（如异物刺入腹腔等）将大大增加术后腹腔感染风险。术前腹腔感染越严重，则发生术后腹腔感染的概率越大。另有研究表明，延迟至24h的手术与伤后4h的手术相比，肠管损伤相关并发症包括脓毒血症、腹腔感染、吻合口瘘等并发症都明显增高，另外其发生与患者全身因素、营养支持等有一定关系。

（2）预防：术前静脉滴注甲硝唑、氟氯西林钠等抗生素；术中可用含抗生素的0.9%氯化钠溶液彻底冲洗腹腔，避免异物残留；术毕预防性放置腹腔双套管；术后24h引流量少于20ml方可拔除引流管，若超过20ml，应适当延迟拔管时间。

（3）治疗：抗生素的合理应用是治疗腹腔感染的关键，早期、规范、恰当的抗生素对预后有重要意义。腹腔双套管持续负压冲洗引流对腹腔感染具有较好的疗效。严重感染经非手术治疗效果欠佳或无效的患者，应及时采取外科治疗控制感染，手术方法包括局部脓肿穿刺引流和二期开腹手术。

3.肺感染　腹部创伤腔镜手术麻醉方式通常采用气管插管全身麻醉，术后肺感染的病例时有发生，临床主要表现为发热、咳嗽、咳痰、呼吸困难等，经胸部X线检查可诊断。

（1）发生因素：由于口腔、鼻腔存在较多细菌且不易清除，气管插管过程中无法严格无菌操作，且易损伤呼吸道黏膜；同时术后患者咳嗽、排痰能力减弱，从而增加了肺感染的机会。腹部创伤腔镜手术存在其特殊性，患者因腹部切口疼痛限制腹式呼吸，限制主动咳嗽、咳痰，患者长期卧床致肺内分泌物聚集，因此腹部创伤或合并胸肺部损伤等均是肺感染的高危因素。

（2）预防：术前鼓励患者排痰，清洁口腔，采取合理措施进行口腔护理；术前禁食、禁水，防止反流、误吸，导致吸入性肺炎；气管插管时严格无菌操作，对麻醉机回路进行严格消毒；术后合理使用镇痛药物，鼓励患者叩背咳痰，减少肺感染机会；预防性使用抗生素和免疫增强药物，如球蛋白等。

（3）治疗：肺感染的治疗主要以抗感染治疗为主，辅以呼吸治疗、支持治疗以及痰液引流等。患者一旦出现高热、寒战、肺部湿啰音等肺感染征象时，应立即进行实验室检查，如痰培养、血培养等，在结果出来前应用经验性抗生素治疗。

4.其他感染　包括术后泌尿系感染、大静脉感染、颅脑感染等，虽然发生率较低，但一旦发生，必将影响患者预后，延长住院时间，增加经济负担。因此，不论何种感染都应做到积极预防、明确诊断和及时治疗，减轻患者痛苦，改善患者预后。

二、出血

1.腹腔出血　腹腔出血（postoperative intra-abdominal hemorrhage）是指术后腹腔引流管引流出血性液体或影像学证实腹腔出血伴腹胀及血红蛋白下降。以下4项中具备任意2项或3项的任意1项，就可诊断为腹腔内出血：①手术后出现持续性、进行性腹痛腹胀，意识淡漠，四肢皮肤湿冷，收缩压 < 12kPa（90mmHg）或脉压 < 2.67kPa（20mmHg），心率 > 100次/分，或休克指数（休克指数=脉率/收缩压）≥ 1；②腹腔引流管流出较多血性液体；③腹腔穿刺抽出不凝血；④血红蛋白进行性降低。

（1）发生因素：术后早期腹腔出血主要与患者自身因素和手术因素有关。自身因素包括高血压、创伤后凝血功能障碍、合并肝硬化及门静脉高压等，手术因素包括术中止血不彻底、缝扎不牢固、创面渗血等。术后晚期腹腔出血多因吻合口瘘、胰瘘、腹腔感染腐蚀血管残端引起，以动脉出血常见。

（2）预防：术中应严格仔细操作，避免损伤大血管，彻底止血，必要时可使用止血材料填塞压迫；根据血管粗细、解剖位置合理选择电刀、超声刀电凝止血，选择缝、扎、外科夹甚至切割闭合器结扎血管，尽可能缩小手术创面；手术结束时进行腹腔冲洗检查出血点，排除潜在出血风险，同时减小气腹，使用腹腔镜对腹壁进行探查。

（3）治疗：因腹部创伤腔镜手术范围通常较大，引流管引流出少量血性液体是正常现象，一般不需要处理而自行停止；对于不需要急诊手术处理的腹腔出血，可适当应用止血药，如凝血酶原复合物、胶原蛋白等，同时应注意血栓发生风险；对于腹腔出血引起的贫血，应及时采取输血治疗，另可行CT检查以判断血肿的位置和大小，放射性核素标记红细胞也可用于判断腹腔内是否存在持续出血；若术后24h内出血超过300ml，且无法自行停止，则需考虑外科手术治疗。

2. 吻合口出血　若腹部创伤腔镜手术中需行肠管吻合术，则术后有吻合口出血（anastomotic hemorrhage）风险。患者临床表现为呕血、胃管或腹腔引流管持续引流出鲜红色血性液体、黑粪、便血，通过内镜检查或二次手术中明确看见吻合口出血可诊断。

（1）发生因素：吻合口出血因素包括全身性因素和局部因素。全身因素包括患者合并凝血功能障碍、合并肝硬化及门脉高压、月经期、高血压等，局部因素包括腔镜手术下吻合难度增加、无法进行吻合口加固、术者吻合技术欠佳、吻合口张力过大、异物刺激导致吻合口肠管充血水肿等。

（2）预防：腹腔镜手术本身难度大，学习曲线长，创伤腔镜手术因患者病情危重、复杂更是难上加难，因此建议手术由经验丰富的腔镜手术医师完成；手术操作要求仔细、无菌，避免感染引起应激性溃疡；吻合完成后应使用无菌纱布送入肠管内吻合口进行检查，必要时可行术中内镜检查，判断有无出血情况；有凝血功能障碍者，应及时纠正。

（3）治疗：术后出现吻合口出血时首先进行非手术治疗：经胃管注入或口服去甲肾上腺素及冰生理盐水，使血管收缩达到止血目的；静脉输注止血药物，如维生素K、酚磺乙胺、氨甲苯酸等；口服止血药物，如凝血酶。经非手术治疗无效者应把握手术时机，及时行内镜下止血或二期手术。

三、肠梗阻

肠梗阻（intestinal obstruction）是腹部创伤腔镜术后最为常见的并发症之一。患者术后出现停止排气、停止排便、腹痛、腹胀、无法进食等临床症状，腹部X线片或CT提示肠管扩张、积气，即诊断为肠梗阻。腹部创伤腔镜术后肠梗阻可分为四种类型：麻痹性肠梗阻、炎性肠梗阻、机械性肠梗阻和粘连性肠梗阻。

1. 发生因素　腹部创伤腔镜手术中广泛的粘连松解、炎症、异物及其他因素造成肠管浆膜面大面积受损，肠壁充血水肿，肠管蠕动功能降低，使肠管之间不可避免的形成粘连，导致肠梗阻。常发生在术后2～3d，进食后加重。

2. 预防　尽量缩小手术范围，减少手术创伤；术中彻底清理脓苔，冲洗腹腔以清除腹腔内细菌、炎症介质、异物及坏死组织；术后鼓励患者早期下床活动，逐渐增加活动量；对于术中污染严重，肠梗阻发生风险高的患者，应适当延长禁食时间，给予营养支持；吗啡和其他阿片类药物用于术后镇痛时，会使肠梗阻加剧，替代阿片类镇痛药可减轻术后阿片类镇痛药引起的肠道运动功能不良。

3. 治疗　原则上采用非手术治疗，因腹腔内炎性反应导致肠壁水肿，粘连广泛，手术治疗效果往往不佳，易再次出现肠梗阻。治疗方法包括禁食、禁水、胃肠减压、空肠营养管置入、静脉营养等。若经保守治疗2周以上症状无缓解，应考虑手术治疗，手术方法包括肠粘连松解术和肠短路术。

四、瘘

1. 肠瘘　腹部创伤腔镜术后肠瘘（intestinal fistula）包括吻合口瘘、残端瘘以及其他部位肠瘘，以吻合口瘘（anastomotic leakage）多见。吻合口瘘是指发生在吻合口因吻合不严密或愈合不佳，导致食物、消化液漏入腹腔，临床表现为发热、腹痛、腹膜刺激征等。出现以下任意一项均可诊断：①肠内容物或口服亚甲蓝等自引流管排出；②腹部CT、消化道造影等检查可明确看见瘘口；③内镜或二次手术中看见瘘口。

（1）发生因素：吻合口瘘的发生主要与吻合口张力和血供有关，残端瘘主要与闭合不严密，加固不牢靠有关，其他部位肠瘘主要与术中漏诊、误伤有关，应激性溃疡是所有肠瘘类型的危险因素。另有研究显示腹腔镜术后肠瘘的发生与患者年龄、性别、糖尿病等均有一定关系。

（2）预防：术中应对肠管进行全面仔细检查，尤其是检查各吻合口、残端是否吻合完整牢靠，血供是否良好，张力是否合适，对吻合不满意的位置进行适当加固缝合。术毕建议在吻合口及残端附近放置引流管，以便术后观察和治疗。术后进行肠内营养、抑制胃酸及保护胃黏膜等综合治疗以预防应激性溃疡的发生。

（3）治疗：引流管充分引流或腹腔双套管持续冲洗引流是治疗术后肠瘘的重要手段，但这要求术中引流管位置合理，引流通畅。肠瘘往往导致局部或全身感染，合理使用抗生素也是治疗的重要环节，可对引流液或冲洗液进行实验室检查，选择最敏感的抗生素进行治疗。此外，营养支持也是治疗的关键一环，肠瘘诊断明确后应立即禁食、禁水，持续胃肠减压，以肠外营养为主，纠正内环境紊乱、酸碱失衡和电解质失衡，再逐步过渡到肠内营养。经非手术治疗无效或加重者，应及时行内镜下治疗或二次手术。

2. 胰瘘　胰瘘（pancreatic fistula）在腹部创伤腔镜术后发生率较低，一旦发生，可引起致命的大出血或不易控制的感染，是极其凶险的并发症。胰瘘是指术后3d或以后吻合口或胰腺残端液体引流量每天＞10ml，引流液淀粉酶浓度高于正常血浆淀粉酶上限3倍，且连续3d以上；或存在临床症状（如发热等），超声或CT等影像学检查发现吻合口周围液体积聚，穿刺证实液体中淀粉酶浓度高于正常血浆淀粉酶上限3倍。

（1）发生因素：胰瘘在普通腹腔镜手术后并不常见，但若创伤涉及胰腺损伤，手术部位涉及胰十二指肠手术，胰瘘的发生率会明显升高。胰瘘的发生还与患者的年龄、体质量指数（BMI）、营养状态、糖尿病、低蛋白血症、术者的经验和技术等许多因素相关。

（2）预防：术前纠正患者低蛋白血症，改善肝肾功能，控制炎症；术中细致探查，判断胰腺损伤级别，手术操作中避免胰腺二次损伤，合理放置引流管；术后预防性使用生长抑素，动态监测引流液淀粉酶值变化，对于有增高趋势的患者应预见胰瘘发生可能。

（3）治疗：胰瘘的处理原则以非手术治疗为主，手术治疗通常不作为首选方式，因再次手术的并发症及死亡风险极高。非手术治疗主要包括营养支持，维持水、电解质和酸碱平衡；充分引流，定期冲洗；预防感染与继发性出血；适当应用抑酸、抑酶药物。

3.淋巴瘘　淋巴瘘（chylous fistula）又称淋巴漏或乳糜漏，是腹部创伤腔镜术后一种少见的并发症。淋巴瘘是指因术中损伤淋巴管，导致术后淋巴液漏入腹腔，产生一系列临床症状。腹部创伤腔镜术后3d，腹腔引流量每天超过300ml，呈乳白色、无色或粉红色，应考虑淋巴瘘的可能，引流液经乳糜定性试验和苏丹Ⅲ染色确定为淋巴液，可诊断为淋巴瘘。

（1）发生因素：淋巴瘘的发生主要与外伤或术中损伤淋巴管有关，淋巴管破裂后未进行良好的结扎有可能导致术后淋巴瘘。早期肠内营养增加了淋巴管的流量和压力，使得术后可能已经闭合的小淋巴管重新开放。另外，贫血和低蛋白血症会导致淋巴瘘的发生率增加。

（2）预防：手术操作时要仔细轻柔、精细解剖，分离时切忌过于粗暴及盲目扩大手术范围。术中尽量避免使用电刀灼烧而采用丝线缝扎和结扎，以保证结扎牢靠，完全封闭淋巴管。在关腹前应仔细检查创面是否有淋巴瘘，发现可疑瘘的创面应给予缝扎、喷洒医用或生物胶行创面封闭。

（3）治疗：少量的淋巴液可通过腹膜吸收，对患者无明显不良影响，如淋巴瘘的量较大，应积极给予营养支持、抗感染、饮食控制、使用生长抑素、补充白蛋白等非手术治疗方法，若经非手术治疗无效可考虑手术治疗。

五、疝

腹部创伤腔镜术后疝（hernia）主要包括腹壁切口疝、Trocar疝、造口旁疝，此外，还包括创伤性膈疝、食管裂孔疝、盆底会阴疝等，以腹壁切口疝最为常见。腹壁切口疝是指腹腔镜术后腹壁切口的筋膜和（或）肌层未能完全愈合，在腹内压的作用下而形成的疝，其疝囊可有完整或不完整的腹膜上皮。大多数腹壁切口疝通过临床表现及体检可明确诊断，对于小而隐匿的切口疝可采用B超、CT和MRI等影像学检查确诊。

1.发生因素　全身因素包括高龄、糖尿病、肥胖、营养不良、长期使用类固醇激素、免疫功能低下等；切口局部因素包括切口缝合关闭技术和缝合材料使用不当、术后切口出现血肿、感染或皮下脂肪液化、无菌性坏死、继发感染等；腹内压增高因素包括炎性肠麻痹、剧烈咳嗽、腹水、术后剧烈运动等。

2.预防　加强营养，注意补充蛋白质和维生素，促进切口愈合；术后控制腹腔压力，避免剧烈活动、剧烈咳嗽、用力排便；术后定期换药，避免伤口感染；糖尿病患者，切口感染风险高，应注意控制好血糖；术后可以用腹带保护伤口。

3.治疗　腹壁切口疝的治疗原则以手术治疗为主，对无感染的初发切口疝患者，建议在切口愈合后，经过一段时间（3个月或更长时间）的临床观察、随访再行修补手术；对有切口感染的患者，建议在感染彻底治愈、切口愈合后，经过一段时间（3个月或更长时间）观察再行修补手术。手术方法包括单纯缝合修补和使用合成材料加强修补。

六、短肠综合征

短肠综合征（short bowel syndrome，SBS）是指由于广泛小肠切除术后，残存的功能肠管不能吸收足够的营养以维持生理代谢需要，导致整个机体处于营养不良的状况，继而出现代谢功能障碍、免疫功能低下、器官功能衰退等一系列综合征。临床主要表现为严重腹泻、脱水、消瘦、进行性营养不良、水和电解质紊乱及酸碱平衡失调等。SBS在腹部创伤手术后并不少见，尤其是严重创伤的患者，应给予高度重视。

1. 发生因素　SBS的发生与肠管损伤的严重程度和手术切除的肠管长度直接相关，有研究表明残留小肠长度应超过100cm或不少于1cm/kg体重作为肠功能代偿的最低标准。另外有学者提出，凡是保存了完整结肠及回盲瓣，残留空肠长度只要不短于50cm，患者最终都能摆脱肠外营养；如果同时缺失了右半结肠，即使残留小肠长度超过50cm（短于100cm）的患者往往难以代偿而需依赖长期的肠外营养支持。

2. 预防　腹部创伤后肠管坏死面积会随时间的推移逐步扩大，临床中常常由于手术时机的贻误或手术措施不当，使大段小肠丧失活性，导致不可避免的小肠切除，引发术后短肠综合征。因此，及时、妥善的临床处理是预防SBS的关键。当面临大段小肠切除时，应在术中认真测量残留小肠的长度，作为评价病人预后的指标。

3. 治疗　SBS的治疗包括非手术治疗和手术治疗。非手术治疗包括肠外营养、肠内营养、肠道促代偿和康复治疗、胰高糖素样肽-2药物治疗等，手术治疗包括小肠移植术、小肠倒置术、小肠段内间置结肠术和小肠人工瓣膜术等。

腹部创伤腔镜手术术后除发生出血、感染、瘘、肠梗阻、疝等常规开腹手术常见并发症以外，还可发生Trocar出血、感染等创伤腔镜手术特有的并发症，其中以感染最为常见，也是腹部创伤腔镜手术术后主要死亡原因之一。除此之外，患者术后还有可能发生胰腺炎、胆囊炎、心功能障碍、脑血管病、肝肾功能损伤等一系列并发症，因其个体化因素明显、发生率较低，本章节不再一一介绍。不论何种术后并发症，一旦发生，将直接延长患者住院时间，增加住院费用，给患者带来不必要的痛苦，因此外科医师应重视任何一种并发症，做到术前严格认真评估，术中解剖清楚、操作规范、动作轻柔、缝合确切，术后及时有效预防和处理，减少术后并发症的发生。

随着腹腔镜创伤外科技术的日臻成熟，腹腔镜在腹部创伤诊疗中的应用价值日益凸显，临床适应证也不断的扩大。外科医师在评估适应证和禁忌证的同时，应充分考虑到腹腔镜手术特有的并发症，做出慎重的决定。腹部创伤腔镜手术仍包含许多不定性因素，术中并发症时有发生，因此，我们不能把腔镜手术中转开腹当作一个失败的手术，而应当成一种紧急处理措施，因为任何手术都应以患者安全为第一考量。腹腔镜技术目前尚处于二维成像阶段，手和器械的操作空间有限，因此熟练、仔细的手术操作有助于防止技术性因素引发的并发症。常见并发症的早期识别和处理，是限制潜在并发症发展成破坏性并发症的关键。对于腹腔镜手术引起的一些复杂的并发症，如肠梗阻、疝等，仍需要更多的研究和探索，相信在不久的将来，腹部创伤腔镜手术并发症都能得到有效的预防和管理。

参 考 文 献

董光龙，杜晓辉，郑伟，等. 2011. 腹腔镜直肠癌根治术术中并发症的预防及处理 [J]. 腹腔镜外科杂志，10：725-729.

姜洪池，刘连新. 2010. 腹部创伤学 [M]. 北京：人民卫生出版社.

康山. 2015. 腹腔镜妇科恶性肿瘤淋巴结清扫术中并发症及处理［J］. 中国实用妇科与产科杂志，5：395-398.

赵刚，汤佳音，朱纯超，等. 2011. 腹腔镜辅助远端胃癌根治术中、术后早期并发症及其原因分析［J］. 消化肿瘤杂志（电子版），3：160-163.

中华人民共和国卫生部. 2001. 医院感染诊断标准（试行）［J］. 中华医学杂志，81（5）：314-320.

中华医学会外科学分会疝和腹壁外科学组，中国医师协会外科医师分会疝和腹壁外科医师委员会. 2015. 腹壁切口疝诊疗指南（2014年版）［J］. 中国实用乡村医生杂志.

曾维根，周志祥. 2015. 腹腔镜结直肠癌手术术中并发症的防范及处理［J］. 实用肿瘤杂志，3：214-216.

Kenneth G. 2013. War Surgery：Working With Limited Resources in Armed Conflict and Other Situations of Violence Volume 1［J］. Journal of Trauma Injury Infection & Critical Care.

Soper，Nathaniel J，Scott-Conner，et al. 2012. The SAGES Manual Volume 1 Basic Laparoscopy and Endoscopy［J］. Springer New York.

Watson，David I. 2004. Laparoscopic Surgery of the Abdomen［J］. Colorectal Disease.

第15章

远程医学在腹部创伤微创技术中的应用

    远程医疗技术是20世纪远程通信技术发展的延伸产物。远程通信技术能够精确地传输医学图像、健康数据，医患之间即使相隔千里之外也可以方便准确地进行交流。早期的远程医疗是通过电话和电报交流，后来出现电视远程会诊，会诊的覆盖面逐渐涵盖了分散的患者和重症患者。但是远程医疗的定义目前仍存在争议，根据世界卫生组织的定义，远程医疗涵盖了预防医学。美国远程医疗协会对远程医疗和远程健康咨询并没有进行明确的区分，他们认为远程医疗应更多用于健康咨询而不是临床疾病诊治。在欧洲，电子健康诊疗是另外一个相关的大概念，下属包括了远程健康咨询、电子健康记录和其他的健康诊疗相关项目。

    远程医疗对于分散的社区和偏远地区的居民来说无疑是一个福音，患者不必远行就可以享受医疗服务。现在影像学、化验结果等诊疗信息都可以通过网络进行共享。在医师见到患者之前，医师就可以获知患者的基本信息，并对病情进行讨论，在一定程度上可以减少门诊患者数量。当地医师可以根据远程会诊的结果进行诊断甚至开具处方，从而使诊疗过程的成本明显减低。

    远程医学在医学教学中也发挥了重要的作用，基层医师通过现代通信手段足不出户就可以联系上国内外知名专家，与他们直接交流诊疗经验。远程医疗有助于避免疾病在患者和医务人员之间传播，尤其是传染病流行期间，比如禽流感、猪流感等。远程医学不仅仅在民用方面发挥重要作用，在军用方面的意义也不可小觑。我国的军事医疗卫生人员目前主要依靠各军医大学、军事医学专科院校、地方大学特招入伍、地方大学国防生等途径培养。按照我国目前的医学培养体制，完成本科学历需要5年，相当一部分人需要完成硕士甚至博士阶段培养以后才能进入临床成为医师，之后的临床经验积累也需要10余年甚至数十年，可以说一名医师的培养来之不易。愿意投身国防事业的医师数量更加稀少，很多偏远地区的基层连队缺乏医疗卫生人员，在战争时期由于缺乏有经验的医疗人员，战创伤患者可能难以得到及时的救治。从培养成本的角度看，有经验的战创伤医师的培养周期长，社会资源消耗大，在战争环境下牺牲一名有经验的战创伤医师对我方的损失将是很难弥补的。理想的状态是前线人员采集患者信息并进行汇总传输给后方，有经验的战创伤医师位于后方，远程指挥现场救治，指导患者转运，送抵后方以后进行进一步处理。这种理想状态的出现有赖于远程通信技术的发展，即远程战创伤救治。2001年9月，美国纽约的 Marescaux 和 Gagner 通过电视屏幕观察术野，操作机械臂，通过宽带光纤传输数据，遥控法国斯特拉斯堡医院的宙斯手术机器人，成功为一名68岁老年妇女完成了胆囊切除术，机器人的控制端和操作端之间相隔4000km，成为世界上首例跨大西洋手术。机器人手术的手术创伤与一般的腹腔镜手术类似，也是在建立气腹的条件下建立入路通道，手术创伤小，术后恢复快，该患者在术后48h后顺利出院。这例跨大西洋手术的成功充分证明了远程腹部微创手术的技术可行性，然而如何将现有的远程诊疗技术应用于实际的战场条件是我们今后要长期研究的课题。

严重腹部创伤一般需要进行损伤控制性手术以后运送至后方医院进行确定性手术。远程医疗可应用于后方医院诊治手段和人员有限的情况，通过联系其他医疗专家，对患者的诊断和治疗进行有效的指导，甚至施行远程机器人手术。一方面，远程机器人手术可以通过远程视频会诊的方式，使后方腹部创伤专家了解伤员伤情，指导现场医护人员进行抢救；另外一方面，可以通过远程机器人手术器械，直接进行操作。外科手术机器人由第一代的Zeus机器人目前已经更新到最新一代的Da Vinci外科手术系统（Da Vinci XI）。目前Da Vinci手术系统是市面上唯一的外科手术系统。这类机器人适于术者远程遥控，完成实时手术，而非按照预设程序自主完成手术。近来又出现了双Da Vinci手术系统，能够允许两名术者同时进行手术操作，从而实现远程双主刀腹部微创手术。远程腹部微创手术的实现得益于ATM技术，即非同步传输模式（asynchronous transfer mode）。非同步传输模式是指将图像声音等数据通过公共网络设备进行高速传输。ATM技术的最大传输速度为10Gbit/s，这项先进的技术使跨省跨市手术成为可能，也使在复杂多变的战创伤情况下使用远程手术设备成为可能。可以预见，将来的机器人手术需要使用的人力会逐渐减少，甚至出现不需要助手的远程机器人手术。这将大大节省战时后方医护人力，节省出的人员将能够服务更多的前线战士，提供更好的战创伤救治服务。

诚然，目前腹部战创伤的远程救治还处在起步阶段。远程手术远远没有真正推广，这一方面是由于远程外科设备庞大且昂贵，不适于战场远程投送；另一方面国家也并没有在该领域进行大量投资。只有上述问题能够得到妥善解决，腹部战创伤的远程手术诊治才能获得广泛接受。具体可行的临床路径、相关医护人员的模拟演练以及设备本身的进步都是决定远程腹部战创伤手术治疗是否可行的关键因素。放眼未来，我们不仅要警惕周边局部冲突的可能，更要警惕全球性战争可能，届时全球化的兵力投送能力相伴随的是全球化的远程战创伤救治能力，故而腹部战创伤救治目前还任重道远，需要我们各位共同努力，为祖国现代化国防建设的后勤保障添砖加瓦。

第一节　远程医学概述

远程医疗指的是使用远程通信手段提供临床医疗服务。远程医疗打破了医疗服务的空间障碍，使一些偏远地区也能够享受到医疗服务，在重症监护等急诊抢救方面也发挥独特的作用。现代远程通信技术的发展是远程医学发展的重要推动力，在民用方面，随着智能手机的普及，普通百姓足不出户也能将自己的健康信息上传到手术APP终端软件上，医患之间纵隔千里之外也能够互相了解信息，实现预约挂号、咨询与诊治。在智能手机出现之前，电视视频远程会诊已经在多个基层医院获得了一定的普及，患者就诊于基层医院后预约全国知名专家，通过电视会议的形式交流临床信息。但是远程医疗也存在缺点。首先远程交流设备造价昂贵，设备需要培训专业人员进行操作。视频会诊虽然使医患彼此可见，但是医师的诊疗缺乏与患者的直接接触，增加了医师误判的风险，患者的个人隐私在数据传输过程中也有泄露的风险。同时患者对远程医疗设备接触少，对设备操作不熟悉，导致远程诊疗的实际有效的工作打折扣。美国的远程医疗实践表明，远程皮肤科会诊一般需要30min，而一般的门诊只需要15min。还有在数据传输过程中存在传输信息的损失，图像、文字信息的可靠性受到影响，进而影响医师对疾病的诊治。另外，远程医疗也不适于对患者进行连续性病情监护，对突发事件进行及时处理。相信随着通信技术的发展，远程医疗将会得到更高层次的发展，目前所面临的技术性问题会得到妥善解决。

远程医学不仅仅包含远程会诊，还包括远程护理、远程药学、远程康复、远程创伤救护等多个方面。

远程护理指的是使用远程通信技术提供远距离护理服务，实现患者和医师的远程交流，获取诊断信息，远程咨询病情，进行远程监护。远程护理有望缓解护理人员短缺的现状、避免患者长途搬运，节省路途时间，患者甚至可以不必到医院就可以享受到护理服务。随着远程护理技术的应用，护理人员对护理工作的满意度也获得了提升。

远程药学指的是使用远程通信技术在当地没有药师的情况下提供药学服务。远程药学是远程医学发展的产物，能够有效补充目前药学工作者的不足。远程药学服务包括用药后检测、临床用药咨询、开具处方前后的医嘱确认、用药后出现并发症进行远程会诊。使用自动化设备控制远程控制药物的包装和标签也可以认为是远程药学。零售网点、医院、疗养院等医疗机构都可以进行远程药学服务。远程药学服务也指使用电视会议设备提供药学教育、训练、远程管理药师工作等。

远程康复指的是使用远程通信设备提供康复服务。远程康复主要包含两方面内容：临床评估和临床治疗。适合进行远程康复的科室包括神经精神相关科室、发音语言相关科室、听觉相关科室、职业治疗和物理治疗等。对于无法远距离活动的残疾患者，远程康复也能够给他们提供康复服务。大多数的远程康复是通过可视化设备完成的，例如可视电话、网络视频和电视卫星会。但医患多方只能进行视频交流，也限制了远程康复可行的业务范围，最常见的是神经心理康复，其次可用于康复用品的调试，包括支具、义肢、轮椅等，再次可用于发音语言训练的调整。使用互联网对认知功能障碍的神经精神康复始于2001年，远程听觉康复目前的应用正在逐渐推广。目前，远程医疗在职业疗法和物理疗法方面明显受限，这两个领域更需要实际的操作。远程康复治疗包含两个方面：①远程康复和传统门诊康复形式的对比；②建立新的数据采集系统，以便更加便捷的操作。

远程创伤救护指的是通过远程通信工具，创伤专家能够与意外事故或自然灾害现场的人员进行直接交流，了解伤者的病情，评估临床指标，并且给予必要的救治，效果同专家亲自到场一样。远程创伤救护分为以下几类：①远程重症监护查房。创伤重症监护查房过程中使用远程医疗手段有助于防止疾病传染。一般的查房团队规模在

10人左右，包括主任医师、副主任医师、主治医师、住院医师等，讨论患者病情的同时从一张床查到另一张床。查房有助于患者从夜间状态转换为日间状态，同时起到了临床教学的目的。科室查房也可以使用电视会议进行。创伤科医护人员通过看视频就可以了解床旁信息，看监护仪就知道患者的生命体征，不到患者旁边就可以知道呼吸机的参数，并且能及时地观察伤口的情况。②远程创伤教学。一些创伤救护中心通过视频会议系统向医院和其他的医疗机构教授创伤教育课程，内容涵盖创伤诊疗基本原则、临床实践标准的循证医学证据以及最新技术的效果对比。③远程创伤手术。创伤科医师可以通过远程会诊系统远程观察和询问病情，主治医师可以在后台监视住院一端的医疗操作。视频另一端的医师可以通过控制摄像头方向获得最佳的角度，观察现场操作，并给出合理建议。

远程医疗应用于腹部战创伤救治的同时也面临着诸多问题：①远程医疗严重依赖远程通信技术，在小规模局部冲突条件下我方的后方通信可以得到有效保障，保障实现远程的数据传输，前线的战创伤信息及时传输后方，通过视频等途径，医疗专家可以了解到现场创伤暴露情况，指挥现场急救以及伤者转运。但是在大规模冲突我方后方通信无法保障的情况下，实现远程医疗就如无米之炊。②即便在我方通信能够保障的条件下，实现依赖于机器人系统的远程手术也将困难重重。我国目前所行机器人手术操作台与手术机械臂往往位于同一手术间，远程操作的经验目前无人积累。而且，机器人手术系统的机械臂端并不适于战争条件下远距离调动转移，前线伤员难以享受到。机器人手术系统价格昂贵，目前国内数量稀少，战时无论意外损毁还是被敌方击毁都会大大增加我方损失。根据目前临床研究，机器人手术的操作速度较传统手术慢，不适于突发情况下大量战创伤伤员的紧急救治，故而远程腹部微创手术在战场环境下的实践仍有待研究。

战创伤的远程医疗面对的问题：①远程信息传输过程中的信息保密。战创伤信息是评估军队伤亡程度的重要指标，尤其是我方指挥人员的战创伤信息，不论在战时还是和平年代，泄露军事人员的健康信息都将对我国的军事安全构成威胁，在远程信息传输过程中不泄密的同时保证数据传输的保真性有着非常重要的意义。②日常军事训练伤的治疗也涉及报销环节，远程医疗的部分项目超出报销的范围将由伤者自行承担。③远程医疗需要提前预约或申请，在军事单位需要上级单位审批，在时间上具有一定的滞后性，在战创伤等突发情况下能否迅速做出反应，及时指导现场抢救，目前尚无定论。④基层军事卫生单位除非出现难以处理的棘手状况，无论医师还是伤者都没有很强的意愿主动提供或接受远程医疗服务。

尽管目前战创伤的远程医疗服务困难重重，但还是取得了骄人的成绩。解放军总医院凭借独特的平台优势，在远程医疗方面走在全国前列。无论是1998年抗洪抢险还是2008年汶川地震，解放军总医院远程医疗平台在灾难救援方面都做出了突出的贡献。解放军总医院远程医学中心成立于1997年，是国内最早开展国际国内远程医学活动的单位。作为解放军总医院对外服务的窗口，经过21年发展，规模位居全国之最。业务范围涵盖远程会诊、远程教育、疑难病例及多学科讨论、居家养老服务、远程学术交流、远程医学健康管理及远程紧急救治等多方面。多次完成国内外重大突发事件及军事卫勤保障任务，是全国远程医学服务的一面旗帜及应用示范基地。在实践中形成了独具特色的远程医学理论体系，积累了深厚的实践基础与技术储备。解放军总医院远程医学中心一直致力于组织本院及国内外优秀的医学专家资源向全国全军各级医院提供远程医疗及远程教育培训服务，在全国全军建立了1300多家远程医院，以响应及时、高质量的服务赢得了全国全军医院及患者的充分认可。远程医学是医院的重要医疗服务项目，是医院综合实力的重要指标；是政府对城市、农村、社区等医疗机构投入建设获得的重要业绩；是解决"看病难、看病贵"的有力抓手；是互联网在医疗行业的新应用，是医院未来发展普遍看好的重要领域。随着国家新医改的推进，我国的远程医疗事业也迎来了新的发展机遇，远程医学的发展有助于实现我国医疗资源公平、公正与有效的配置，有助于推动医疗机构的服务拓展与服务模式创新。国家近年也接连出台了多项远程医疗管理规范、实施程序、责任认定等方面的法律法规，我们相信我国的远程医学事业在国家法律法规以及"互联网+"等方针政策的指引下，定会更加蓬勃、健康、有序地发展。

第二节　腹部创伤远程医学设备与器械

一、世界远程医学设备的发展史

（一）第一代远程医学

20世纪60～80年代中期的远程医学活动被美国人视为第一代远程医学。这一阶段的远程医学发展较缓慢。从客观上分析，当时的信息技术还不够发达，信息高速公路正处于新生阶段，信息传送量极为有限，远程医学受到了通信条件的制约。由于当时远程医学概念刚刚兴起，技术可行性及实用性远未成熟，我国在此阶段的发展相对空白。

美国作为远程医学的先行者，在20世纪60年代初，美国国家宇航局（NASA）率先开始了太空飞行。为调查失重状态下宇航员的健康及生理状况，位于亚利桑那州的远程医学试验台，使用卫星和微波技术等通信手段为太空中的宇航员以及亚利桑那州印第安人居住区提供远程医疗服务，传递包括心电图和X线片在内的医学信息。20世纪60年代美国国家精神卫生研究所拨款支持内布拉斯加州心理研究所通过双向闭路微波电视与数百英里外一家州立精神病医院之间进行远程心理咨询，开启了远程会诊的先河。1967年，麻省总医院与波士顿Logan国际机场医学中心通过双向视听系统为机场的工作人员及旅客提供医疗服务。美国阿拉斯加州远离美国本土，地广人稀，医护人员相对缺乏，为提高州内医疗服务水平，1972—1975年，该州利用AST-1卫星，使州内其他地区医院通过卫星地面接收装置，直接获得州立医院的医疗服务，参与这项工作的期坦福大学通讯研究所的专家认为，卫星系统可为处于任何地域的人群提供有效的医疗服务。1974年，NASA与休斯顿SCI系统进行远程医疗会诊试验。

其他国家也在积极开展远程医学实践及研究：1977年，纽芬兰大学通过加拿大太空计划实施了西北远程教育和医疗活动。1984年，澳大利亚开展了西北远程医学计划。

（二）第二代远程医学

自20世纪80年代后期，随着现代通信技术水平的不断提高，出现了以卫星传输信息和综合业务数据网（ISDN）为代表的项目，代表了第二代远程医学。从Medline中收录的文献数量来看，1988—1997年，远程医学方面的文献数量呈几何级数增长。远程医学在远程会诊、医学图像的远距离传输、远程会议和军事医学等方面均取得了较大进步。

1988年，美国提出远程医学系统应作为一个开放的分布式系统的概念，即从广义上讲，远程医学是多学科多技术共同发展的结果，特别是双向视听通信技术、计算机及遥感技术，使向远方患者传送医学服务或医师之间的信息交流成为可能。美国学者对远程医学系统的概念做了如下定义：远程医学系统是指一个整体，它通过通信和计算机技术给特定人群提供医学服务。这一系统以计算机和网络通信为基础，包括远程诊断、信息服务、远程教育等多种功能，针对医学资料（包括数据、文本、图片和声像资料）的多媒体技术，进行远距离视频、音频信息传输、存储、查询及显示，军事远程医学的应用发展尤为迅速。

1991年，在海湾战争中，美军成功运用了远程医学技术。1993年3月，在索马里维和行动中，美军第一次尝试全球远程医学系统，初步明确了前线部队远程医学系统的基本架构组成，即包括空中卫星、高分辨力数字相机、便携电脑及附加软件、可移动的全球卫星接收装置。1994年，为实现军队信息化建设的目标，美国五角大楼建立了远程医学试验平台（DoD Telemedicine Testbed），启动了多项远程医学项目，主要目的在于实现数字化技术在医学中的应用，将远程医学纳入军队医学服务系统（MHSS），此外根据实践需要，成立了医学技术管理办公室（MTAMO）负责具体实施。

二、中国远程医学的发展

中国现代意义的远程医学活动开始于20世纪80年代，最早的远程医学发展可能起始于1986年广州远洋航运公司对远洋货轮船员急症患者进行的电报跨海会诊。1988年，解放军总医院通过卫星与德国一家医院进行了神经外科远程病例讨论。1994年，上海医科大学华山医院开展并于同年9月与上海交通大学用电话线进行了会诊演示。1995年，上海教育科研网、上海医大远程会诊项目启动，并成立了远程医疗会诊研究室。该系统在网络上运行，具有较强的逼真的交互动态图像。1996年10月，上海华山医院开通了卫星远程会诊。1997年11月，上海医科大学儿科医院利用ISDN与香港大学玛丽医院进行了疑难病的讨论。1997年7月，在卫生部直接领导和有关部委的支持下，中国金卫医疗网络即卫生部卫生卫星专网正式开通；金卫医疗网络全国网络管理中心在北京成立并投入运营。经过验收合格并投入正式运营的网站包括中国医学科学院北京协和医院、中国医学科学院阜外心血管病医院等全国20多个省市的数十家医院。网络开通以来，已经为数百例各地疑难急重症患者进行了远程、异地、实时、动态电视直播会诊，成功地进行大型国际会议全程转播、组织国内外专题讲座、学术交流和手术观摩数十次，极大地促进了我国远程医学事业的发展，标志着我国医疗卫生信息化事业跨入了世界先进水平。

根据国家卫生信息化的总体规划，解放军总后勤部卫生部提出了军队卫生系统信息化建设"三大工程"，并分别被列为国家"金卫工程"军字1、2、3号工程，其中军字2号工程即为建设全军医药卫生信息网络和远程医疗会诊系统。"三大工程"目前已取得阶段性成果，有力推动了军队卫生工作的现代化进程。1996年5月，解放军总医院通过电子邮件方式与济南军区150医院进行了远程医疗会诊，并于1997年8月正式成立了"远程医学中心"，开展以电子邮件、可视电话、ISDN为主要技术手段的各种形式的远程医学活动。1996年8月，南京军区总医院成立了远程医学会诊中心，经过1年多的努力，现已建成"1个中心、4个工作站、30多个会诊终端站"。我国是一个幅员广阔的国家，医疗水平有明显的区域性差别，特别是广大农村和边远地区，因此远程医学在我国更有发展的必要。尽管我国的远程医学已取得了初步的成果，应看到我国的远程医学起步较晚，距离发达国家的水平还有很大差距，在技术、政策、法规、实际应用方面还需不断完善，在提高国民对远程医学的认识方面也还有待努力。

三、远程医学系统类型

（一）电视会议系统

是解决远程教学和多方会诊的有效途径。电视会议系统也称视听多媒体通信系统，包括可视电话和视讯会议两种应用系统。可视电话泛指在通信网中任何两个用户之间具有声、像、数据的多媒体通信业务。由于受线路带宽和通信网（PSTN）基本交换率（64kb/s时隙）的限制，传统的可视电话通常指在用户电话线（模拟或数字）带宽内的低速窄带多媒体通信。

（二）远程医学视讯会议系统

通常指一种专门的多媒体通信业务。和可视电话不同，视讯会议系统具有专门的通信系统、通信协议和多点控制交互协议。建立一个视讯会议系统除了要具有专用的通信网络支持视讯会议多媒体外，还要配备专门的通信节点交换设备，即多点控制器（MCU）及相应的会议电视编码终端。视讯会议系统按设备配置可分为几类。

1.会议室视讯会议系统　配置的设备质量高，视频效果好，但设备价格相对高一些。

2.桌面会议系统　是把视讯会议系统的硬件，主要是视频编、解码卡和通信接口集成到计算机中，构成桌面会议系统。桌面会议设备的价格相对较便宜，使用的通信网络带宽不同，视频质量也会有所不同，但一般在专业以下水平，能基本满足人们的需求。

为了将医学信息通过远程医学网进行高保真的传送，我们可以采用的方案有基于PSTN（电话线）的会诊系统、基于ISDN线路的会诊系统、基于帧中继（Frame Relay）的会诊系统等。

为了医学资源的共享和进行远程会诊，在有条件的地方，应该将医院的PACS系统与远程医学网联系起来，以直接获得患者的各种医学影像资料及病例档案。一方面，供远程会诊使用；另一方面，多家医院可以合作建立中国自己的各种影像库，以作为远程教学和研究的宝贵资料。

四、远程医学器械和设备

（一）电子病历系统

电子病历系统在远程会诊中能够提高医疗效率。早在1960年电子病历系统就被应用于美国麻省总医院。现今，中国的电子病历技术得到了一定程度发展，但是与国外还是存在相当大的差距，主要存在标准不统一的问题，难以形成资源共享网络。病历资料采集子系统应支持模拟信号、数字信号、实时信号的处理。主要功能如下。

1.模拟信号处理　患者的胶片及纸质病历、检验单、图文报告等通过扫描方式实现数字化。系统支持扫描文件的传输、存储和阅读，支持病历资料的手工录入。

胶片资料：建议胶片使用医学专用扫描仪处理，能支持输出为DICOM3影像文件。

纸质资料：纸质资料使用普通平板扫描仪处理，扫描文件以JPEG格式保存。

2.数字信号处理　系统应支持借助DICOM网关从具有DICOM3接口的影像设备获取患者的影像资料，也应支持自PACS图文工作站导入DICOM3影像。系统支持与电子健康档案、电子病历、数据中心等系统间实现互联互通。有条件的医院可以根据卫生部已经颁布的有关电子病历的标准规范，导出患者病历信息，远程会诊系统支持针对导出信息的导入、传输、存储和阅读。

3.实时生命体征信号处理　系统支持床边呼吸机、监护仪等生命体征数据的实时采集与传输，实现对患者进行24h不间断的连续、动态观察。

（二）远程专科诊断系统

远程专科诊断子系统应支持影像、心电等的远程诊断功能。

1.远程影像诊断　支持从标准DICOM3.0接口的影像设备或PACS系统获取患者的影像资料，并进行存储、再现以及相应的后处理操作。建立基于DICOM3.0协议，B/S架构，WEB浏览方式的远程放射会诊系统，支持影像资料的后处理、关键图标注、保存，支持影像会诊报告的书写、发布，支持报告模板功能。支持远程影像会诊过程中多方进行医学影像（含静态和动态）的实时交互式操作。支持远程会诊专家在任意位置通过互联网安全认证后，进行远程影像会诊。有条件的上、下级医院，可建立科室对科室的远程影像诊断服务关系。

2.远程心电诊断　支持从数字心电图机采集心电图信息，并进行无损的数据传输、存储和再现，把基层医院的静态心电图数据传送给上级医院会诊专家。支持专家对心电图的判读、打印，支持报告的书写、发布。12导数字心电图支持通过Internet、GPRS、电话线等方式传输心电图数据。数字心电图数据可存储为XML、DICOM等通用数据格式。支持不同病例及历史资料的分析、对比。有条件的上、下级医院，可建立科室对科室的诊断服务关系。

（三）视频会议系统

视频会议子系统为远程会诊服务提供音视频交互功能，其主要功能如下。

1.医学专家与申请医院医师、患者的远程互动交流、会诊。支持对异地的摄像头进行远程控制，实时调整观察视角；系统支持危重症患者的床边需求，患者在病床上就能实时接受专家远程会诊、远程监护服务。

2.系统支持会诊申请医院与不同卫生部属（管）医院及不同省级三级甲等医院间开展远程会诊服务；支持跨专科、跨机构、跨区域的多专家同时对同一基层患者进行实时联合会诊。在向不同医院申请会诊时，系统应快速无缝切换，增强系统响应效率和扩展能力。

3.开展远程教育，支持授课专家的音视频和课件幻灯的同步，支持双方互动交流，支持培训过程的实况转播和录像。

4.支持各医疗机构间的高清视频会议，满足医疗机构间学术交流、病例讨论、经验分享等业务需求。

5.音视频录制/回放，支持会诊、会议、教学过程的录制和录像回放。

6.可与应急指挥系统视频平台进行互联，支持音视频信息的报送。

7.系统基本配置

（1）采用基于IP网络的全高清视频会议系统。

（2）采用H.323协议框架技术，同时支持H.264等主流音视频协议。

（3）解像度：分辨率≥1280×720P。

（4）帧速率：30帧/秒。

（5）双流：支持H.239标准，第二路视频流分辨率≥1280×720P。

（6）与应急指挥视频交换平台互联：在条件允许的情况下，可以把远程会诊视频会议系统与国家、省级应急指挥视频交换平台互联，实现应急会商与突发事件相关图像信息的报送。

（7）其他：支持双屏显示应用。

（四）远程会诊管理系统

按照实现方式，远程会诊包括交互式远程会诊和离线式远程会诊。

1.交互式远程会诊　支持会诊专家与申请医师、患者间的实时交互式远程会诊；支持患者的临床需求，实现患者在病床上就能实时接受专家远程会诊服务；支持会诊专家对异地病床上的患者视频画面进行远程控制；针对危重症患者，支持床边监护仪等生命体征数据的实时传输，为会诊专家提供连续、动态的诊断依据。

2.离线式远程会诊　支持会诊专家与申请医师间的非实时离线式远程会诊；支持申请医师提交会诊申请信息和病历资料，会诊专家根据实际情况，非实时浏览会诊申请信息和病理资料，并编写和发布会诊报告，申请医师再浏览会诊报告。包含如下功能模块：远程会诊管理系统功能列表、功能模块、功能描述、使用单位、会诊申请、会诊申请提交与修改；专家信息查询；病历资料提交与查询等；省级、地市级、县级医院会诊管理、会诊申请管理；病历资料管理；会诊过程记录、报告浏览等。三级医院、县级医院、省卫生厅专家会诊病历资料浏览（医学影像、心电图、病理图片等）；会诊报告编写、修改与发布；会诊报告模板管理等三级医院专家管理、专家信息管理、权限管理等三级医院统计分析；按医师、医院、病种等进行统计分析；省卫生厅、各级医院系统管理、基础数据维护；用户及权限管理；服务器信息监控等省卫生厅、各级医院。

第三节 远程腹部微创技术的实施方法

一、远程机器人手术系统的组成

远程机器人手术系统一般由操纵台、视频及传送处理装置、效应器三部分组成。1999年初，美国Computer Motion公司和Intuitive Surgical公司先后独立研制出宙斯（Zeus）和达·芬奇（Da Vinci）两套手术机器人系统，分别经欧洲CE认证，次年获得美国FDA批准。2003年，在经过几年的专利纠纷之后，宙斯的公司Computer Motion和达·芬奇的公司Intuitive Surgical宣告合并，这也使得目前达·芬奇机器人手术系统占据着整个手术机器人设备的主导地位，几乎垄断了整个市场。现以医疗市场上常见的Da Vinci系统为代表分述三部分的具体组成及工作原理。

操纵台为系统的动作输入装置，其输入的信号包括机械臂的动作信号、操作信号及内镜的焦距调节信号等。按工作方式不同，操纵台可分为操纵杆式和按键式，前者通过操纵杆输入动作信号，有利于手术者迅速掌握远程腹腔镜技术及在手术中迅速作出反应。按键式操纵台通过输入命令来控制效应器的动作，其代表为内镜定位系统，后来发展为由声音输入动作命令。Da Vinci系统的操纵台属操纵杆式，类似于街头的游戏机，上方为双目镜以获得3D视觉，中间操作平台输入机械臂的动作信号，下方脚踏板输入操作信号来进行电凝和镜头焦距调节等操作。

为了弥补远程手术对压力和触觉的缺失，Da Vinci系统通过3D图像来作为补充。Da Vinci系统在内镜头上设计有两个独立的小镜头，其影像分别连接到两台摄像机上，再由计算机对影像进行综合处理，最终输出到操纵台的双目镜上形成立体视觉。效应器按工作方式不同，可分为机械臂式和机器人式，前者与操纵杆式操纵台相配套，以Da Vinci系统为代表。后者虽然功能更加全面，但设计复杂，花费更高，尚未见有相关研制的报道。Da Vinci系统的机械臂头模拟了手臂关节，具有前、后、左、右、旋前、旋后和环转的功能，并且其本身还可顺时针或逆时针旋转，一个机器人样的控制台同Trocars的尾端相连接而控制机械臂的运动轨迹。手术中，内镜进入中间12mm Trocar，两个机械臂进入8mm Trocar，从而完成整个手术操作（图15-1）。

二、远程机器人手术操作的注意事项

目前达·芬奇机器人手术系统已可用于普通外科、泌尿外科、胸心外科、妇产科等多种科室的不同手术，笔者团队也进行了达·芬奇机器人辅助的胃癌和结直肠癌根治术，初步的统计分析得到了不亚于腹腔镜及开腹的临床效果（图15-2）。作为远程手术之一，远程机器人手术的最初目的是为了满足军事和航天科技的需要，而作为民用设备进入市场时，也只限于医疗条件较差的边远地区开展微创手术。目前医疗市场对远程机器人手术尚抱有很大的疑虑，即使是在同一手术室进行机器人辅助的腹腔镜手术，也需要很多费用。医疗落后地区或基层医院，买不起高额的远程手术系统。另外，患者也无法承受远程手术所需的巨额费用。大多数医院认为花大量金钱来开展这个项目是不值得的，况且开展远程手术还需增加很多基础设施，无论是患者还是基层医院，

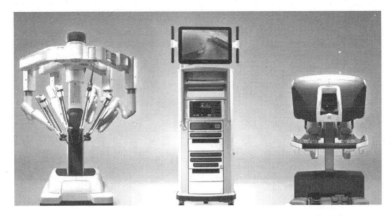

图15-1　达·芬奇手术机器人系统（Da Vinci Ⅺ）

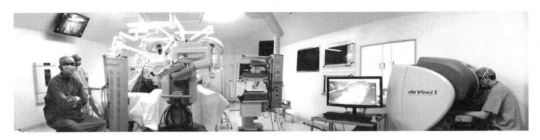

图15-2　笔者团队施行机器人辅助胃癌根治术

近期内都无法从该项目获得好处。目前远程机器人手术最大的问题还是来自视频及通信的问题。从理论上讲，术者从一个动作开始到看到这个动作的时间差不应超过0.2s，这样才不会造成切口部位的偏移或动作呆滞的感觉，因此要求数据的高速传送，以确保医师操作和远程手术同步进行。要达到小于0.2s的动作滞后，有线传输距离不能超过300km，无线传输距离不能超过35km，这就大大限制了其在太空领域的应用，因为通过地球同步卫星传输信号的一个来回至少需要0.48s。视频通信的另一个问题是视频的清晰度，要传输一幅清晰、完整的视频图像，需要90M bps的清晰度，目前的网络技术尚达不到这样的带宽。同时，视频传输的同步也是一个问题，因为远程腹腔镜提供的是3D视觉，两个摄像头获得的2D图像要同步传输到术者眼中，才能获得清晰的3D图像。这实际上依赖于医学图像3D可视化技术向分布式协同可视化技术的发展，而医学3D图像分布式协同可视化技术目前尚处于研究阶段，还未真正应用于临床医学3D图像的传输。虽然目前远程机器人手术系统已成功进行了胆囊切除、胃底折叠术等手术，但Da Vinci系统和Zeus系统自身也存在着较多的缺陷。首先就是压力和触觉的丧失，手术者只能看到机械臂钳住了组织，却无法感觉钳夹得有多紧，而只有根据看到的3D图像估计钳的压力。稍有误差，便有可能组织损伤或组织松脱影响操作时间。虽然Da Vinci系统通过提供3D图像来弥补触觉的不足，但由于这个系统的最初应用均是为了满足心脏外科的需要而设计的，光源头上两个镜头间的距离很小，在心脏外科近距离观察时产生的3D图像较为明显，而在稍远距离观察腹腔内情况时，其产生的3D视觉是有限的。同样，由于这两个系统是为心脏外科而设计，其机械臂不够长，在腹腔内活动有限，在术前需要严密考虑好机械臂操作的位置和置入Trocar的位置。而且，Da Vinci系统为心脏外科设计了一系列的操作器械，而为胃肠道手术设计的器械只有抓钳和超声刀。机器人辅助的腹腔镜手术虽然具有稳定而且精确的优点，但手术者要熟练应用该系统进行腹腔镜手术，尚需更多的训练。

三、远程机器人手术的应用展望

虽然远程机器人手术目前在临床开展得并不广泛，但其本身具有传统腹腔镜所不可比拟的优点：3D视觉、操作稳定且精确、操纵台符合人体工学设计等。随着现代计算机通信、医用内镜的进一步发展及腹腔镜器械的逐步改进，远程腹腔镜有可能带来微创的手术第二次革命。目前，触觉的虚拟现实技术（virtual reality，VR）和增强现实技术（augmented reality，AR）正处于热门研究之中，它除了可使远程手术医师获得触觉感知外，还可用于某些危险的领域，如机器人排爆、核爆区搜索等。已有研究者利用虚拟现实技术，设计出了能够感知远端压力的触觉反馈系统。该系统利用一个模拟人体装置的人机界面，远端的机械系统在操作时通过感应器获得其受到的压力，再通过网络反馈至操纵台，操作者可通过人机界面实时获得远方的压力，就像真实地感受到远方环境的压力一样。研究表明，该系统的稳定性及性能完全符合稳定性能标准。Minsky和Young等设计的操纵系统具有纹理和质地反馈功能，远端物体在广度和深度上的压力被动态模拟之后传输，操纵台上的模拟装置产生不同质地或纹理的感觉。

人工智能是目前远程医学研究中的另一个热门课题，如果能将人工智能应用于远程手术系统，将大大减轻手术医师的负担，变远程手术操作为远程指导智能机器人手术，手术医师的角色也由操作者变为指导者。目前尚未有智能手术机器人开发出来，这还停留在设想阶段。Marin等将学习记忆功能加入到一个远程机器人系统中，使其具有由操作者的命令判断识别目标的功能，并进行相关的操作。语言命令判断，目标物体识别及之间的转换是一个极其复杂的过程。虽然Marin的操作系统只是用来进行日常的一些常规操作，但相信智能机器人的时代已为期不远。远程机器人手术同远程心脏外科等其他微创手术一样，目前尚处于初始发展阶段。它在一定程度上弥补了传统腹腔镜的几个缺陷：2D视角、不符合人体工程学原理、动作不稳定等。从它的发展历史来看，目前的远程机器人手术系统正处于从不成熟到成熟的转变时期。从人工智能及触觉反馈的研究可以看出，其发展步伐较20世纪90年代已大大加快。现今制约远程手术发展的最大瓶颈是配置该系统需要巨额费用，却远不能满足人们所期望的各种功能，如腹腔内结扎、打结和标本取出等。

现代社会是一个高速发展的现代化科技社会，远程机器人手术作为腹腔镜的一项高尖端技术是毋庸置质疑的。从长远的发展来看，远程机器人手术的应用领域不会只限于军事和太空领域。将其应用在边远地区及医疗落后地区，在人才向大城市集中的社会，将极大改善这些地区的医疗条件。21世纪是微创手术的世纪，远程机器人手术结合了目前远程通信、人工智能、电子机械等最先进技术并与之并行发展，随着其功能的进一步完善和多样化，有可能成为腹腔镜现代化的一个里程碑。

参 考 文 献

董建成. 2010. 医学信息学概论［M］.北京：人民卫生出版社.

Angaran DM. 1999. Telemedicine and Telepharmacy：Current Status and Future Implications［J］. American Journal of Health-System Pharmacy，56（14）：1405-1426.

Blyth W. John. 1990. Telecommunications，Concepts，Development，and Management［J］. Glencoe/ McCgraw-Hill：280-282.

Conde，Jose G，De Suvranu. 2010. Telehealth Innovations in Health Education and Training［J］. Telemedicine and e-Health，16（1）：103-106.

Hjelm NM. 2005. Benefits and drawbacks of telemedicine［J］. Journal of Telemedicine and Telecare，11（2）：60-70.

Kontaxakis George，Visvikis Dimitris，Ohl Roland，et al. 2006. Integrated Telemedicine Applications and Services for Oncological Positron Emission Tomography［J］. Oncology Reports，15：1091-1100.

Kumar S，Dunn BE. 2009. Telepathology：An Audit［J］. Telepathology：225-229.

Palsbo. 2004. Medicaid payment for telerehabilitation［J］. Archives of Physical Medicine and Rehabilitation，85：1188-1191.

Strehle EM，Shabde N. 2006. One hundred years of telemedicine：does this new technology have a place in paediatrics［J］. Arch Dis Child，91（12）：956-959.

Weinstein RS，Bloom KJ，Rozek LS. 1987. Telepathology and the networking of pathology diagnostic services［J］. Arch Pathol Lab Med，111（7）：646-652.

Weinstein RS，Graham AM，Richter LC，et al. 2009. Overview of telepathology，virtual microscopy and whole slide imagining：Prospects for the future［J］. Hum Pathol，40（8）：1057-1069.

Weinstein RS. 1986. Prospect for telepatholgy［J］. Hum Pathol，17：443-434.